女性の健康と看護

新母性看護学テキスト

編著 **立岡弓子** 滋賀医科大学医学部看護学科教授

編著者
立岡　弓子　滋賀医科大学医学部看護学科教授

著者一覧（執筆順）
立岡　弓子	前　掲
立岡　和弘	静岡市立清水病院産婦人科科長
村上　　節	滋賀医科大学医学部産科学婦人科学講座教授
岡山　久代	筑波大学医学医療系教授
土川　　祥	滋賀医科大学医学部看護学科講師
杉野　真紀	広島国際大学看護学部看護学科助教
山下　　恵	中部大学生命健康科学部保健看護学科講師
喜多　伸幸	滋賀医科大学医学部看護学科教授
能町しのぶ	兵庫県立大学看護学部講師
吉田　裕子	京都府立医科大学医学部看護学科助教
和多田妙子	滋賀医科大学医学部看護学科助教
陌間　知美	滋賀医科大学医学部附属病院母子診療科助産師
高橋健太郎	滋賀医科大学医学部附属病院総合周産期母子医療センター特任教授
千葉　陽子	京都看護大学看護学部看護学科准教授
吉川　芙雪	滋賀医科大学医学部看護学科助教
長鶴美佐子	宮崎県立看護大学看護学部教授

序文

　わが国の女性の平均寿命は86歳を超え、飛躍的な長寿化がクローズアップされ、健康であるようにみえます。この平均寿命の背景には、高度経済成長によりもたらされた医療の発達、栄養や衛生状態の改善、感染症対策がありました。女性として生まれたら、成人して結婚し、子どもを産み育てるというライフスタイルが当たり前のように理解されていましたが、現在では、合計特殊出生率や出生率の低下からみても、子どもを産まないことを選択するライフスタイルを送る女性も増えてきました。

　1994年にカイロで開催された世界人口開発会議、1995年に北京で開かれた世界女性会議を通して、女性のリプロダクティブヘルス／ライツ（性と生殖に関する健康と権利）について、「女性およびカップルが、望んだ時期の妊娠・出産のみならず、性に関する相談も、周囲との人間関係もサポートされるべき」と宣言されました。

　しかし、社会のなかで女性のリプロダクティブヘルス／ライツ（性と生殖に関する健康と権利）に関する理解は進んでいません。女性の健康を理解するためには、男性との性差から生じる健康障害についての理解が必要です。女性の健康は女性ホルモンにより大きな影響を受けること、それは生活の質にも影響があるのです。女性の健康について、看護職者は女性ホルモンの状態からライフサイクルごとに生じる健康障害について理解していくこと、必要な看護ケアを考えて実践していくことが大切な役割として求められています。

　母性看護学の概論のテキストについては、これまで周産期にある女性の理解に焦点があたっていましたが、現在では、女性を生涯にわたり身体的・精神的・社会的・経済的な側面から包括的にとらえ、性差医学をもとに必要な看護を理解していく内容に大きく変わってきました。本書では、これまで発刊されている女性の健康に関するテキストと区別するべく、喫煙や飲酒に限らず、とくに女性の日常生活行動における看護支援に必要な内容を多く詳細に記載しました。

　女性の健康は、単に平均寿命が延びていることではなく、"女性が自分の身体を知り、自尊感情が育ち(self-esteem)、自分で考えて選び(informed choice)、実現している"ことで達成します。そのために、本書で学習する看護学生、助産学生が、女性の健康について、より現実的な理解と看護の必要性について学習できることを願っています。

　最後になりましたが、分担執筆を快くお引き受けいただきました諸先生方、本書の企画から長期間にわたりご支援いただきました、サイオ出版の方々に対して心からお礼を申し上げます。

2017年11月吉日

滋賀医科大学医学部看護学科
臨床看護学講座（母性看護学・助産学領域）教授

立岡　弓子

第1章 女性の健康への理解

A 女性の健康とは　立岡弓子
1 健康の概念（ウィメンズヘルス） …… 8
2 女性とヘルスプロモーション …… 8
3 リプロダクティブヘルス／ライツ（性と生殖の健康と権利）…… 11
4 女性の健康への自己決定 …… 14
5 女性の健康と倫理的問題 …… 14

事例 ジェンダーが女性に与える影響の理解とかかわり　10
胎児の生きる権利と妊娠継続への倫理的かかわり　16

B プレコンセプショナルヘルス　立岡弓子
1 プレコンセプショナルヘルスとは …… 18
2 プライマリヘルスケア …… 20

C 女性とライフサイクル　立岡弓子
1 ライフサイクルの概念 …… 22
2 女性と生涯発達の考え方 …… 23

D 女性の身体への理解　立岡和弘
1 女性と生殖器 …… 24
2 女性と性ホルモン …… 29
3 フィジカルイグザミネーション …… 31

E 女性のセクシャルヘルス　立岡和弘
1 月経（menstruation, menses, menstrual period）…… 34
2 女性特有の疾患 …… 36
3 性感染症 …… 38
4 女性特有の婦人科手術の日常生活への影響 …… 40
5 摂食障害と生殖機能への影響 …… 42

F 女性とがん　立岡和弘／立岡弓子
1 がんの罹患と死亡 …… 立岡和弘 …… 43
2 女性のがんの特徴 …… 立岡和弘／立岡弓子 …… 46

G エストロゲン依存性疾患　村上 節
1 女性にとってエストロゲンとは …… 49
2 子宮筋腫 …… 50
3 子宮内膜症 …… 51
4 子宮腺筋症 …… 51
5 子宮体がん …… 52
6 乳がん …… 52
7 おわりに …… 53

H 女性の心理への理解　立岡弓子
1 心理的発達 …… 54
2 女性性 …… 55
3 メンタルヘルス（mental halth）…… 56
4 女性のメンタルヘルスの評価 …… 58
5 女性のメンタルヘルスと周産期 …… 60

I 女性とエイジング　岡山久代
1 エイジングと女性の健康 …… 63
2 エイジングと身体的変化 …… 63

第2章 女性の日常生活と健康

A 女性と嗜好品・薬物・環境　　立岡弓子／岡山久代／土川 祥
1. 喫煙　　立岡弓子 …… 74
2. アルコール　　立岡弓子 …… 82
3. 薬物　　岡山久代 …… 89
4. 電磁波　　土川 祥 …… 92
5. 紫外線　　土川 祥 …… 97

B 女性と栄養　　杉野真紀／岡山久代／立岡弓子
1. 女性と食行動　　杉野真紀 …… 113
2. 食行動と健康への影響　　杉野真紀 …… 116
3. メディアの影響　　杉野真紀 …… 117
4. 女性の食行動とやせが妊娠・次世代に与える影響　　杉野真紀 …… 117
5. 女性と味覚　　杉野真紀 …… 118
6. 女性とサプリメント　　岡山久代 …… 120
7. 女性の栄養と次世代への影響　　立岡弓子 …… 129

C 女性とファッション　　山下 恵
1. 衛生用品と美容 …… 134
2. 服装 …… 141

D 女性と癒し　　山下 恵
1. 補完・代替医療 …… 147
2. リラクセーション …… 149

E 女性とスポーツ　　立岡弓子
1. 女性アスリートの健康への影響 …… 152
2. 女性アスリートに特徴的な健康障害 …… 153

第3章 女性とリプロダクティブヘルスをめぐる課題

A 女性と出産をめぐる医療と看護　　喜多伸幸／立岡和弘／立岡弓子／能町しのぶ
1. 不妊　　喜多伸幸／立岡弓子 …… 158
2. 生殖補助医療　　喜多伸幸／立岡弓子 …… 163
3. 出生前診断　　立岡和弘／立岡弓子 …… 167
4. 人工妊娠中絶　　立岡弓子 …… 171
5. ペリネイタルロス　　能町しのぶ …… 174
6. ペリネイタルロスをめぐる倫理・社会的問題　　能町しのぶ …… 177
7. ペリネイタルロスにおける看護の役割　　能町しのぶ …… 178

事例 羊水検査を受けるかどうか悩んでいる　吉田裕子　170
死産であってもわが子抱くことの意味とバースプラン　和多田妙子　186

B がん妊孕　　村上 節
1. がん治療と性腺機能 …… 188
2. 対象となるがん腫 …… 189
3. 妊孕性温存の方法 …… 189
4. 対象となる年齢 …… 190
5. 今後の対応 …… 190
6. おわりに …… 191

C 出産と社会　　陌間知美
1. 出産の疫学的背景 …… 192
2. 出産場所の選択 …… 196

3　出産をとりまく法律 ･･ 198

D　女性と遺伝
高橋健太郎
　　1　遺伝学 ･･･ 205
　　2　遺伝カウンセリングと看護 ･･ 212

E　性同一性障害
土川　祥
　　1　性同一性障害とは ･･ 216
　　2　リプロダクティブヘルスへの影響 ･･････････････････････････････････････ 219

F　性産業とリプロダクティブヘルス
千葉陽子
　　1　性産業の歴史 ･･･ 220
　　2　性産業と女性の人権：制度と倫理・道徳 ･･･････････････････････････････ 222
　　3　性産業と女性の健康への影響 ･･･ 224

第4章　女性と社会

A　女性と暴力
立岡弓子
　　1　DV (domestic violence) ･･ 228
　　2　疫学的背景 ･･ 231
　　3　暴力が女性の健康に与える影響と看護 ･････････････････････････････････ 234

B　女性の社会進出
立岡弓子
　　1　女性と労働・経済 ･･･ 239
　　2　女性と教育・研究 ･･･ 244
　　3　婚姻と離婚 ･･･ 247
　　4　ワークライフバランス ･･ 250
　　5　女性とキャリア支援 ･･ 252

C　女性と国際社会
千葉陽子
　　1　リプロダクティブヘルス／ライツ獲得への歴史的変遷 ･･･････････････････ 253
　　2　国連による開発目標 ･･ 254
　　3　妊産婦死亡 ･･ 257
　　4　ジェンダー統計 ･･･ 258
　　5　国際化と女性の役割 ･･･ 259
　　6　在日外国人女性への支援と看護の役割 ･････････････････････････････････ 260
　　　事例　外国人の妊産褥婦へのかかわり　吉川芙雪　261

D　女性と法律と施策・事業
陌間知美
　　1　労働条件に関する法律 ･･･ 264
　　2　子育て事業に関する法律 ･･ 271
　　3　少子化対策に関する法律 ･･ 274

E　女性と災害
千葉陽子
　　1　わが国の災害の歴史 ･･･ 278
　　2　災害とジェンダー ･･･ 280
　　3　災害時における看護の役割 ･･ 283

F　女性と家族
長鶴美佐子
　　1　家族とは ･･ 286
　　2　わが国の家族形態（家族統計） ･･････････････････････････････････････ 287
　　3　近代家族と女性の役割 ･･ 288
　　4　女性の就労と家族内の役割 ･･ 289
　　5　わが国の夫婦の役割意識 ･･ 290

さくいん　293

第 1 章

女性の健康への理解

A 女性の健康とは
B プレコンセプショナルヘルス
C 女性とライフサイクル
D 女性の身体への理解
E 女性のセクシャルヘルス
F 女性とがん
G エストロゲン依存性疾患
H 女性の心理への理解
I 女性とエイジング

A 女性の健康とは

1 健康の概念（ウィメンズヘルス）

　WHO（世界保健機関）では、女性の健康について「女性の情緒的・社会的・文化的・精神的・身体的安寧などを含み、女性の一生を自然科学的における生物と同様に人文科学における社会的・政策的・経済的方面からみることができるもの」と定義している。一般的な健康の定義（健康とは、病気でないとか、弱っていないということではなく、肉体的にも、精神的にも、そして社会的にも、すべてが満たされた状態にあることをいう）を基本として考え、そこに社会経済的立場や性役割からも包括的にとらえた健康として理解するようになっている。女性の健康については、どうしても性と生殖に関連した健康が主な課題になりやすいが、女性の身体的にも精神的にも社会文化的にも健康であるとの概念であることに変わりはない。

2 女性とヘルスプロモーション

1 ヘルスプロモーション

　ヘルスプロモーションとは、WHO（世界保健機関）のオタワ憲章（1986年）において、21世紀に向けた健康戦略として、「人々が自らの健康をコントロールし、改善することができるようにするプロセスである」と提唱された。健康を増進することにとどまらない、健康づくりだけではない、人々がより高いQOL（quality of life）をめざして、ライフスタイルを自ら積極的に改善し、地域社会と協働して生き生きと生活し、社会に参加し、自己実現に向けて、社会も支援し、健康にふさわしい環境を整えていくという視点や理念に基づいている考え方である。

　また、WHOは健康づくりとして「すべての人々があらゆる生活舞台―労働・学習・余暇そして愛の場―で健康を享受することのできる公正な社会の創造」をあげており、個人の健康レベルの引き上げが、地域社会の健康の質向上につながることを大きな目標としている。その実現のために、個人への健康教育にとどまらず、地域社会の生活習慣の改善も欠かせない要素となっている（図1-1）。

2 女性のヘルスプロモーションとジェンダー

　ヘルスプロモーションの実現のためには、男性・女性個々への健康教育が必要とな

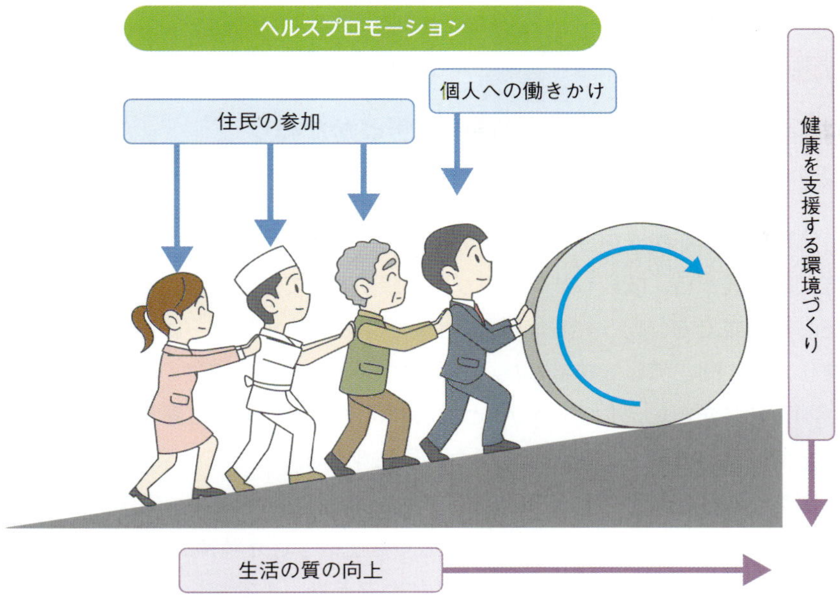

図1-1　ヘルスプロモーションの考え方

る。とくに女性に関しては、社会が女性をどのように理解し、位置づけ、対応してきたのかといった性差（ジェンダー）が大きく影響している。この性差は地域ごと、文化ごとに要因が異なるため、歴史的な側面にも目を向けて考えていくことが必要である。したがって、地域に根づいた社会文化的性役割の特徴について、アセスメントし保健行動につなげ、問題解決を実践する健康科学の考え方が求められている（図1-2）。

女性が自らの身体の状態を理解し、コントロールでき改善し健康であるためには、これまでの女性の生活のなかで潜在的な性差意識を排除することが必要である。たとえば、"夫の承諾がないと健康診断にいけない" "夫に確認してからでないと病院を決められない"といった、男性に依存する意思決定がその象徴であろう。「自分の健康は自分で守る」というヘルスプロモーションの考えについての意識の変化が、女性

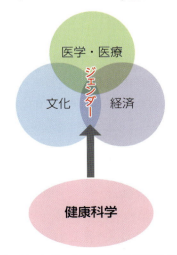

図1-2　ジェンダーに対する健康科学のかかわり方

の健康の実現には求められる。

> **事例**
>
> ### ジェンダーが女性に与える影響の理解とかかわり
>
> Mさん。36歳。3人の女の子を出産している。Mさんからのメッセージです。
>
> > 　跡取り男子を産まなければならないプレッシャーから、うつ病になりました。結婚前から、成人した際に夫が養子縁組をしていたことは知っていました。結婚式でも、「次は15代目よ」と少しずつプレッシャーはかけられていましたが、聞き流してきました。3人の女の子を出産してはいますが、性別が判明するたびに、「ガッカリ」と言われ、そのうち家族に喜んでもらえない出産に、自分でもお腹のなかの女の子に申し訳ないという気持ちになり、妊娠すること、夫婦生活も怖くなり、夫との関係性も冷え切っていきました。
> > 　子どもを産めるのは女性ですが、跡取りを産むことを精神的にも強要され、男の子を産めないことで嫁として認めてもらえず、お荷物扱い、家族として認識されず、生きていても仕方がないと思うようになりました。外で働くことさえ許されず、ひたすら男の子を妊娠するしかないというプレッシャーのなかで生活しています。結婚してからは、趣味のバレーボールの練習にも参加できないでいます。
>
> 　女性がより健康で、その人らしく生きていくためには、個々の人に根づいているジェンダー（性差）意識の問題を明らかにし、女性の身体・精神・社会的健康に与える影響を理解していくことが必要である。Mさんの事例では、女性は跡取りを産み、育てることを強要され、役割を押し付けられ、Mさんとしての「産む・産まない権利、その人らしく生きる権利」を奪われている。根強いジェンダー意識に踏み込み、女性の健康へのアプローチが行えるようになるためには、看護師がもっと地域に出向き、ジェンダーによる健康への評価を分析し、解決に向けた健康教育にチャレンジしていかなければならない。

3 女性のヘルスプロモーションを成功させるための要素

（1）健康のためのアドボカシー（支援）

　健康であることの権利について唱道し擁護する活動を企画運営していく。それには個人的支援のみならず、協働・コミュニティ参加といった社会活動を積極的に行う。ウィメンズヘルスの視点では、とくに社会的に弱い立場の人々に対する健康問題への支援を積極的に行い、身体的・精神的・社会的・経済的に健康であることの権利を守っていくことがより求められている。

（2）イネィブリング（能力を高めていくこと）

　できないことができるようになるスキルを身につけられるように支援していく。健康を増進し健康であることの権利を守るために、人的・物的資源を活用して自らの力

（エンパワー）をつけて、個人や集団が協働して行動できるようにしていくことが目的である。これは、医療専門家の一方的な指導ではなく、女性が参加し、体験し、意欲が高まるように働きかけていくことでより効果が高まっていく。

（3）メディエィティング（調整していくこと）

女性が健康という目的のために、異なった利害関係を調整し、協働するために合意をめざすことができるようになることが必要である。とくに、避妊をはじめとする性教育の場では、女性よりも男性優位の考え方であるケースが多く、女性が配慮されないことを理解しておく必要がある。各個人は価値観が異なり、立場も事情も違うので、地域での生活習慣や環境の改善をめざそうとしても意見が対立したり、摩擦が起こりやすいため、調整できるようにかかわることが求められる。

従来のヘルスプロモーションの実現の考えを基本とし、女性であるがゆえの社会・文化・経済的性差であるジェンダーバイアスを排除した健康教育が必要なのである。

■女性の健康とヘルスプロモーション実現のためのポイント
①健康へのジェンダーアプローチができるようになること
②健康への社会的モデルが適用されるようになること
③女性が自立した健康の選択ができるようになること
④ホリスティックヘルスケア（NOTE）が受け入れられるようになること
⑤臨床のスキルとアドボカシースキルが大切にされること
⑥協調的なアプローチができるようになること
⑦女性たちへの教育が行えること
⑧女性がアクセス可能で、手ごろな価格で公平な医療が受けられるようになること

---

3 リプロダクティブヘルス／ライツ（性と生殖の健康と権利）

1 歴史的背景

女性の性と生殖の健康に関する歴史的経緯において、"女性には避妊という選択肢がなく、堕胎を選択せざるをえず、女性の健康が脅かされる時代"が続いていた。避妊されず胎児を堕胎するために、わが国では、その昔に女性自らがほおずきの茎を用

ホリスティックヘルスケア
広く全体的な視点からケアが受け入れられるようにすること。

社会・環境的問題		妊娠・出産に関する問題
・貧困 ・教育機会の格差（低い識字率） ・教育・雇用の不平等 ・紛争 ・性器切除（主にアフリカ） ・性的搾取 　（性暴力、性的強姦、人身売買） ・セクシャルハラスメント	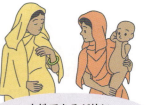 女性であるが故に 不利益を被る現状が多く存在 女性の経済的・社会的の向上・強化 女性の健康と権利の保護	・人工中絶率の増加 ・高い妊産婦死亡率 ・高い乳児死亡率 ・HIV感染 ・母子感染 ・性感染症者の増加

図1-3　世界の女性の現状

いて堕胎を密かに行っていたともいわれている。ほおずきの茎には、ヒスタミンが含有されており子宮収縮作用があったため、ほおずきの茎を煎じて子宮口に塗布したり、飲用していたと語り継がれている。

　世界に目を向けると、2000年もの間、赤道沿いの広いアフリカの地域（28か国）にて、女性の性器切除（FGM：Female Gentital Mutilation）が行われてきた。性器切除とは、①クリトリスの包皮あるいは一部を切り取ること、②クリトリスをすべて切除すること、③大陰唇の内側の壁を削り取り、かつ縫い合わせること、を行う行為であり、主に生後1週間から初潮前の少女に行われている。これは、大人の女性への通過儀礼、結婚の条件とされており、結婚まで純潔・処女性を保てると信じられてしまっている。性感を失わせることで、女性の性欲をコントロールできると信じられているためである。FGM以外に、図1-3に発展途上国の現状についてまとめた。

■リプロダクティブヘルスという用語が生まれるまで

1968年　テヘランにて「人権に関する国際会議」が開かれた。その際、「親は子どもの数と産む間隔を自由にかつ責任をもって決める基本的人権をもつ」ことが提言された。

1974年　国際世界人口年として、ブカレストにて国際人口会議が開催された。「人口に関する総合目標がいかなるものであれ、人々には子どもの数と出産間隔を十分な情報に基づき、自由にかつ責任をもって決定する権利があることを尊重し保証する」ことが勧告された。

1975年　第1回世界女性会議　メキシコシティ

1984年　国際人口会議　メキシコシティ

1994年　国際人口・開発会議がカイロで開催され、リプロダクティブヘルスという概念が誕生した。

2 リプロダクティブヘルスとは

リプロダクティブヘルスとは、人間の生殖システムおよびその機能と活動過程のすべての側面において、単に疾病、障害がないというばかりでなく、身体的・精神的・社会的に完全に良好な状態にあることを指している。したがって、リプロダクティブヘルスは、人々が安全で満ち足りた性生活を営むことができ、生殖能力をもち、子どもをもつかもたないか、いつもつか、何人もつかを決める自由をもつことを意味するということである。

また、生涯にわたる性と生殖に関する健康を意味しており、この健康概念の対象については、生殖年齢にある男女のみならず、思春期以後の人々、子どもをもたないライフスタイルを選択する人々を含めている。そして、すべての個人に保障されるべき健康概念であると理解されている。具体的には、思春期保健、生殖年齢にあるカップルを対象とする家族計画と母子保健、人工妊娠中絶、妊産婦の健康、HIV/エイズを含む性感染症、不妊、ジェンダーに基づく暴力などを含んでいる。

3 リプロダクティブライツとは

性に関する健康を享受する権利である。女性が、子どもの数、出産間隔、出産する時期を自由にかつ責任をもって決定でき、そのための情報と手段を得ることができるという権利。また、差別、強制、暴力を受けることなく、生殖に関する決定を行える権利も含まれる。さらに、女性が安全に妊娠・出産を享受でき、またカップルが健康な子どもをもてる最善の機会を得られるよう適切なヘルスケアサービスを利用できる権利も含んでいるのである（図1-4）。

このように、女性への性と生殖の健康と権利を守ることの必要性が発信されたことの意味は大きいといえる。女性が自分のライフサイクルにおいて、性と生殖の健康と権利に関する自己決定権が保障されたのである。この自己決定権の内容とは、①女性自ら、性と生殖に関することを、自由に責任をもって決めることができること、②自らのセクシャリティに関することを自由に、責任をもって決める権利があること、である。

- 安全で満足のいく性生活をもつ
- 子どもを産む可能性をもつ
- 子どもをもつか、もたないか、子どもをもつならいつ、何人産むかを決める自由をもつ

- 自分の選んだ安全かつ効果的、安価で利用しやすい受胎調節法について情報を得、その方法を入手することができる
- 安全な妊娠、出産を享受でき、健康な子どもをもつために、適切なヘルスケアサービスを入手できる

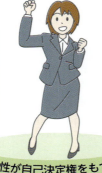

女性が自己決定権をもつ！

図1-4　リプロダクティブヘルス/ライツ reproductive health/rights

4 女性の健康への自己決定

　21世紀の女性は、自分の健康は自分で守ること、そして女性自身が主体的な健康生活を送ることができるために、自分で考えコントロールする能力が求められている。

　1995年の第4回世界女性会議で採択された北京宣言および行動綱領、同会議の報告書には、女性のリプロダクティブヘルス／ライツの実現のためには、相互に尊重し合える平等な男女関係を促進し、とくに思春期からの女性自らのセクシャリティーに積極的に、かつ責任をもって管理と対処が行えるように自己決定を行う権利が必要であることが明記されている。

　"健康の責任は医療にある"、"治療をしてくれるのは専門家であって自分の努力ではない"という他者依存のパターナリズムの考え方ではなく、ヒューマニスティックな自己決定を推し進めていくことが必要な保健行動である。そのために看護師にとって大切なことは、女性自身が自己を理解されていることが自覚でき、自分自身の価値を見出すことで精神的な安定が生まれるという自分自身の身体と健康への自覚と責任が意識できるかかわりが求められる。

　女性が自ら自分の健康に関する健康行動への自己決定において、ヘルスリテラシー（health litracy）は欠かせない。ヘルスリテラシーとは、健康面での適切な意思決定に必要な健康情報にアクセスし理解し、効果的に利用していくための個人の能力や意欲の程度を意味する。健康情報を正しく理解できるようになるだけでなく、健康情報を取り込む機会が増え、さらに有意義な情報を実際に実践できる能力をいう。女性が健康で日常生活を送るためには、より多くの選択肢があり、自分で考えられる能力をもって実現できることにつなげていく。

●女性の自己決定の妨げとなる要因

　日本文化に存在してきたジェンダー（gender：社会文化的性差）が大きく影響し、女性の自己決定にマイナスに作用する。

・男性は外で働き、女性は家庭を守るべき
・女性は男性に従順であるべき

　このような女性への偏見や抑圧、能力の発揮の妨げ、経済的拘束といった要因が複合的に女性自らの健康への意思決定に支障をきたすことについて理解しておく必要がある。

5 女性の健康と倫理的問題

　倫理とは、「行いや行動を規定する原則とされ、何かをするにあたりそれが正しいことか否か、あるいは何が人間として行って良いことか悪いことかを検討する考え」

表1-1　看護者の倫理綱領

看護者の倫理綱領

2003年日本看護協会

前文

　人々は、人間としての尊厳を維持し、健康で幸福であることを願っている。看護は、このような人間の普遍的なニーズに応え、人々の健康な生活の実現に貢献することを使命としている。

　看護は、あらゆる年代の個人、家族、集団、地域社会を対象とし、健康の保持増進、疾病の予防、健康の回復、苦痛の緩和を行い、生涯を通してその最期まで、その人らしく生を全うできるように援助を行うことを目的としている。

　看護者は、看護職の免許によって看護を実践する権限を与えられた者であり、その社会的な責務を果たすため、看護の実践にあたっては、人々の生きる権利、尊厳を保つ権利、敬意のこもった看護を受ける権利、平等な看護を受ける権利などの人権を尊重することが求められる。

　日本看護協会の『看護者の倫理綱領』は、病院、地域、学校、教育・研究機関、行政機関など、あらゆる場で実践を行う看護者を対象とした行動指針であり、自己の実践を振り返る際の基盤を提供するものである。また、看護の実践について専門職として引き受ける責任の範囲を、社会に対して明示するものである。

条文

1. 看護者は、人間の生命、人間としての尊厳及び権利を尊重する。
2. 看護者は、国籍、人種・民族、宗教、信条、年齢、性別及び性的指向、社会的地位、経済的状態、ライフスタイル、健康問題の性質にかかわらず、対象となる人々に平等に看護を提供する。
3. 看護者は、対象となる人々との間に信頼関係を築き、その信頼関係に基づいて看護を提供する。
4. 看護者は、人々の知る権利及び自己決定の権利を尊重し、その権利を擁護する。
5. 看護者は、守秘義務を遵守し、個人情報の保護に努めるとともに、これを他者と共有する場合は適切な判断のもとに行う。
6. 看護者は、対象となる人々への看護が阻害されているときや危険にさらされているときは、人々を保護し安全を確保する。
7. 看護者は、自己の責任と能力を的確に認識し、実施した看護について個人としての責任をもつ。
8. 看護者は、常に、個人の責任として継続学習による能力の維持・開発に努める。
9. 看護者は、他の看護者及び保健医療福祉関係者とともに協働して看護を提供する。
10. 看護者は、より質の高い看護を行うために、看護実践、看護管理、看護教育、看護研究の望ましい基準を設定し、実施する。
11. 看護者は、研究や実践を通して、専門的知識・技術の創造と開発に努め、看護学の発展に寄与する。
12. 看護者は、より質の高い看護を行うために、看護者自身の心身の健康の保持増進に努める。
13. 看護者は、社会の人々の信頼を得るように、個人としての品行を常に高く維持する。
14. 看護者は、人々がよりよい健康を獲得していくために、環境の問題について社会と責任を共有する。
15. 看護者は、専門職組織を通じて、看護の質を高めるための制度の確立に参画し、よりよい社会づくりに貢献する。

を示したものである。日本看護協会は、看護職としての倫理について2003年に倫理綱領を表1-1のように述べている。

　また、国際助産師連盟は助産師としての倫理について、「女性が人として人権を有することを認識し、すべての人々に対する正義およびヘルスケアへのアクセスにおける公平性を求めるものであり、社会を構成するすべての人々の敬意・信頼・尊厳に基づく相互関係を基盤としている」と述べている。

　女性の健康支援における対象は、女性と胎児期を含めた女性の子ども（乳幼児）とその家族が主である。また、生涯発達理論と性ホルモン分泌状況から女性のライフサイクルをとらえると、思春期・性成熟期（産む女性、産まない女性）、更年期、老年期女性が看護の対象となる。看護職はこれら女性の健康であることの権利を守る立場にあり、対象との多くのかかわりのなかで、葛藤やジレンマ、倫理的ジレンマを抱く場面に遭遇する。したがって、看護職は、己の看護観のみならず倫理をもつことが必要とされる。看護の現場における倫理と向き合う場面では、実践への対応が求められ、目の前にいる看護ケアの受け手の権利を尊重し、意思決定を支え必要なケアを提供す

るという症例に多く遭遇することになる。とくに、女性への看護における倫理として大切なことは、女性が女性らしく生きていくうえで、基本的価値観に大きな相克が生じた場合に、最良の考え方、対応を求めることが可能となるようにしていくこと、そして、子どもを産む女性への倫理としての最良の考え方とは、とりもなおさず「胎児にとっての最善の利益："The fetus as a patient/a person"」を考えることであり、胎児の人権と尊厳までも守るということを意味している。

> **事例**
>
> ### 胎児の生きる権利と妊娠継続への倫理的かかわり
>
> Kさん、26歳、初産婦（2回流産歴あり、子宮頸がん円錐切除術後）。
> 切迫流産にて妊娠21週3日で胎胞排臨の状態で母体搬送となった。Kさんは、シロッカー術（頸管縫縮術、**NOTE**）を受け妊娠継続を希望したが、夫は妊娠22週まで継続できたとしても脳性麻痺の可能性のある子どもを授かることに戸惑いの気持ちを表出していたため、シロッカー術を受けることを拒否していた。

この事例において、胎児の生きる権利をめぐり、シロッカー術の決定までの時間的制約のなかで、胎児への倫理をめぐり夫婦に対する妊娠継続への倫理的かかわりが求められた。

Kさんの思い
子宮頸がんの手術をしていても、結婚してくれた夫のため子どもを産みたい！

夫の思い
身体を酷使してまで、産まなくていいし、夫婦2人だけの生活でもいい。
脳性麻痺の子どもになる可能性があるのでは、自分たち夫婦にとって本当によいのか。手術しないで、自然にまかせたい！

胎児
法律（母体保護法第14条）に該当しないのだから、生きる権利がある！

事例のように、倫理的意思決定の場面で看護師が行うべきプロセスがある。

①事例のなかで何が起こっているのかを明らかにし、価値の対立の背景にある事情を分析すること
　➡早産になろうとも、夫のためにどうしても子どもを産みたいとするKさんと、Kさんの身体を気遣い、また早産であった場合の養育への不安を表出する夫との間に、妊娠継続治療の有無について意識の相違があった。

②問題となる倫理的原則や価値を理解し、その重要性を分析すること
　➡Kさんには、妊娠継続のための治療を受ける権利があり、胎児にも母体内で発育し、生きること、両親のもとに元気に産まれ愛情を受ける権利がある。しかし、2回の流産を経験したKさんの身体を思いやる夫の気持ちは、妊娠継続を

シロッカー術（頸管縫縮術）
頸管無力症による早流産の予防もしくは治療のために行われる。内子宮口の高さで、子宮頸部の膀胱側と直腸側をそれぞれ切開し、直接筋層部分を縫縮し、広がり過ぎた子宮口を塞ぐ手術。

願うKさんや、お腹のなかにいる胎児のことまで考えられない状況であった。

③対象となる人々にとっての倫理的対立の意味を考えること
→ あと4日で早産期に達するため、妊娠継続治療の手術を希望

対立

このまま流産する可能性があるのであれば、さらにKさんの身体的負荷を与えることなく妊娠を終了させたい。また、脳性麻痺の児を抱えて生きていくことが回避できるなら、何もしないでいたい。

④対象となる人々が経験する罪悪感や心身ストレスを理解し、対立を回避し解決できる可能性を考えること
→ Kさん、夫がそれぞれ抱え不安を抱いている内容について、互いの思いを伝える対応を行った。

⑤事例における倫理的対立場面において、何をなすべきかを明らかにするとともに、可能性として考えられる選択肢とその結果起こることを考え、選択肢の道徳的善悪を分析すること
→ 手術の意思決定までのかぎられた時間内に、互いが互いを思いやり、異なる思いであることについて看護職として共感していった。ただし、脳性麻痺の子どもを抱えていくことへの不安を吐露した夫について、Kさんが夫に対して批判的意識を抱くことも考えられたが、子宮頸がんを罹患しながら育児を行うことへのKさんの負荷に対する思いやりの気持ちからの吐露であることも伝えることで、夫の選択についてもKさんに理解できるようかかわった。

⑥対象者の倫理的な分析と看護ケアの受け手が決断した意思決定に沿って行動していくこと
→ Kさんの強い妊娠継続治療への思いを理解し、夫も手術を受けることに同意した。夫より、今生きているお腹のなかの子どもとKさんに申し訳なかった。妻の強い想いを改めて知り、どんな結果になろうとも受け止めていく気持ちになれたとの発言がみられた。

この事例については、妊娠27週3日まで妊娠継続ができ、1,790gの女児を帝王切開にて出産した。その後、NICUにて治療し3,015gにて出産から約2か月で退院となっている。

B プレコンセプショナルヘルス

1 プレコンセプショナルヘルスとは

　女性の性と生殖の健康と権利（リプロダクティブヘルス／ライツ）の実現に求められている視点として、女性にとっての"妊娠、出産に関する安全性と快適さの確保"がある。この実現のために、〈妊娠前ケア〉〈妊娠への気づきのケア〉を行う必要がある。WHOは、2012年に思春期からの健康教育が周産期や幼児期の死亡罹患率を低下させると提言した。この妊娠前ケアであるプレコンセプショナルヘルスケアは、次世代の命をはぐくむ存在である思春期・妊娠前の成熟期の女性に対し、自分の身体のメカニズムや妊娠出産育児期までの経過、または性的虐待から身を守る方法を教授することで、自己を見つめ直し、ライフプランについて考えること、そしてその人らしいよりよい生活を送ることが実現できることを目標としているのである。

　妊娠してからでは遅い、妊娠する時期を女性が選択し安全で快適な妊娠生活を送り、健康で安全な出産に向けて、自ら準備を行うという健康行動に導くための看護師のかかわりが期待されている。この妊娠に向けての予防的リプロダクティブヘルスに関する概念のことをプレコンセプショナルヘルスという用語で表現されるようになっている。

1 妊娠前ケア：プレコンセプショナルヘルスケア
（1）妊娠する前から心がけたい健康管理・健康づくり

　自分の身体の状態を知ること、自分の妊娠可能な時期を知ること、妊娠した場合の母体の環境に留意した生活環境を整えること、地域の産婦人科情報を集めることが、ケア内容としてあげられる。

　実際の健康行動への女性の健康支援内容として、次の項目がある。
- 月経のしくみ・月経の記録について指導できること
- 基礎体温の測定方法、記録の方法を指導できること
- 排卵日検査薬について説明できること

　これらが実施できるように、看護師は知識を習得しておく必要がある。
　また、生活環境を整えることへの支援内容として、次の項目がある。
- 葉酸の役割について説明できること、葉酸を積極的に摂取すべき時期について説明できること、摂取量および上限量が説明できること
- 生活習慣（喫煙、飲酒）について適正な指導ができること
- 妊娠に対する麻疹ワクチン（*MEMO*）の摂取の意義について説明できること

> **MEMO**
> **麻疹ワクチンについての豆知識**：麻疹は「はしか」ともいい、乳幼児期に好発する急性熱性発疹性疾患である。わが国では、1978年から麻疹ワクチンを生後12か月過ぎてから90か月の間に定期接種している。その効果もあり患者数や死亡数は減少したが、ワクチン接種率は75～80％程度であり、1歳前後での接種率が100％に満たないことからも、成人期になってからの麻疹への感受性が高くなっている。
> 　妊婦が麻疹に罹患した場合には、肺炎・肝機能障害・早産・流産を発症する。基本、麻疹ワクチンは生ワクチンのため妊娠してからの摂取はできない。妊娠する前に、麻疹抗体検査を受けて陰性または抗体価が低値であれば、妊娠前にワクチンを接種することが大切である。
> 　2014年の大流行により、ワクチン接種を積極的に呼びかけたことで、2015年3月には、日本は麻疹の排他状態にあるとWHOより認定された。同様に、風疹についても2013年に大流行したことにより、ワクチン接種を大きく呼びかけ小康状態となっている。先天性風疹症候群の児の出生を防ぐためにも、妊娠前に風疹ワクチンを接種しておくことは大切なことである。現在では、麻疹・風疹混合ワクチンが普及しており、1歳台で1回の接種、小学校入学の前年に1年間に1回接種することとし、妊娠前には抗体価を検査し低い場合には、成人期であってもワクチン接種を行い、抗体価を高める（ブースター効果）ことも必要である。

表1-2　アメリカ疾病管理予防センター（CDC：Centers for Disease Control and Prevention）による妊娠前ケアの14項目

①アキュテイン（難治性ニキビ治療薬）の中止	⑧甲状腺機能低下症のコントロール
②アルコールの中止	⑨フェニルケトン尿症患者の食事制限
③抗てんかん薬の調整（催奇性のない薬剤への変更）	⑩風疹ワクチンの摂取
④糖尿病のコントロール	⑪肥満のコントロール
⑤葉酸の内服	⑫ワルファリン内服の代替薬への変更
⑥B型肝炎スクリーニングと予防接種	⑬クラミジア、淋菌のスクリーニング
⑦HIVスクリーニング	⑭禁煙

・禁酒の必要性について説明できること
・健康な妊娠に備える準備として、歯科検診・産婦人科受診・体重管理について指導できること

（2）妊娠のタイミングの選択、妊娠が可能かどうかのヘルスチェック

　女性の高学歴化、就業率の増加やキャリア志向の上昇に伴い、女性の自己実現や人生計画において、産む時期・産める時期を自己決定でき、産める時期に健康な身体状態であるようにと、女性自らがヘルスケアできるという意識をもつための支援が求められているのである。

（3）避妊の知識
（4）排卵診断薬・妊娠診断薬の活用

2 妊娠への気づきのケア

（1）妊娠と気づいてから確定に至るまで

　妊娠の身体的徴候や妊娠週数の数え方、妊娠検査薬で妊娠を調べることができるという保健行動が、支援内容として必要である。

（2）医療機関受診の必要性の理解

　平成23年の東京都福祉健康局医療政策部が発表した、平成21年8月から平成22年

12月までに、都内の周産期母子医療センターなどで対応された未受診妊婦の状況の報告によれば、未受診（妊婦健診を1回も受けずに分娩または入院に至ったもの・全妊娠経過を通じての妊婦健診受診回数が3回以下のもの・最終受診日から3か月以上の受診がないもの）の妊婦は130名であった。その背景としては、年齢13～44歳であり90名（69.2％）が婚姻しておらず、うち47名（52.2％）がパートナーとの連絡が不可能であった。母子手帳を取得していないものは73名（56.2％）であり、未受診の理由の多くが経済的理由からであった。

未受診130名の分娩状況については、経腟分娩であったとしても墜落産が44名（40.7％）と多く、自宅や移動車中での分娩が目立っている。また、緊急帝王切開も15名（11.8％）であった。新生児についても、2,500g以下の低出生体重児を出産したものが30名（24.4％）であった。

このように、望まない妊娠や妊娠に気づかずに経過し、産まざるをえない状況に陥った女性は、安全に快適に出産をすることができず、健康に児を出生できないことは明らかである。そのために、コンセプショナルヘルスの達成に向けての包括的な支援が必要なのである。

2 プライマリヘルスケア

妊娠できる時期、妊娠したい時期に備え、ヘルスケアを心がけることのできる女性は、妊娠したときには希望する産婦人科に受診をし、適切な妊婦健康診査と看護職による妊娠ケアを受けられ、安全に分娩し健康な児を出産することが可能となる。このような、女性の健康で安全な出産が可能となるような社会の実現に向けて、看護職は大きな役割を担っているといえる。しかし、身体的に健康な時期である性成熟期女性は、医療機関に受診する機会が少なく看護職とのかかわりがない。この少ないチャンスにどう看護介入していけるのか、家族、地域という枠組みのなかで妊娠前ヘルスケアサービスを行っていける体制を整えていかなければならない。

そこで、女性のコンセプショナルヘルスの実現に向けて、プライマリヘルスの概念とヘルスメンテナンスの観点を合わせもつことが必要である。プライマリヘルスケアとは、1996年に米国国立科学アカデミー（National Academy of Science）が定義した概念であり、「国民のあらゆる健康上の問題、疾病に対し、統合的・継続的、そして全人的に対応する地域の保健医療福祉機能である」ことを意味している。妊娠期の健康問題に対し、女性自身が妊娠する前にリプロダクティブヘルスのリスクを知り理解し、考えられることで、自分の身体を理解し、産める時期に向けての健康行動を地域で支援していく体制を整えることが急務である。

女性は自分の将来像に向けて自己実現の形成をしていくなかで、どのように女性としての健康を実現し、出産を迎え家族をつくっていくのか。予防的リプロダクティブ

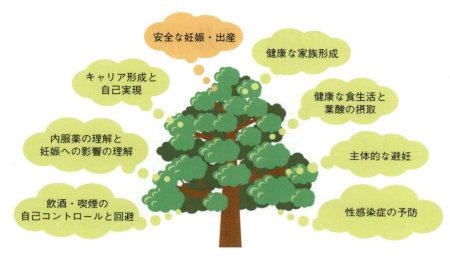

図1-5 女性のプレコンセプショナルヘルスの実現の木

ヘルスケアの出発点は性に関する概念が固定されやすい思春期であるとされ、思春期からのプレコンセプショナルヘルスの実現に向けて看護職の役割が大きいといえる。妊娠期に共通して生じる健康障害やマイナートラブルを回避し、自己実現のために女性自らの意思で妊娠に向けたヘルスプロモーション活動が行えることが、プレコンセプショナルヘルスの最終目標といえる。

C 女性とライフサイクル

1 ライフサイクルの概念

　ライフサイクルとは、人の生活周期や生活環、ライフスパンとして理解されている。人間が生まれてから死ぬまでの過程には、さまざまな段階があることを示す概念である。広く一般にこのライフサイクルという言葉が浸透するようになったのは、アメリカの精神分析家で発達心理学者のエリクソン(Erikson, Erik H.、1902～1994)が、著『ライフサイクル　その完結』で取り上げたことが大きいと理解されている。

　エリクソンは、このライフサイクルを生涯発達心理学において、人の誕生から死に至るまでの人間の一生涯を見通しながら、人としての発達課題を図式化することによりライフサイクル理論を提唱した。エリクソンは、人間を生涯全体にわたって変化する発達の主体としてとらえ（生まれたときから予定された発達段階に沿って成長する）、人間とは「身体・アイデンティティ・社会関係」の総体であり、この総体としての主体が、人生の各段階（8サイクルを考えた）であり、それぞれの課題（各発達段階には乗り越えるべき発達課題と心理社会的危機が設定されている）を解決しつつ次の

	1	2	3	4	5	6	7	8
I 乳児期	信頼 vs 不信				一極性 vs 早熟な自己分化			
II 早期児童期		自律性 vs 恥、疑惑			両極性 vs 自閉			
III 遊戯期			積極性 vs 罪悪感		遊戯同一化 vs (エディプス空想同一性)			
IV 学童期				生産性 vs 劣等感	労働同一化 vs 同一性喪失			
V 青年期	時間的展望 vs 時間拡散	自己確信 vs 同一性悪感	役割実験 vs 否定的同一性	達成の期待 vs 仕事の意欲麻痺	同一性 vs 同一性拡散	性的同一性 vs 両性的拡散	指導性の分極化 vs 権威の拡散	イデオロギーの分極化 vs 理想の拡散
VI 初期成人期				連帯 vs 社会的孤立	親密さ vs 孤立			
VII 成人期						生殖性 vs 自己閉塞		
VIII 成熟期								完全性 vs 嫌悪、絶望

（エリク・H・エリクソン、西平直、中島由恵：アイデンティティとライフサイクル、p.136～137、誠信書房、2011）

図1-6　エリクソンのライフサイクル理論

段階へ移行するという仕方で、一生かかってサイクルを紡ぎだしていると唱えた。

2 女性と生涯発達の考え方

　女性のライフサイクルにおいて、エリクソンの成人期にあたる生殖性の発達課題については、一定の年齢が来ると婚姻し嫁ぎ、妻になり、母親としての役割、嫁としての務めを果たすことであると考えられていた。しかし、リプロダクティブヘルス／ライツの考え方や男女共同参画基本法の制定により女性の生き方が多様化したことで、女性のライフサイクルの考え方も大きく変化した。エリクソンのライフサイクル理論とは別に、女性の場合には性（性別・性役割・セクシャリティ）と生殖機能の側面から統合的にとらえる必然性が性差医学の考えから発展し、現在では女性のライフサイクルを図1-7のように考えている。

　現在では、性ホルモンであるエストロゲンの分泌状態から5つの発達段階（小児期、思春期、性成熟期、更年期、老年期）に分けられ、各段階の女性の心身への影響から健康問題をとらえるようになっている。生涯発達に向けて、認知行動科学的なアプローチを行うことで低エストロゲン状態との向き合い方、人生への肯定的な考え方が行えるようにかかわることの必要性が理解されている。

　発達とは、受胎から死に至るまでの生涯にわたる心身の獲得的・衰退的変化を意味し、人間が生まれつきもっているプログラムに沿って時間を追って変化していく過程であるが、エリクソンは、「成熟」と生まれた後の経験により発達をもたらす「学習」との双方が影響し合いながら人は生涯発達し、自我同一性や自我の統合に向かえるととらえている。女性の生涯発達において、その発達段階における性ホルモンの影響を十分に理解したうえで女性である対象をとらえていくことが必要なのである。

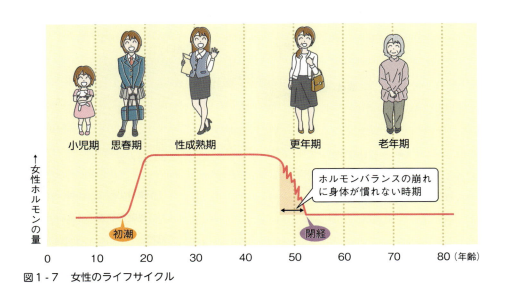

図1-7　女性のライフサイクル

D 女性の身体への理解

1 女性と生殖器

　女性の生殖器は、外から見える外性器と骨盤内で外から見えない内性器に分類される。女性生殖器は性周期による影響を受けて、その機能や形態は変化する。

1 外性器

　外性器は「外陰」とよばれる（図1-8）。

恥丘：恥骨結合上方の皮下脂肪隆起。第二次性徴に伴い陰毛が発生する。

大陰唇：恥丘から会陰までの間にある皮下脂肪の隆起。両側の大陰唇の間を陰裂という。両側の大陰唇が肛門上方で結合する部分を後交連という。男性の陰囊と相同器官である。

小陰唇：両側の大陰唇の内側にある皮弁を小陰唇という。前方で両側の小陰唇が接する部分を陰核包皮といい、後方で両側の小陰唇が合流する部分を陰唇小帯という。

バルトリン腺：腟口側方の小陰唇内側に両側性に開口する分泌腺で、性的興奮で粘液を分泌し、腟口を潤滑にする。

スキーン腺：外尿道口の直下の両側に開口する分泌腺。

腟前庭：陰核と陰唇小帯の間で、外尿道口と腟口が開口する。

外尿道口：陰核と腟口の間に存在する。

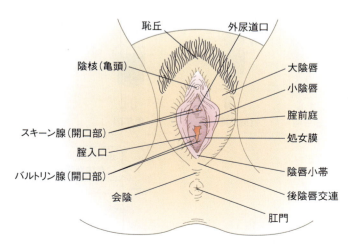

図1-8　女性外性器

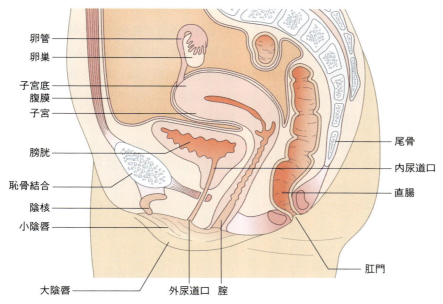

図1-9　内性器の断面

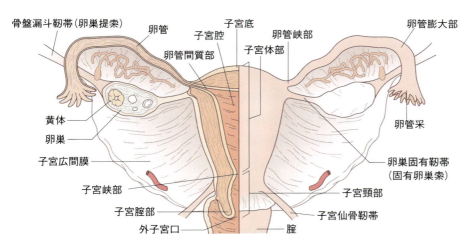

図1-10　子宮と卵巣

腟入口：処女では処女膜が存在する。初回の性交で破綻し、分娩により痕跡程度となる。
陰核：海綿体で構成される。性的興奮で勃起する。男性の亀頭と相同器官である。
会陰：後陰唇交連から肛門までの間をいう。

2 内性器（図1-9、図1-10）
（1）腟
　外性器である外陰と子宮とを結ぶ管で、長さは8cmである。腟は交接器であるとともに、分娩時には産道の一部を形成する。尿道の後方、直腸の前方に位置し、横走する多数のヒダ（腟粘膜皺）によっておおわれている。組織学的には重層扁平上皮で

ある。

　腟の厚さはエストロゲン（女性ホルモン）の影響を受けて変化する。新生児期には母体のエストロゲンの移行で厚く、小児期には薄い。第二次性徴を迎えると厚くなり、閉経により萎縮し、再び薄くなる。子宮腟部から腟壁の折り返し部分を腟円蓋部という。性成熟女性では腟内はデーデルライン桿菌の働きにより、グリコーゲンを分解して乳酸を産生し腟内を酸性にし、自浄作用を保っている。

(2) 子宮

　子宮は小骨盤腔のほぼ中央に位置している。子宮の前方には膀胱があり、後方には直腸がある。子宮の左右には尿管が走行している。子宮は西洋梨状の外観を呈し、重さは80g、大きさは小鶏卵大で内腔の長さが7cmの筋性器官である。子宮の上部の2/3の膨大した部分を子宮体部、下部1/3の円柱状を呈する部分を子宮頸部という。子宮頸部の下部には腟壁が付着し、子宮の下端は腟腔に突出し子宮腟部とよばれている。子宮体壁は子宮外膜、子宮筋層、子宮内膜の3層から構成されている。

子宮内膜：子宮体部の内腔を子宮腔といい、子宮内膜におおわれている。性成熟期の女性の子宮内膜は月経周期で著明な変化を起こす。月経後の内膜は薄く、エストロゲンの作用によって厚くなり（増殖期）、排卵後は黄体ホルモンの作用を受けて浮腫化して分泌期となる。妊娠が成立しないと、子宮内膜は剥脱し、月経となる。

子宮頸部：子宮頸部の中央には腟と子宮腔を結ぶ子宮頸管がある。子宮頸管の上端を内子宮口、下端を外子宮口という。子宮頸管には頸管腺が存在する。頸管上皮細胞は円柱上皮から構成され、扁平円柱境界を経て、子宮腟部の扁平上皮へ移行する。扁平円柱境界は子宮頸がんの好発部位である。

頸管粘液：子宮頸管の内面は、粘液を産生する一層の円柱上皮によっておおわれている。この頸管粘液は月経周期でその性状や分泌量が異なる。頸管粘液の周期的変化は卵巣機能によって支配され、月経終了後から次第に量と透明度を増し、粘稠度は減少する。排卵期にその分泌量は最高に達し、無色透明となり、粘稠度は低下し（牽糸性）、精子の子宮内への進入を容易にする。排卵後は急激に減少し、粘稠度は増加して子宮内感染を予防する。卵管上皮は単層円柱上皮からなり、綿毛細胞と分泌細胞からなる。筋層も存在し、精子の輸送、受精卵の輸送、腹腔内への病原体の侵入阻止機能を有する。

(3) 卵管

　卵管は長さが約10cmの導管で、一端は子宮腔に開口し、他端は腹腔に開口している。その形からラッパ管ともよばれている。解剖学的に膨大部、峡部、間質部の3つの部分に区別され、卵管膨大部とは卵管の外側約2/3の部分を指し、子宮側に近い1/3の部分は峡部という。子宮壁を貫く部分を間質部という。卵管の先端には卵管采があり、卵の取り込み機能をもつ。

(4) 卵巣

　卵巣は、卵子を産生する生殖腺としての機能と卵巣ホルモンを分泌する内分泌腺と

しての機能をもつ。卵巣は子宮の両側にあり、扁平楕円形を呈し、大きさは母指頭大で重さは5～8gである。卵巣は表面の皮質と内部の髄質に分かれるが、卵巣の主な機能は皮質が担っている。皮質には胎生期に形成された多数の原始卵胞が存在し、下垂体からの卵胞刺激ホルモン（FSH）によって卵胞は成熟し、卵胞ホルモン（エストロゲン）を分泌する。さらに黄体形成ホルモン（LH）の働きによって成熟卵胞より卵子を排出する（排卵）と、その部位に黄体を形成し、そこから黄体ホルモンを分泌する（図1-11）。妊娠すると、黄体は妊娠黄体となり、妊娠の維持に役立つ。このように卵巣は性周期、内分泌学的変動のかなめともいうべき役割を果たしている。

（5）子宮の支持組織

子宮は小骨盤の中央に位置し、以下に述べる多くの靭帯で固定されている（図1-12）。子宮は子宮広間膜でおおわれ、子宮体部前方には子宮円靭帯が存在し、鼠径管を通り恥骨に結合している。卵巣と子宮の間は卵巣固有靭帯がある。卵巣は骨盤壁との間に骨盤漏斗靭帯があり、その中に卵巣動静脈が走行する。子宮頸部には3種類の靭帯が存在し、子宮と膀胱の間には膀胱子宮靭帯、子宮と骨盤壁の間には基靭帯、仙骨と子宮との間には仙骨子宮靭帯が存在する。

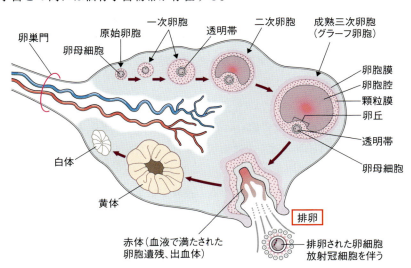

図1-11　卵巣の周期的変化

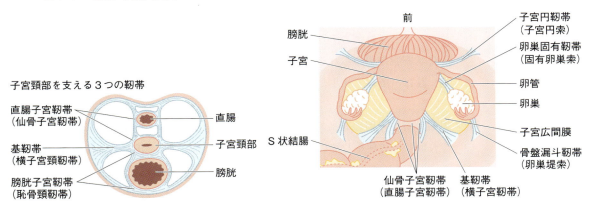

図1-12　子宮の支持組織（上面観）

3 ライフサイクルにおける生殖器の変化

　女性のライフサイクルに伴う性機能には、初経・排卵・妊娠・分娩・産褥・閉経という卵巣機能を主とした内分泌機能の変化がみられ、それに伴う生殖器の機能的な変化がある。

(1) 外性器（外陰）

新生児期：出生直後は、腟前庭は円形に隆起しているが生後まもなく平らになる。小陰唇は、比較的大きくて厚いが、徐々に小さくなる。陰核も大きく、処女膜は小陰唇の間に存在するが、少しずつ薄くなっていく。

小児期：小陰唇は、扁平となり、陰核も小さくなる。大陰唇が肥厚しはじめ、小陰唇と陰核をおおうようになる。処女膜も薄くなり、粘膜全体は、充血様となる。

思春期：完全に小陰唇と陰核が皮下脂肪のついた大陰唇に隠れるようになる。卵巣機能の発達に伴い、外陰部には陰毛がはえる。

性成熟期：皮下脂肪の発達により、大陰唇は左右が密着するようになる。皮脂腺や汗腺を有することで、色素沈着を生じる。妊娠により、小陰唇・大陰唇ともに肥大し、色素沈着が増す。皮脂腺と汗腺からの分泌が増えるため、腟分泌物も増加する。分娩後には、外陰部の腫脹は消退する。処女膜は断裂して処女膜痕となる。

更年期・老年期：大陰唇の皮下脂肪は減少し、萎縮するようになる。陰毛も徐々に薄くなり、白くなる。

(2) 腟

新生児期：出生直後は約 4 cm の狭い管腔である。粘膜には縦走するヒダ（腟粘膜皺）があるが、子宮腟部の近くでは輪状となり、子宮腟部をおおっている。

小児期：新生児期よりも約 1 cm 伸びる。徐々に長くなり、弾力性も出てくる。

思春期：腟粘膜は肥厚し、湿潤状態になる。初経が始まると、腟円蓋が形成される。

性成熟期：新生児期よりも約 10 cm 長くなり、伸縮性に富むようになる。エストロゲンの影響により、腟壁は、基底細胞・傍基底細胞・中層細胞・表層細胞の 4 層構造となる。エストロゲンやプロゲステロンは基底細胞層の増殖や分化に関与する。とくにエストロゲンは扁平上皮の増殖と分化をもたらす。プロゲステロンは中層細胞の増殖を促すが、表層細胞は分化させない。妊娠すると、エストロゲンとプロゲステロンの影響で、腟粘膜上皮の中層にはボート型や卵円形の舟状細胞が認められる。産褥期には、腟上皮は薄くなる。

更年期：腟は、萎縮・狭小化し、腟表層細胞層は、閉経後数年で菲薄化する。

(3) 卵巣

新生児期：新生児期の卵巣の大きさは、直径約 1 cm、重さ 300 mg である。胎生期より卵胞は成熟をしているが、排卵に至ることはない。出生時の卵母細胞は、約 200 万ほどである。

小児期：徐々に卵巣の重量は大きくなり、小児期後半には 3 g ほどになる。

思春期：排卵周期の確立により、卵巣内に直径6～10mmほどの卵胞がみられるようになり、排卵が起こる。

性成熟期：排卵周期の完全な確立により、性周期が確立する。

更年期：卵巣皮質は萎縮し、卵巣全体の大きさも性成熟期の半分程度に小さくなる。卵巣内の原始卵胞の数も閉経までに、数百にまで減少する。

老年期：卵巣の萎縮が進み、卵母細胞は認められなくなる。

(4) 子宮

子宮の加齢変化にはエストロゲンが密接に関与している。とくに子宮体部の発育は、エストロゲンにより促進される。

新生児期：胎盤をとおして母体からのエストロゲンの移行により体部の肥大が認められる。

小児期：子宮の屈曲は認められず、子宮体部と頸部が直線的である。子宮内膜は薄い。

思春期・性成熟期：第二次性徴により前屈し、小骨盤腔に位置するようになる。月経が発来する。

更年期・老年期：エストロゲンの欠乏により子宮は萎縮し、閉経を迎える。子宮内膜は薄くなる。

2 女性と性ホルモン

女性は一生をとおして、性ホルモンの影響を受ける。たとえば、女性ホルモンとして知られるエストロゲン（estrogen）は早期新生児期には母体より経胎盤的に移行し、児はその影響を受ける。後期新生児期より第二次性徴まではエストロゲンの活性は低いが、第二次性徴期より閉経までは自身の内分泌環境を構成し活発な身体的影響をもたらす。閉経後はエストロゲンの欠乏状態を呈する。エストロゲンの影響は主に内性器、外性器の変化としてみられるが、血圧、脂質代謝、骨代謝などにも関与している。

思春期・性成熟期の女性では月経がみられ、性周期が形成される（図1-13）。性周期は大脳－視床下部－下垂体－性腺により調節されている。大脳の刺激は視床下部の性腺刺激ホルモン放出ホルモン（GnRH：gonadotropin releasing hormone）の律動的分泌調整を行い、GnRHはゴナドトロピン（gonadotropin）である卵胞刺激ホルモン（FSH：follicle stimulating hormone）と黄体形成ホルモン（LH：lutenizing hormone）を分泌させる。FSHとLHは卵巣よりエストロゲン、黄体ホルモン（プロゲステロン）を分泌する。FSHは卵胞の成長を促し、自然排卵周期では2mm/日の割合で成長し、20mmで自然排卵する（図1-14、図1-15）。排卵は卵胞期のエストロゲンの減少刺激がLHの分泌増大をもたらし（LHサージ：LH surge）、34時間後に排卵する。排卵後は卵胞に出血が起こり、これが黄体に変化して黄体ホルモンが分泌される。妊娠が成立すれば、黄体は妊娠黄体となり妊娠15週の胎盤完成まで黄体ホルモンを分泌し、

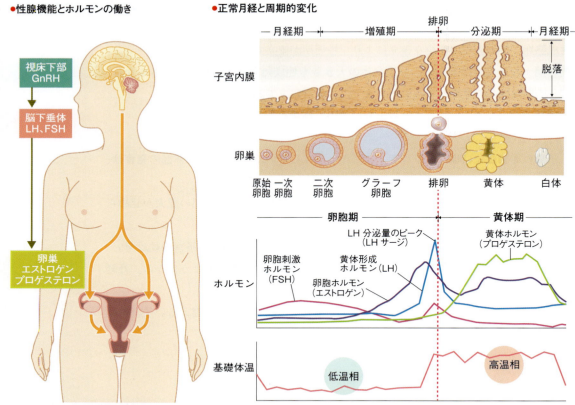

図1-13 子宮内膜の周期と血中ホルモンの変化

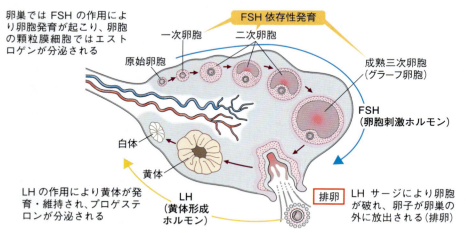

図1-14 LH/FSHの作用－卵胞発育と黄体化

妊娠が成立しなければ、白体となりそのホルモン活性を失う。エストロゲン、黄体ホルモンの消退は子宮内膜に月経を起こす。

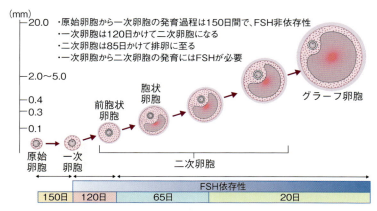

図1-15　卵胞の発育

3 フィジカルイグザミネーション

各症状から見たフィジカルイグザミネーションについて述べる。

（1）出血

性器出血を認めた場合には、正常な出血と異常出血を区別する必要がある。また、妊娠にかかわるものと、かかわらないものに分けて考える必要がある。

妊娠については必ずしも本人が自覚していないことや妊娠初期では超音波検査などでは診断がつかないこともあり、疑わしい場合には積極的に妊娠反応検査を行い、妊娠関連疾患を除外する必要がある。妊娠反応はヒト絨毛性ゴナドトロピン（hCG：human chorionic gonadotropin）が異常高値の場合、まれに陰性結果となることにも留意が必要である。

妊娠に伴う性器出血：切迫流産、切迫早産、異所性妊娠、前置胎盤、常位胎盤早期剥離など

妊娠にかかわらない器質的疾患：外陰部（外陰炎、外陰がん）、腟（腟炎、腟がん）、子宮腟部（子宮腟部びらん、子宮頸がん、頸管ポリープ）、子宮体部（粘膜下筋腫、筋腫分娩、子宮内膜ポリープ、子宮内膜炎、子宮内膜増殖症、子宮体がん）

妊娠にかかわらない機能性出血：中間期出血、無排卵性月経

出血傾向などの全身状態による出血：抗凝固剤の服用、DIC（disseminated intravascular coagulation syndrome、播種性血管内凝固症候群）、白血病、血小板減少性紫斑病

（2）帯下

内性器分泌物を帯下というが、思春期・性成熟期の女性では腟内はデーデルライン桿菌がグリコーゲンを乳酸に分解することで腟内を酸性に維持し、自浄作用が保たれている。

正常帯下は、白色で腟粘膜分泌物と頸管粘液が主体となっている。腟粘膜の分泌物は月経直前にピークとなり、月経時の自浄作用低下に備えている。一方、頸管粘液分

泌量は月経終了より増加し、排卵時にピークを迎え排卵後に速やかに減少する（図1-16）。これは性行為時に射精された精子が子宮内に取り込まれる通路としての役割を果たすためである。頸管粘液は排卵停止に伴い減少する。閉経後はエストロゲン欠乏により腟分泌物は減少し、腟粘膜は萎縮する。萎縮が強い場合を萎縮性腟炎という。

　病的帯下には、感染症による米のとぎ汁様帯下（カンジダ腟炎。カンジダは少量、腟内に存在する常在菌）や黄色泡沫状帯下（トリコモナス腟炎）、褐色帯下（出血が混入した帯下）、水様性帯下（子宮頸部腺がん、破水）などがある。感染、壊死などがみられると帯下に悪臭を伴う。

（3）下腹痛

　子宮および腟上部の知覚神経支配はTh12〜L1とされ、腟下部と会陰はS2〜S4、卵巣の知覚神経はTh10、卵管の交感神経はTh10〜L2、副交感神経は迷走神経とS2〜S4とされている（図1-17）。婦人科領域での下腹痛で腹膜刺激症状を伴うものは急性腹症（acute abdomen）の場合もあり、緊急手術の適応となることも多い。痛みの程度、増強の有無、反跳痛や筋性防御などの腹膜刺激症状の有無、性器出血の随伴の有無、貧血症状、発熱の有無などに注意する。

　炎症性疾患としては、上行感染が多く、外陰炎（外陰部の発赤、腫脹、疼痛）→腟炎（帯下の増加）→子宮頸管炎（頸管粘液増加）→子宮内膜炎（子宮の圧痛）→付属器炎（付属器の圧痛）→骨盤腹膜炎（腹膜刺激症状）となる。

　腫瘍性疼痛としては、子宮筋腫変性、卵巣腫瘍茎捻転、子宮がん、卵巣がんなどがある。出血性疼痛としては、子宮外妊娠、卵巣出血などがある。妊娠に伴う腹痛としては、切迫流早産、流産、常位胎盤早期剥離などがあげられる。

（4）腹部膨満

　婦人科領域で腹部膨満をきたすものの多くは、下腹部より骨盤にかけての腫瘤が多

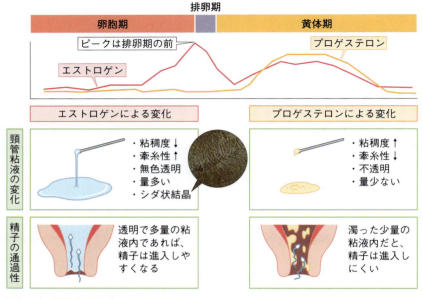

図1-16　頸管粘液の変化

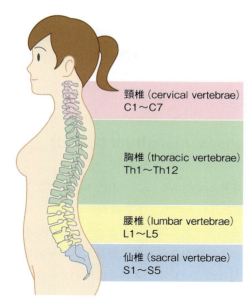

図1-17　女性生殖器の神経支配

いが、ときに腹部全体に及ぶこともある。妊娠子宮、子宮や卵巣の腫瘍があげられるが、腹水貯留では蛙腹、懸垂腹を認め触診上波動性を認める。他科疾患との鑑別診断が必要となる。

(5) 排尿障害

子宮、卵巣などの内性器は解剖学的に膀胱に近く、その腫大により膀胱の圧迫症状として、頻尿、排尿困難、尿失禁、尿閉などの尿路系症状を呈することがある。排尿時痛や尿混濁を伴うときには尿道炎や膀胱炎を疑い、尿検査を実施する。外尿道口に発赤や小腫瘤を認めるときは尿道カルンクラを考える。尿失禁は主に尿道括約筋の弛緩によるものが多いが、神経因性膀胱などストレス等が原因のものもあり、泌尿器科の併診が必要となる場合もある。尿閉では無尿との鑑別後、導尿により多量の尿があれば尿閉と診断する。

(6) 発熱

婦人科領域で発熱を認める場合は、外陰部のバルトリン腺炎、子宮頸管よりも感染が上行した場合（子宮内膜炎、付属器炎、骨盤腹膜炎）にみられる。泌尿器科領域では膀胱炎は発熱しないが、感染が上行して腎盂腎炎となると発熱が認められる。

(7) 不定愁訴

自覚症状だけで患者の訴えがあるものの、その訴えに他覚所見を認めないものを不定愁訴という。愁訴は多彩で多くの主訴を訴えることが多く、他覚所見も一定しない場合に考える。不定愁訴の種類としては、血管運動神経症状（のぼせ、肩こり、めまい、熱感、冷え性）、精神神経症状（頭痛、イライラ、耳鳴り、不眠）、知覚症状（しびれ、蟻走感、瘙痒感）、消化器症状（便秘、下痢、鼓腸、食欲不振）などがあり、自律神経失調症、更年期障害、神経症があげられる。

E 女性のセクシャルヘルス

1 月経（menstruation, menses, menstrual period）

　子宮周期において、排卵後約2週間で発来する女性ホルモンであるエストロゲンと黄体ホルモン（プロゲステロン）の消退出血を月経という。子宮周期のホルモンによる出血には、ホルモンがなくなることによる出血である消退出血と、一定量のホルモンが子宮内膜に働き続けることで出血が起こる破綻出血がある。月経以外の子宮出血を子宮不正出血という。また、排卵前後に見られる中間期出血は、排卵のきっかけとなるエストロゲンの減少による消退出血である。

　月経は、思春期女性にとって、女性特有の性機能と性周期の発達により体験する大きな出来事である。子どもを「産む・産まない」にかかわらず、女性である性的存在として、初経から閉経までの長い期間、女性は毎月付き合いながら生きていくことになる。

　正常月経とは、日本産婦人科学会用語委員会報告によれば、「周期が25～38日で変動が6日以内、持続日数は3～7日で普通量の子宮内膜からの周期的出血である」と定義されている。初経は10～14歳、閉経は43～54歳（平均50.8歳）に起こる。

1 月経周期のメカニズム

（1）子宮内膜の変化とホルモン変化

　卵巣での排卵周期の確立により、卵巣での性ステロイドホルモンが規則的に分泌されるようになるため、子宮内膜が周期的な変化を示すようになる。月経によって剥離した子宮内膜は、卵巣から分泌されるエストロゲンの作用により増殖する（増殖期）。排卵後は黄体より分泌されるプロゲステロンの作用により子宮内膜腺の粘液分泌が亢進する。その後、プロゲステロンとエストロゲンの血中濃度の低下により、子宮内膜の毛細血管の萎縮・血液障害が生じて血管壁が破綻し、組織が虚血状態になるため、虚血性壊死変化が起こり、月経となる（図1-18）。

2 ライフサイクルにおける月経異常

（1）月経開始・停止の異常

早発月経：10歳未満の初経をいう。早発思春期の一症状であり、特発性性早熟症ともいわれている。

遅発月経：15歳を過ぎても初経が認められない場合をいう。

早発閉経：43歳未満の月経停止をいう。高ゴナドトロピン、低エストロゲンを示す

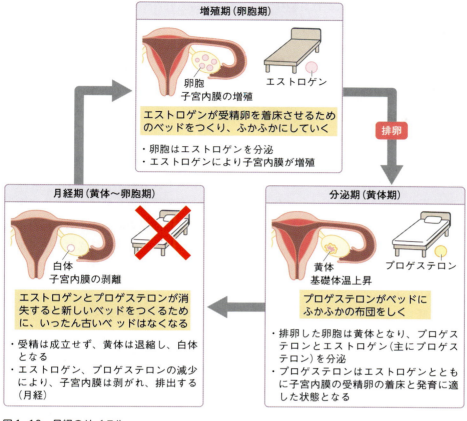

図1-18　月経のサイクル

卵巣性無月経であり、早発卵巣不全ともいわれている。約60％は、原因不明である。

（2）無月経
原発性無月経：遅発月経を過ぎて18歳になっても月経が発来しない場合を原発性無月経という（表1-3）。

続発性無月経：続発性無月経とはこれまであった月経が3か月以上停止した状態をいう。ただし、妊娠、産褥、授乳、閉経などの生理的無月経は含まれない。

第1度無月経：プロゲステロン投与にて消退出血がみられた場合を第1度無月経という。

表1-3　原発性無月経の原因

1.	視床下部性	マルファン症候群（クモ状指、常染色体優性遺伝）、体重減少性無月経、神経性食欲不振症
2.	下垂体性	シーハン症候群（汎下垂体機能低下症）、下垂体腫瘍など
3.	性腺性	ターナー症候群、クラインフェルター症候群
4.	卵巣性	卵巣摘出、放射線被曝、卵巣形成不全、多嚢胞性卵巣症候群
5.	子宮性	子宮内膜炎（とくに結核）、アッシャーマン症候群、ロキタンスキー・クスナー・ハウザー症候群（子宮および腟の先天性欠損）、処女膜閉鎖、頸管閉鎖
6.	症候性	高プロラクチン血症、副腎性器症候群、甲状腺機能亢進症ならびに低下症、糖尿病、低栄養、重症感染症

第2度無月経：プロゲステロン投与で消退出血がみられなかった症例に、エストロゲンとプロゲステロンを投与して消退出血がみられた場合を第2度無月経という。

（3）月経周期の異常
頻発月経：月経周期が24日以内のもので、ほとんどは無排卵周期症である。
希発月経：月経周期が39日以上のものを希発月経という。

（4）月経血量の異常
過多月経：正常月経量は50〜150g/回である。150g/回以上を過多月経という。器質性過多月経は、子宮内膜の面積の増加を伴う子宮筋腫（とくに粘膜下筋腫）、子宮腺筋症、内膜ポリープなどでみられる。機能性過多月経は、エストロゲンがプロゲステロンよりも相対的に多いことで子宮内膜が肥厚するためにみられる。極端な状態としては排卵を伴わない（プロゲステロンの分泌がなくエストロゲンのみが子宮内膜に働く状態）。無排卵性月経では過多月経を呈することがある。
過少月経：30g/回以下の月経をいう。子宮内膜炎や子宮内癒着（アッシャーマンAsherman症候群）でみられる。

（5）月経随伴症状
月経前症候群：月経前3〜10日の黄体期に出現して、月経とともに消失する精神的あるいは身体的症状をいう。原因は不明であるが、内分泌環境の変化や黄体ホルモンによる浮腫性変化などが原因として考えられている。症状としては、イライラ、のぼせ、腹満、腹痛、腰痛、憂うつ、体重増加、浮腫などがある。
月経困難症：月経期に日常生活に支障をきたすほどの苦痛を伴う場合をいう。初経より月経困難を伴う場合を原発性月経困難症といい、途中から月経困難症を伴う場合を続発性月経困難症という。原発性月経困難症の原因としては、黄体期に子宮内膜で産生されるプロスタグランディンによって子宮が収縮し、子宮血流の低下により疎血などが引き起こされるためである。続発性月経困難症は子宮内膜症がその代表で、2次的なプロスタグランディンの増加が原因とされている。

2 女性特有の疾患

1 子宮がん

　子宮がんには子宮頸がんと子宮体がんがある（表1-4）。子宮がん検診は昭和30年代から始まり、現在では子宮頸がん検診の対象者は20歳以上で2年に1度、問診、視診、子宮頸部細胞診を行っている。子宮体がん検診の対象者は、子宮頸がん検診対象者のうちで問診の結果、最近6か月以内に不正性器出血があり、①年齢50歳以上、②

表1-4　子宮頸がんと子宮体がん

	子宮頸がん	子宮体がん
好発年齢	40歳代	50歳代
原因	HPV感染	エストロゲン刺激
リスクファクター	多妊、多産、multiple sex partner	未産、不妊、肥満、糖尿病、ピル服用
前がん状態	子宮頸部異形成症	子宮内膜増殖症
組織型	扁平上皮がん（90％）、腺がん（10％）	腺がん
症状	不正出血（進行がん）、帯下	不正出血、下腹痛

閉経後、③未産婦であって、月経不規則の者、のいずれかに該当するものである。なお、この条件に該当しなくても医師が必要と認める場合には実施する。

2 子宮内膜症

　子宮内膜症は生殖年齢女性の20人に1人の割合で存在し、近年増加傾向が指摘されている。子宮内膜に類似した組織が子宮内膜以外に異所性に発生する疾患である。女性ホルモン依存性の疾患であり、閉経まで増悪し、閉経後軽快する。

分類：子宮腺筋症、子宮内膜症、（臓器名の）子宮内膜症の3つに分類される。原因としては月経血に腹腔内逆流説や上皮の化生説があるが、近年、環境ホルモンとの関連やDOHaD（developmental origins of health and disease）説が指摘されている（p.133参照）。

症状：とくに子宮腺筋症では続発性の月経困難症（月経時の子宮収縮の増強）や過多月経（子宮内膜面積の増大）、子宮内膜症では排便痛や性交痛（ダグラス窩の癒着）、不妊症（卵管の癒着）を認める。

診断：原則的に腹腔鏡などで直接診断をするが、臨床的子宮内膜症は内診により子宮や付属器の可動性不良、ダグラス窩の硬結や圧痛所見、超音波検査やMRI検査でチョコレート囊腫の存在などで診断する。また、腫瘍マーカーのうちCA125、CA199、STN（シアリルTN抗原）などはその上昇が認められることがあり補助診断となる。

治療：手術療法は挙児や年齢、既往症などにより選択される。腹腔鏡により囊腫の摘出や内膜症の焼灼、直腸子宮靱帯（仙骨子宮靱帯）の切断などが行われ、子宮腺筋症による貧血などは子宮全摘術が行われる。薬物療法としては、低用量ピルが第一選択薬であるが、黄体ホルモン療法、偽閉経療法、ダナゾール療法がある。

予後：手術療法や薬物療法での軽快率は70～100％であるが、再発率は50％程度認められる。また、近年子宮内膜症からのがんの発生が1％前後報告されており注意が必要である。

3 子宮筋腫

　子宮筋腫は30歳以上の女性で4人に1人の割合でみられる。子宮平滑筋より発生す

る良性腫瘍である。子宮筋腫の発生は女性ホルモン依存性といわれ、閉経前には増大する可能性があるが、閉経後は縮小する。閉経後の筋腫の増大は子宮肉腫（悪性）が疑われる。約40％の子宮筋腫には子宮内膜症を合併する。

分類：子宮筋層との位置関係により粘膜下筋腫、筋層内筋腫、漿膜下筋腫に分類され、発生部位により体部筋腫、頸部筋腫に分類される。

症状：月経量は子宮内膜の面積と厚さによって規定される。一般に子宮内膜の面積の増大と子宮内膜の肥厚は過多月経をまねき、貧血が認められる。粘膜下筋腫では内膜面積の増大により過多月経をきたしやすい。子宮が手拳大に腫大すると他臓器の圧迫症状が出現する。膀胱の圧迫による頻尿や直腸の圧迫による便秘が出現する。筋腫の増大は血行障害をきたし、変性を起こし、痛みや圧痛を伴うことがある。子宮筋腫では通常不正出血はきたさないが、粘膜下筋腫では筋腫表面より出血をみることがある。筋腫が有茎性に発育して子宮の外に出た状態を筋腫分娩という。子宮は正常では恥骨後面にあり腹部からの触知は不能であるが、筋腫により子宮が増大すると触知可能となる。

診断：細胞診や組織診により悪性を否定する。超音波検査やMRI検査により診断する。とくにMRI検査では筋腫の位置や大きさが的確に診断できる。

治療：手術の適応は、①大きさが手拳大以上、②貧血を繰り返す、③不妊症、④流産を繰り返すもの、とされている。手術は挙児希望があれば筋腫核出術、挙児希望がなければ子宮全摘術を行うが、近年、①の大きさの適応は無症状の場合には経過観察されることが多い。手術の際には貧血の改善や手術のリスクの軽減にGn-Rhアナログによる偽閉経療法を行うこともある。また、子宮動脈塞栓術により、子宮を温存し、子宮筋腫の縮小をはかる子宮動脈塞栓療法（UAE：uterine artery embolization to fibroids）も行われている。

3 性感染症

性的接触で感染する感染症を性感染症（STD：sexually transmitted diseases）という。性感染症では一般的に男性より女性のほうが罹患しやすく、垂直感染の問題から、次世代への影響もあり、より深刻である。また、自覚症状に乏しく、自覚のないままに他人へ感染させてしまうことから社会へ感染が広がることもその特徴である。

性感染症としては、クラミジア感染症、淋菌感染症、性器ヘルペス感染症、梅毒、後天性免疫不全症候群（AIDS：acquired immune deficiency syndrome）、尖圭コンジローマ、ウイルス性肝炎、毛じらみなどがあげられる。2000年より2012年までの性感染症の最近の動向調査では、クラミジア感染症と淋菌感染症は2003年をピークとしてその後やや減少傾向である。性器ヘルペスと尖圭コンジローマはほぼ横ばいで推移している（図1-19）。ここでは主なSTDについて解説する。

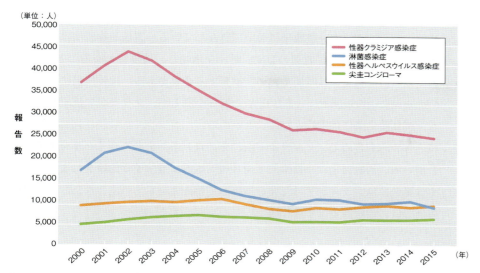

〔井出一彦（厚生労働省健康局）：最近の性感染症の動向、保健師中央会議資料、2016（http://www.mhlw.go.jp/file/05-Shingikai-10901000-Kenkoukyoku-Soumuka/0000131930.pdf）〕

図1-19　性感染症患者報告数の年次推移

1 クラミジア感染症

　クラミジアは*Chlamydia trachomatis*の感染で発症し、現在日本で最も頻度が高い。

症状：性器クラミジア感染症は、上行感染の形態をとる。子宮頸管炎より子宮内膜炎、付属器炎、骨盤腹膜炎と腹腔内に進展し、横隔膜下まで感染する。無症状である場合が多く、卵管性不妊症の原因となる。妊婦では子宮頸管炎から絨毛膜羊膜炎を起こし、切迫流産、切迫早産の原因となる。垂直感染により児に結膜炎や肺炎を発症する。

- **子宮頸管炎**：子宮頸管炎は水様性または膿性帯下の増加を示す場合もあるが、約半数が無症状である。
- **付属器炎**：子宮付属器炎では下腹痛と内診による付属器の圧痛があるが、子宮頸管炎と同様に無症状が多い。卵管粘膜の障害は、初感染では卵子の輸送にそれほど影響は与えないとされているが、反復感染により慢性卵管炎となると卵子の輸送障害に至り、子宮外妊娠の原因となりうる。
- **骨盤腹膜炎**：菌量が多い場合や反復感染により骨盤腹膜炎を起こすと、卵管周囲癒着や骨盤内癒着を併発する。卵管采が完全に閉塞すると卵管留膿腫や卵管留水腫を起こす。
- **肝周囲炎**（perihepatitis、フィッツ・ヒュー・カーティスFitz-Hugh Curtis症候群）：子宮頸管炎からの上行性感染により骨盤腹膜炎をきたし、上腹部に炎症が波及した状態を肝周囲炎という。右季肋部痛を伴う。

診断：クラミジア感染症の診断方法としては、分離培養法、抗原検出法、抗体検出法がある。分離培養法は、病原微生物を直接検出するため最も確実な診断方法であるが、その分離、培養には特別な技術、設備、時間が必要であるため実際の診療には向いていない。現在では、抗原検出法が主流となっており、培養を行

わずに、迅速・簡便にクラミジア抗原の検出が可能であるPCR（polymerase chain reaction）法が一般臨床において普及している。遺伝子診断法は検出感度がきわめて高いため、死菌のDNA断片を増幅し、偽陽性となることがあり、治療後の治癒判定には時間をおいて検査する必要がある。抗体検出法は血清中 *Chlamydia trachomatis* IgGとIgAの抗体を測るが、クラミジア抗原が陽性でも、抗体産生前には陰性となることがある。

治療：パートナーも含めてマクロライド系、キノロン系、テトラサイクリン系抗菌薬を用いる。治癒判定は、投薬終了後3週間以内に遺伝子学的検査によって判定する場合にはクラミジアの死菌を検出して偽陽性を示す可能性がある。血清抗体価では、治癒判定はできない。

2 淋菌感染症

淋菌（Neisseria gonorrhoeae）による性感染症である。男性では2～9日の潜伏期間を経て、尿道炎を起こし排尿痛と膿尿をきたす。女性では子宮頸管炎、尿道炎を起こすが、症状が軽いため放置され、感染は長期化や拡大しやすい。

症状：淋菌性子宮頸管炎では淋菌の子宮頸管感染により分泌物増加を認めるが、自覚症状に乏しく放置されやすい。性交後2～数日で悪臭を伴う帯下、外陰部瘙痒感、排尿痛、膿尿をみる。やがて付属器炎や骨盤腹膜炎となり、発熱、下腹痛、腹膜刺激症状が認められる。近年、性行為の多様化により咽頭感染や肛門感染も認められる。また、重篤化すると全身感染症へ進展する可能性があることや垂直感染として児に結膜炎を発症することがある。

診断：淋菌は死滅しやすいことから検体の取り扱いに注意が必要である。死菌からでも検出可能な市販キットとしては酵素免疫法（EIA：enzyme immunoassay）法、液相ハイブリダイゼーション法、PCR（polymerase chain reaction）法、LCR（ligase chain reaction）法があり、とくにPCR法やLCR法は検出感度が非常に高い。菌の薬剤感受性検査を行う場合には、分離培養による菌の確保が必要である。前述のように淋菌は死滅しやすいので、分離培養を行う場合には採取した当日に分離培養する。

治療：薬剤耐性淋菌が増加しているため、選択できる薬剤がほとんどない。キノロン系抗菌薬には耐性を示す菌が多く、セフェム系抗菌薬を使用することが多くなっている。予防として性交時のコンドームの使用を推奨する。また、ペアで治療することも大事である。

4 女性特有の婦人科手術の日常生活への影響

産婦人科手術として代表的な産科手術として、子宮内容除去術と帝王切開術があり、

婦人科手術の頻度が高いものとして、子宮全摘術、付属器（卵巣、卵管）切除術、子宮がん手術があげられる。それら手術の術後合併症を解説する。

（1）子宮内容除去術後合併症

子宮内容除去術とは、人工妊娠中絶術、流産手術、胎盤・卵膜などの胎児付属物遺残、胞状奇胎などの手術の総称である。主に静脈麻酔を用いるが、脊椎麻酔や硬膜外麻酔などの局所麻酔を用いる。麻酔時の嘔吐による誤嚥、麦角剤であるメチルエルゴメトリンの冠動脈攣縮などの重篤な副作用や気管支喘息合併時のバルビタール麻酔禁忌など注意が必要である。術後は子宮内感染、遺残、子宮頸管裂傷などに注意し経過をみることが大切である。また、手術時の子宮穿孔、過度の搔爬による子宮内膜損傷、癒着で起こるアッシャーマン Asherman 症候群に留意する。

（2）帝王切開術後合併症

帝王切開は、産科手術では子宮内容除去術に次いで頻度が高い手術手技であるが、その麻酔は脊椎麻酔、硬膜外麻酔、全身麻酔が用いられる。緊急性がなければ硬膜外麻酔が望ましい。子宮下部横切開が通常手技であるが、早産分娩や胎位異常などでは体部縦切開や逆T字切開を行うこともある。通常、帝王切開後の次回妊娠では子宮破裂の問題から再度の帝王切開が行われることが多い。術後は子宮内感染症や麻痺性イレウスなどの合併症が知られているが、近年、深部静脈血栓症による肺塞栓症が問題となっている。

（3）子宮頸部円錐切除術

子宮頸部高度異形成症や子宮頸部上皮内がん、子宮頸部初期浸潤がんの一部が円錐切除術の適応となる。レーザー、電気メス、超音波メス、コールドナイフが用いられる。円錐切除部は約6週間で創傷治癒するが、それまでは合併症として感染や出血がある。長期合併症には子宮頸管狭窄や閉鎖がある。

（4）子宮摘出後合併症

子宮全摘術には腹式単純子宮全摘術や腟式単純子宮全摘術があるが、子宮摘出により月経は停止する。まれに尿路系の障害として膀胱損傷や尿路損傷による瘻口形成がある。

（5）子宮がん手術合併症

子宮頸がんⅠb期、Ⅱ期、子宮体がんⅡ期では、広汎子宮全摘術が行われる。広汎子宮全摘出術後の合併症には、膀胱直腸障害、尿路感染症、尿管瘻、リンパ路障害、骨盤死腔炎、性交障害がある。

膀胱直腸障害：術後の合併症のなかで最も頻度が高い。手術時、基靭帯、仙骨子宮靭帯処理の際に下腹神経が損傷されることがその原因となる。膀胱直腸障害により尿意鈍麻、排尿困難が出現し、腹圧性排尿が必要となる。膀胱知覚低下や尿道括約筋筋力低下、膀胱収縮力の低下をみる。このため術後には排尿訓練が必要となり、その期間は約3週間に及ぶ。排尿困難が持続すると自己導尿を余儀なくされることもある。薬物治療法もあるが、術中に神経温存によりその発生頻度は減少することが可能である。

尿路感染症：術後によく見られる合併症で、長期の尿管カテーテル留置が原因のことが多く、術後の排尿障害により残尿量が増えることもその要因となる。起炎菌はグラム陰性桿菌が多いが、院内感染の原因となる特殊菌が検出されることもある。感染兆候がなくてもルーチン検査で早期に診断することで排尿訓練期間が短縮される。

尿管瘻：まれに見られる合併症である。原因は尿管栄養血管の障害、感染症、尿管損傷である。術前に尿路系検査（静脈性腎盂造影、膀胱鏡）を行い、奇形などを含めた検査を必ず行い、癒着や狭窄が疑われた場合には尿管カテーテル留置を検討しておく。手術時には骨盤底に遊離した尿管が落ち込むことを予防する尿管間置術を行う。

リンパ路障害：骨盤内リンパ節の郭清により、下腿からのリンパの流れがリンパ郭清部で寸断し、リンパ液が漏洩または貯留することでリンパ嚢腫やリンパ浮腫が発生する。さらにそれらリンパ浮腫部やリンパ嚢腫に感染が起こるとその治療に苦慮することもある。下肢や外陰浮腫の治療にはリンパ管と静脈のマイクロ吻合手術法もあるが、多くは弾性包帯、弾性ストッキングの装着などの保存的治療が行われる。術中に末梢側のリンパ管の結紮がその予防に役立つ。

骨盤死腔炎：リンパ郭清や子宮摘出後の死腔に感染したもので、近年は陰圧ドレーンの留置と抗生剤の使用によりほぼ見られなくなった。陰圧ドレーンは通常ドレーンに比して長期に留置しても骨盤死腔炎は起こしにくい。

性交障害：術後の性交障害は手術により腟管が短縮することで起こる。子宮摘出後の腟断端の開放によりその短縮は軽減される。しかし、知覚神経の損傷や精神的心理的要因などで生じる。

(6) 卵巣摘出後合併症

　子宮全摘術では両側卵巣摘出をしないかぎりホルモン環境に変化はないが、両側卵巣を摘出すると卵巣欠落症候群となる。更年期症状と同様にホルモン補充療法を行う。

5 摂食障害と生殖機能への影響

　大脳皮質からの刺激は、間脳視床下部からの性腺刺激ホルモン放出ホルモン（GnRH：gonadotropin releasing hormone）の律動的分泌（正弦波分泌）を促し、脳下垂体ではゴナドトロピン（FSH：卵胞刺激ホルモンとLH：黄体形成ホルモン）が分泌され、卵巣や子宮内膜などにこれらのホルモンが働くことで卵巣周期や子宮周期がつくられる。摂食障害には、神経性食欲不振症（anorexia nervosa）と神経性過食症（blimia nervosa）があり、前者では摂食拒否、後者は大食後の嘔吐を特徴とする。これらの摂食障害では無月経や希発月経などの月経異常をきたすことが多く、その原因は第2度無月経であるGnRHの律動分泌障害や分泌低下とされている。

F 女性とがん

1 がんの罹患と死亡

1 年齢部位別がん死亡割合とその年次変化

　2014年度の統計では、男性のがん死亡は1位　肺、2位　胃、3位　大腸、5位　肝臓、5位　膵臓であり、女性では1位　大腸、2位　肺、3位　胃、4位　膵臓、5位　乳房となっている。2012年度の統計では、男性のがん死亡は1位　胃、2位　大腸、3位　肺、4位　前立腺、5位　肝臓であり、女性では1位　乳房、2位　大腸、3位　胃、4位　肝臓、5位　子宮であった（表1-5、表1-6）。

　男性では、40歳以上で消化器系のがん（胃、大腸、肝臓）の死亡が多くを占めるが、70歳代以上ではその割合はやや減少し、肺がんと前立腺がんの割合が増加している。女性では、40歳代では乳がん、子宮がん、卵巣がんの死亡が多くを占めるが、高齢になるほどその割合は減少し、消化器系（胃、大腸、肝臓）と肺がんの割合が増加している（図1-20）。

2 婦人科がんの罹患率と死亡率の年次推移

　婦人科がんの罹患率の年次推移では、子宮頸がんは2000年まで下降傾向を認めたが、その後ここ10年は増加傾向を示している。子宮頸がんワクチンは2009年に発売され、2013年4月に定期接種が始まった。その発症は70%抑制されると期待されたが、2013年6月より副作用の面から積極的予防接種は控えられ、現在に至っている。

　婦人科がんの罹患率では従来、子宮頸がん、卵巣がん、子宮体がんの順であったが、2007年頃より、子宮体がんが増加し、子宮体がん、子宮頸がん、卵巣がんの順となっている。婦人科がんの死亡率では、1975年頃までは子宮頸がん、卵巣がん、子宮体がんの順であったが、卵巣がんによる死亡率は増加して現在は卵巣がん、子宮頸がん、子宮体がんの順となっている（図1-21、図1-22）。

表1-5　がん死亡数部位別順位（2014）

	1位	2位	3位	4位	5位	大腸を結腸と直腸に分けた場合
男性	肺	胃	大腸	肝臓	膵臓	結腸4位、直腸7位
女性	大腸	肺	胃	膵臓	乳房	結腸2位、直腸9位
男女計	肺	大腸	胃	膵臓	肝臓	結腸3位、直腸7位

（国立がん研究センターがん対策情報センター：最新がん統計、http://ganjoho.jp/reg_stat/statistics/stat/summary.html）

表1-6　がん死亡数部位別順位（2012）

	1位	2位	3位	4位	5位	大腸を結腸と直腸に分けた場合
男性	胃	大腸	肺	前立腺	肝臓	結腸4位、直腸5位
女性	乳房	大腸	胃	肺	子宮	結腸3位、直腸7位
男女計	大腸	胃	肺	乳房	前立腺	結腸3位、直腸6位

（国立がん研究センターがん対策情報センター：最新がん統計、http://ganjoho.jp/reg_stat/statistics/stat/summary.html）

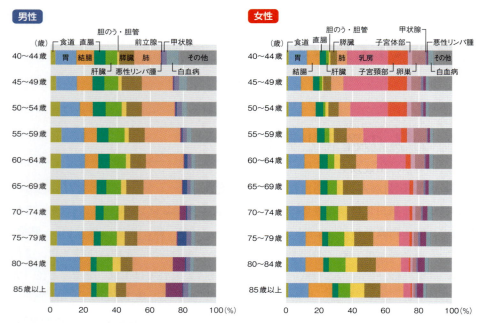

（国立がん研究センターがん対策情報センター：最新がん統計、http://ganjoho.jp/reg_stat/statistics/stat/summary.html）

図1-20　年齢部位別がん死亡割合（40歳以上、2014）

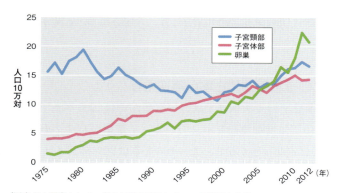

（国立がん研究センターがん対策情報センター：最新がん統計、http://ganjoho.jp/reg_stat/statistics/stat/summary.html）

図1-21　子宮頸がん、子宮体がん、卵巣がんの罹患率年次推移（全年齢）

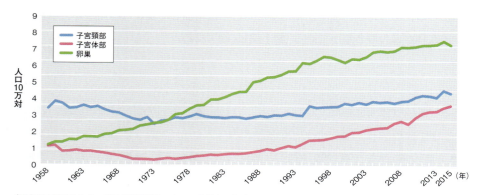

（国立がん研究センターがん対策情報センター：最新がん統計、http://ganjoho.jp/reg_stat/statistics/stat/summary.html）

図1-22　子宮頸がん、子宮体がん、卵巣がんの死亡率年次推移（全年齢）

3 乳がんの罹患率と死亡率の年次推移

乳がんは2012年には女性のがん死亡率の第1位であったが、2014年には第4位となっている。しかし、その罹患率と死亡率は年々増加の一途を辿っている（図1-23、図1-24）。

4 年齢部位別がん罹患率と死亡率

年齢部位別の男性では、40歳以上で消化器系のがん（胃、大腸、肝臓）の罹患が多くを占めるが、70歳以上ではその割合は減少し、前立腺がんと肺がんの割合が増加する。

女性では、40歳代では乳がん、子宮がん、卵巣がんの罹患が多くを占めるが、高齢になるほどその割合は減少し、消化器系のがん（胃、大腸、肝臓）と肺がんの割合が増加する（図1-25、国立がん研究センターがん対策情報センターより引用）。

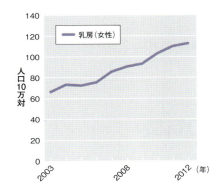

（国立がん研究センターがん対策情報センター：最新がん統計、http://ganjoho.jp/reg_stat/statistics/stat/summary.html）
図1-23　乳がんの罹患率年次推移（全年齢）

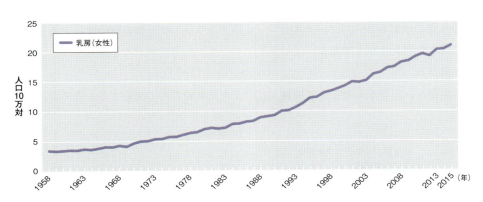

（国立がん研究センターがん対策情報センター：最新がん統計、http://ganjoho.jp/reg_stat/statistics/stat/summary.html）
図1-24　乳がんの死亡率年次推移（全年齢）

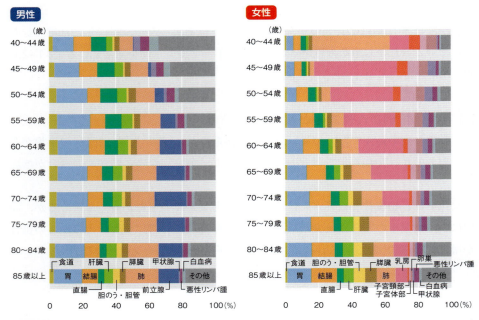

(国立がん研究センターがん対策情報センター：最新がん統計, http://ganjoho.jp/reg_stat/statistics/stat/summary.html)
図1-25 年齢部位別がん罹患数の割合（40歳以上、2012）

2 女性のがんの特徴

1 がん発症の特徴

①子宮頸がん

約95％の子宮頸がんはHPV（ヒトパピローマウイルス）の感染で発症する。子宮頸がん全体の50〜70％は2種類（16型・18型）のウイルスが原因である。

②子宮体がん（子宮内膜がん）

約8割の子宮体がんはエストロゲン（女性ホルモン）の刺激で発症する。約2割は非エストロゲン発がんである。

③卵巣がん

腹膜がん、卵管がんとともに卵管上皮のがん化が転移して発症する。そのため、予

> **NOTE**
> **子宮頸がんの予防ワクチン**
> ・3回の接種が必要である。
> ・中学1年生となる年度に接種する。
>   **サーバリックス**（16型と18型の2つのHPVに対して感染予防効果をもつ）
>   1回目→2回目（1か月後）→3回目（6か月後）
>   **ガーダシル**（6型、11型、16型、18型の4つのHPVに対して感染予防効果をもつ）
>   1回目→2回目（2か月後）→3回目（6か月後）
> ・副反応：発熱、接種した部位の痛みと腫れ、失神、脱力、しびれ、めまい、関節痛、頭痛など

防的卵管切除が卵巣がんの発症を約7割減少させると考えられている。また、家族性の発がん（BRCA1、BRCA2）や乳がん・卵巣がん家系（HBOC: hereditary breast and ovarian cancer）、大腸がん・卵巣がん家系（リンチLynch症候群）が知られている。

④乳がん

約1％の乳がんは男性でも発症するが、女性が圧倒的に多く、その発症はエストロゲン刺激が考えられている。閉経前女性では主に卵巣から女性ホルモンが供給されるが、閉経後女性では副腎から分泌された男性ホルモンが末梢組織のアロマターゼにより女性ホルモンに変換されている。

2 がんおよびがん治療が女性性に及ぼす影響

女性ががんに罹患した場合には、日常生活や職業生活、性役割だけでなく、女性性にも大きな影響が生じる（図1-26）。女性は、ライフサイクルのなかで必然的に女性性を抱き、自己概念や自尊感情が生まれている。それは、身体像（ボディイメージ）の形成に現れる（図1-27）。身体像は、自分の身体について心に抱くイメージであり、可逆的で新しい知覚や新しい経験により絶えず改変されている。女性は美しくありたいと、魅力的で美しい外観を保っていたいと願う。若さ・美しさ・かわいらしさといった身体の外見や身体的魅力を意味する"アピアランス"に対し、がんに罹患し治療

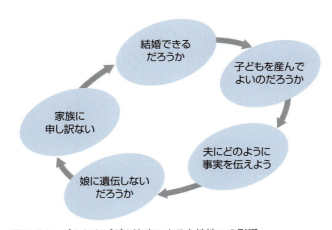

図1-26　がんおよびがん治療による女性性への影響

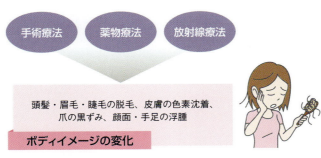

図1-27　がん治療によるボディイメージの変化

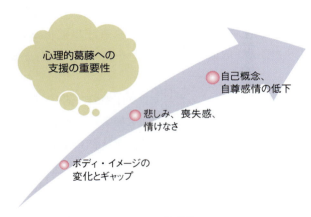

図1-28　がん治療における心理的影響

に向き合うなかで、大きな喪失感を抱くことになる。

　「生きたい、完治したい」と願うなかで、がんに罹患したこと、がん治療に向き合うことは、女性にとっての日常性を断絶し、これまでの自分と今の自分、未来の自分の自我像を切り離すことになる。がんとともに生きるなかで、女性性の喪失は大きな心理的影響を与える。女性としての生き方に悩み、悲しみ、生きることの意味がわからなくなり、生きる希望を失いかねない（図1-28）。

　「妻として生きること」「母として生きること」「きれいな女性として生きること」といった、これまで女性として築きあげてきたアイデンティティを理解し、そのアイデンティティが断たれてしまうリスクをなるべく小さくするよう、大切に受け止め支援することは看護職の役割である。これからは、一般的ながん看護に、その女性としてのアイデンティティにどのような影響があるかを理解する視点を踏まえて看護を行うことが求められている。

G エストロゲン依存性疾患

1 女性にとってエストロゲンとは

　女性が有する卵巣から出る卵巣ホルモンにはエストロゲン（卵胞ホルモン）とプロゲステロン（黄体ホルモン）がある。女性は思春期を迎え、初経の開始から性成熟期を経て閉経期に至るまでの約40年間をこれら卵巣ホルモンの分泌サイクルのなかで生きることになる。

　とくにエストロゲンは女性にとって重要なホルモンとして知られ、近年の晩産化・少子化という流れのなかで、一女性の生涯における妊娠分娩がもたらす生理的無月経の期間は減少し、以前よりもエストロゲン暴露の機会は増えている。

　また、社会環境の変化により、環境ホルモンともよばれるダイオキシンなどの外因性内分泌攪乱物質に曝されている可能性も指摘され、エストロゲン依存性の疾患は増えていると考えられる。エストロゲンによる影響を受ける標的臓器は多岐にわたる（図1-29）が、本項では生殖期系における代表的なエストロゲン依存性疾患を扱う。

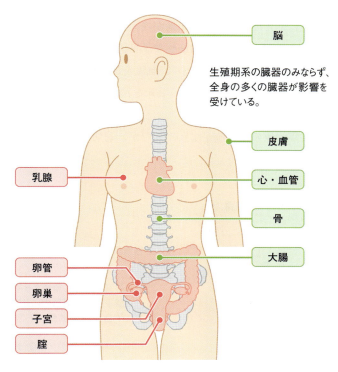

図1-29　エストロゲンの主な標的臓器

2 子宮筋腫

　子宮は平滑筋による臓器であり、平滑筋細胞が腫瘤を形成したものを子宮筋腫という。40歳代の女性では20～30％に認められる頻度の高い疾患である。存在しても無症状の場合もあるが、筋腫が発生した部位や大きさにより、種々の症状を呈する。発生部位別に子宮粘膜下筋腫、子宮筋層内筋腫、子宮漿膜下筋腫に分類され（図1-30）、子宮内腔への影響が強い子宮粘膜下筋腫や大きな子宮筋層内筋腫では、過多月経や月経困難症、不妊との関連が取りざたされている。一方、頻尿や便秘など周囲臓器への圧迫による諸症状は子宮漿膜下筋腫で出現することが多い。なお、小骨盤腔を超える大きさでなければ自覚することは難しく、月経の量を他者と比較しないため、腫瘤感や過多月経の自覚症状がないまま、鉄欠乏性貧血を契機に発見されることもある。

　子宮が筋腫により腫大していることは、内診や超音波検査で容易に診断されるが、MRIを用いることにより発生部位や大きさなどがさらに明瞭にとらえられる。

　薬物療法では継続刺激による脱感作の機序で下垂体機能を抑制し、ひいては低エストロゲン状態もたらすGnRHアゴニスト製剤が用いられる。結果的に無月経となり、筋腫はおおむね縮小すると同時に貧血や月経困難症は改善する。ただし、のぼせ、発汗などのいわゆる更年期症状のほか、長期にわたると骨量の減少などの副作用があるためこの治療は6か月を限度とする。閉経間際でそのまま閉経に移行しないかぎり、治療終了後は速やかに月経は回復し、筋腫も再増大して症状が再燃することが多い。

　根治手術としては子宮全摘術があり、開腹、腹腔鏡、腟式の手段がある。近年では、子宮を温存する希望に応えて子宮筋腫摘出術が増えている。子宮粘膜下筋腫は子宮鏡下に摘出する方法もあるが、子宮筋層内筋腫や子宮漿膜下筋腫では、開腹か腹腔鏡による。そのほか子宮を温存する治療として、血流を断ち（子宮動脈塞栓術）、あるいは熱を発生させて（集束超音波療法）筋腫の壊死を図る手段もあるが、これらは妊孕性に対するエビデンスに乏しい。

　以上のように、近年治療の選択肢が増えてきたが、適切な治療方針は個々の症例の状況を熟慮して決める必要がある。

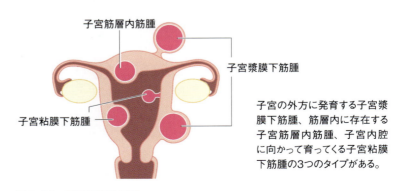

図1-30　子宮筋腫の分類

3 子宮内膜症

　女性の10人に1人、またそれ以上が罹患しているともいわれる。子宮内膜あるいはその類似組織が異所性に存在し機能する病態であり、腹膜に存在するものを腹膜病変、卵巣に存在するものを卵巣チョコレート嚢腫とよぶ。約70％は月経困難症や慢性骨盤痛などの疼痛に苦しみ、約30〜40％は不妊に悩み、卵巣病変の1％ががん化するとされ、年代や人生の時期によって治療の対象が異なるのが本疾患の特徴である。

　血液検査では、卵巣がんの腫瘍マーカーとして発見されたCA125の上昇をみることが多い。進行して、卵巣チョコレート嚢腫の存在が超音波検査やMRIで確認できれば確定診断としてよいが、腹膜病変が主体となる初期の子宮内膜症は、腹腔内を観察することでしか診断できないため、機能性月経困難症と考えられた症例のなかに子宮内膜症の症例が潜んでいる可能性がある。

　子宮と卵巣をすべて摘出することで完治を望むことはできるが、好発年齢が生殖年齢と一致しており、多くの場合、子宮内膜症病巣を除去し癒着を剥離する保存手術が選択されるので再燃・再発が問題となる。たび重なる手術は術後癒着や卵巣へのダメージが憂慮され回避すべきであり、他方妊娠は子宮内膜症の改善に寄与することから、症例に応じて手術療法、薬物療法、不妊治療の最適な組合せを考える必要がある。

　薬物療法には、低エストロゲン状態を導くGnRHアゴニストや男性ホルモン作用のあるダナゾールを用いた無月経を導く偽閉経療法のほかに、低用量エストロゲン・プロゲスチン療法、あるいは黄体ホルモンのみ投与するプロゲスチン療法やレボノルゲストレル放出子宮内システムを子宮内に留置する方法など多くの選択肢がある。いずれも疼痛症状の緩和や術後の再発抑制などに有効性が認められているが、薬物療法だけで完治は難しく、どれも排卵を抑制するため妊娠を希望する場合には使用しにくい。

4 子宮腺筋症

　組織学的には、前項の子宮内膜症が子宮筋層内に存在する場合にあたる。以前は内性子宮内膜症とよばれたが、現在では子宮内膜症とは別疾患として扱う。子宮筋腫と同様、子宮は種々の程度に肥大するが、子宮腺筋症では病巣が腫瘤を形成する局在タイプとびまん性に広がるタイプがある。30歳代後半から40歳代に多く、月経困難症と過多月経が主たる症状であり、その他にも流早産の頻度が高く不育症との関連が指摘されている。

　診断には、子宮筋腫との鑑別も含めてMRIが有用である。子宮筋腫とは異なり局在タイプの場合でも正常筋層との境界は不明瞭である。

　薬物療法は、基本的に子宮内膜症の薬剤に準ずるが、ときとしてレボノルゲストレ

ル放出子宮内システムが自然に排出されたり、低用量エストロゲン・プロゲスチン療法で凝固能が亢進し血栓傾向を示す者や、プロゲスチン療法で強度の破綻出血をきたす者がいたりするので注意が必要である。子宮全摘により治療は可能であるが、近年の晩婚化の流れの中で子宮温存を希望する者が増え、子宮腺筋症病巣のみの摘出術が行われている。ただし、正常組織と病巣の境界は不明瞭で、子宮筋腫のように取り切ることはできない。したがって、術後の再燃・再発は必至と考えるべきであり、術後の不妊治療の有無を含む計画的な治療の立案が望まれる。

5 子宮体がん

　子宮内膜に発生する子宮体がんはほとんどが腺癌であり、50歳代に好発するが、全体のみならず40歳未満の若年例も増えている。その多くはエストロゲン依存性であり、多嚢胞性卵巣などの月経不順や未妊未産、肥満などもリスクとなる。後述する乳がんの治療薬であるタモキシフェンは子宮には促進的に働くので注意を要する。また、大腸がんとの重複がんなど遺伝性、家族性に発症する場合もある。

　初発症状として不正性器出血を認めることが多く、閉経後の出血では第一に子宮体がんを疑う。更年期から閉経にかけては月経が不順になり不正性器出血に気づくのが遅れる場合があるが、少量の長く続く出血があれば婦人科を受診するのがよい。

　経腟超音波検査で年齢不相応な子宮内膜の肥厚や血液検査でCA125の上昇することがある。診断には子宮内膜細胞診や子宮内膜組織診が必須である。MRIで局所の病変の広がりや全身CTでリンパ節を含む転移の有無を確認して、治療方針を決める。

　標準手術は、子宮全摘術および両側子宮附属器摘出術、骨盤〜傍大動脈リンパ節郭清である。進行期や再発リスク評価によって化学療法や放射線療法などを行う。

　挙児希望のある若年性子宮体がん場合には、厳格な条件の下、高用量黄体ホルモン療法で子宮温存を図る治療も試みられている。

6 乳がん

　女性が罹患するがんのなかで最も多く、11人に1人が乳がんになるとされる。50歳後半にピークをとるが、30歳代でも発症し、生殖年齢の女性のがんによる死亡率では1位を占める。早い初経、未産や晩産、遅い閉経、肥満や高身長などがリスクとされている。乳がんの場合も遺伝性の発生が知られており、血縁者の患者の有無に注意する。乳房の外側上方に発生しやすく（図1-31）、発生母地は乳管由来のものが多く、乳腺小葉がこれに次ぐ。

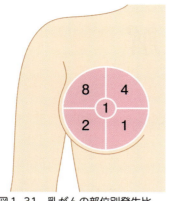

乳がんのおよそ半数は乳房の外側上方に発生する。部位別に発生しやすい順に並べれば、外側上方＞内側上方＞外側下方＞内側下方＞乳首であり、そのおよその比を図に示した。

図1-31　乳がんの部位別発生比

　自覚症状としては、乳房のしこり、発赤やえくぼのような引きつれ、血性乳汁の分泌のほか、進行すれば領域リンパ節である腋窩リンパ節の腫れや腕のむくみなどが出現する。鑑別診断には触診、超音波検査、マンモグラフィーによる情報が有用であり、針生検などにより確定診断する。

　センチネルリンパ節の概念の導入で腋窩リンパ節の郭清を省略するなど、低侵襲療法が進んでいる。現在では乳房温存療法が主流となり、術後放射線療法を組み合わせることが多い。進行期と病理診断の結果で術後の抗がん剤による化学療法など薬物療法が適宜追加される。ホルモン受容体が陽性の場合、閉経前であればGnRHアゴニストやタモキシフェンなどの選択的エストロゲンモジュレーター、閉経後であればエストロゲンの生成を抑えるアロマターゼ阻害薬が用いられ、腫瘍の増殖に関連するタンパクであるHER2陽性例にはトラスツズマブなどの分子標的薬が選択される。

　40歳以上の女性に対するマンモグラフィを用いた乳がん検診の効用が指摘されていることから、自覚症状がなくとも受検することが望ましい。

7　おわりに

　一般にエストロゲン依存性疾患といえば、本項で示したような、エストロゲンの暴露によるものを言う。しかしながら、エストロゲンの分泌が盛んになる思春期から性成熟期を過ぎれば、エストロゲンの分泌が低下していく更年期から閉経、さらに閉経後寿命までは30年以上の低エストロゲン状態が待っている。このエストロゲンが低下した状態が引き起こす病態も広い意味では、エストロゲン依存性疾患と言えよう。

　生殖年齢に対するエストロゲンの影響も懸念される一方で、超高齢化社会にあっては健康寿命を延ばすためエストロゲンの有用性も指摘されている。女性の一生はホルモンによって統制されている以上、上手に付き合っていくことが望まれる。

II 女性の心理への理解

1 心理的発達

1 心理性的発達理論

人の人格はおおよそ5歳までに形成されると考えられている。幼少時代のなかで、快感主義のエネルギーにより発達するとジークムント・フロイト（Sigmund Freud、1856〜1939）は提唱している。ここでいうエネルギーは心理的エネルギーと理解されており、"リビドー"とよばれている（NOTE）。

フロイトは、人生において幼児期の経験は大きな影響をもたらすこと、そして成長の過程で心理性的段階が満たされると健康な心、人格を有する人間になると説いている。心理性的段階が満たされないと、"固着"が起こり（NOTE）、次の発達段階に進めず心の成長が停まることになる。

（1）口唇期：生まれてから1年間

口を通してコミュニケーションをとる時期であり、口唇部の刺激に快感を感じる。乳児は、完全に親に依存している時期で口唇を通じて信頼や安心感を習得している。

この段階で"固着"が生じると、依存性や攻撃性に問題を抱えるようになっていく。

（2）肛門愛期：1〜3歳

この時期は、胃腸や膀胱の動きに意識が向く時期である。ポジティブな経験（とくにトイレトレーニング）は、自信を高め有能であることを知るようになるが、恥ずかしめを経験した幼児は、浪費的で攻撃的な心理状態に陥りやすくなる。また、きびしい経験をした幼児は、神経質で厳格な人格が形成されやすくなる。

（3）男根期：3〜6歳

この時期は、性器に関心をもつ時期になる。"リビドー"は性器であり、男女の性差を自覚し学習する時期である。男児は、父親を母親の愛情を奪うライバルとして意識するようになり、母親への愛情を強く求めるエディプスコンプレックスを経験する。エディプスコンプレックスの女児版をエレクトラコンプレックスという。

リビドー
人の行動を無意識に想定する心理的エネルギーのことをいう。

固着
特定の発達段階に停滞し、その後のパーソナリティに影響を与えてしまうことをいう。固着が生じると、成長の過程で心理的葛藤や負の感情、ストレスを抱えたときに、その心理状態は固着が生じた発達段階に退行するとしている。

(4) 潜在期：6歳〜思春期

　性的感情が不活発になる時期である。"リビドー"は抑制されており、学校生活により友人関係や、自分の興味関心事に注意が向けられるようになる。この時期は知能の向上や社会性が発達し、スキルやコミュニケーションが成長し、自尊心も生まれる大切な時期となる。

＊

　女性は、男根期に女性としての性（sex）を自覚し、潜在期に生活をした社会や文化に影響を受けて成長する。父親に守られる母親を意識し、父親に気に入られるように社会的な性役割を意識できるようになる。これは、おままごとなどの模倣遊びでもみられる女性としての性意識がスタートしている時期である。

2 女性性

1 女性性

　ジェンダー（gender）とは、女性と男性との関係性を問う概念を意味し、社会が女性をどのように考え、位置づけ、対応してきたかなどの社会文化的な要因により評価される。ジェンダーとは、社会のなかで潜在的に意識づけられてきた女性としてのあり方、男性としてのあり方や"女らしさ""男らしさ"として理解されている。たとえば、女性は内としてとらえられ、家事や育児に専念して生活をする役割を担い、男性は外で働き家庭にお金を入れるといった役割が認識され、一般的社会のなかで規定されている。

　このようなジェンダーに関する認識において、女性特有の社会から期待されている女性らしい行動を女性性という。生物学的性（sex）ではなく、女性が所属する社会や文化のなかで生きているうちに、自然と身についている性の表現型である。

2 ジェンダーアイデンティティ

（1）思春期

　女性のライフサイクルのなかでも、女性性を大きく左右するのは、幼児期の男根期の次は思春期である。第二次性徴が始まり身体の変化を実感し、性周期も確立する。思春期女性は、女性であることの自我意識が発達し、アイデンティティ（自我同一性）とジェンダーアイデンティティ（社会的同一性）を意識できるようになる。ジェンダーアイデンティティは、女性として、異性への関心が高まるのは自然な欲求であり、身体や容姿をより美しく見せようと他者への視線を意識し始め、自分が女性らしく生きていくために、さまざまなことを模索して成長する。とくに、アイデンティティの獲得では、親子関係が影響し、自我意識により親の保護から離れ、親からの独立を希望し、自分で考えて行動したいと考えるようになる。思春期でも親への依存が高い場

合には、パラサイト症候群という状態に陥り、社会的自立への障害が生じることになる。

(2) 性成熟期

　結婚、妊娠、出産、育児、仕事といった社会的出来事に、社会的性役割を多く経験する時期であり、女性がどのように意思決定し経験したのかが、ジェンダーアイデンティティに大きく影響する。とくに結婚により配偶者ができること、身体的にも精神的にも社会的にも親密な関係をもつことは、より女性としてのアイデンティティを促進することになる。また、出産による子どもの誕生は、母親役割を意識し、母性意識も発達することで、人として大きく成長することになる。しかし、個の女性としてのアイデンティティよりも妻であることや母親、嫁としてのアイデンティティを求められることが多くなるため、空虚感を抱く女性も多くなる。

(3) 更年期

　子育てもひと段落し、子どもの自立、夫の単身赴任や昇進、親の介護などで、これまでの社会的役割も大きく変化し、併せて卵巣内の卵胞数が減少することで低エストロゲン状態となり、さまざまな身体的不調を生じるようになるとともに、抑うつ感や焦燥感といった精神神経症状も出現しやすくなる。

　これまでアイデンティティの中核が子育てにあった場合には、母親役割の喪失を経験することで"うつ状態"を経験する。これを空の巣症候群（empty nest syndrome）といい、子育てに代わる趣味をもったり、友人との関係構築を始めたり、夫との関係を再構築することで、その症状を回避することができる。更年期は、喪失したアイデンティティを再形成する時期でもある。

3 メンタルヘルス（mental health）

　メンタルヘルスとは、心の健康を意味する。そして、女性のメンタルヘルスを理解するには、生物学的特性と社会・文化的特性、環境やライフサイクルの観点から包括的にとらえることが必要となる。女性の心の状態には、常に性差を意識し複合的な要因が絡み合って影響していることを理解する必要がある。平成28年の国民生活基礎調査では、悩みやストレスがある者の割合では女性が52.2％で男性の42.8％を上回っており、30代から50代でその割合が高く約6割となっている（図1-32）[1]。

1 生物学的特性

　女性は、子どもを産み育てる性としての種族保存のための特性を備えている。それは、性ホルモン（エストロゲンとプロゲステロン）の変動によるものであり、女性の成長と発達に欠かせないホルモンであるが、脳機能の発達にも大きな影響を与えており、精神機能や精神障害にも関与していると理解されている。

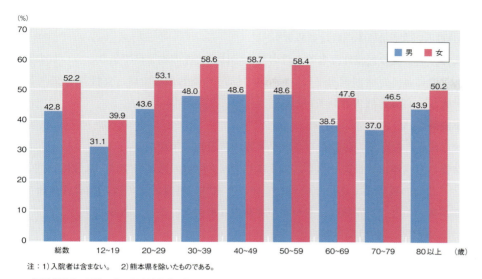

注：1）入院者は含まない。　2）熊本県を除いたものである。

（厚生労働省：平成28年国民生活基礎調査、http://www.mhlw.go.jp/toukei/saikin/hw/k-tyosa/k-tyosa16/index.html）
図1-32　性・年齢階級別にみた悩みやストレスがある者の割合（12歳以上）

卵胞ホルモンであるエストロゲンは、脳内セロトニンに作用することで抑うつ症状を軽減させることや、幸福感や満足感、意欲を高めたり、不安な気持ちを抑制する。このように女性の性ホルモンは、精神作用をもつことで、思春期や月経期、産褥期、更年期にはメンタルヘルスの状態の増悪に影響を与える。とくに月経期の特徴として、前の月経から排卵までの期間（約21日間）の卵胞期は、エストロゲンの影響でメンタルヘルスの状態は安定しているが、排卵後に黄体期に移行することで黄体ホルモンであるプロゲステロンの分泌が大きく増加するが、受精が行われず妊娠に至らない場合には急激にプロゲステロン・エストロゲンの分泌が減少することで、月経前症候群が発症しやすく、いらいら感や涙もろさ、抑うつ感がみられることがある。

2 社会・文化的特性

女性は、幼少期から女性としての立ち居振る舞いを養育されており、知らず知らずのうちに女性としての役割を期待されて成長している。慈しむ気持ちや共感する気持ちをもつこと、男性を支える存在として、家族や社会のなかで生活している。このような日常生活での性役割の認識が、女性のパーソナリティの形成に影響を与えているのである。その結果として、育児や介護の負担が女性に偏る社会的認識が生じている。

3 メンタルヘルスの性差の特徴

性は、メンタルヘルスや精神疾患の決定因子であると認識されている。精神疾患の罹患率、発症時期、経過や予後に関しても性差がある。

（1）総患者数の性差
①気分障害
うつ病、双極性障害、気分変調障害がある。

平成26年度の患者調査によれば、気分障害の総患者数は116,000人であり、男性が418,000人、女性が700,000人である[2]。

大うつ病と気分変調性障害の女性の有病率は、男性の約2倍であり、うつ病の罹患率も女性に多く、生涯罹患率についても、大うつ病性障害では、女性10～25%に対し男性5～12%と報告されている。

②不安障害

適応障害、社会不安障害、パニック障害、強迫性障害がある。

女性の有病率は男性より高く、とくにパニック障害の発症率では、女性は男性よりも2～3倍の罹患率であるといわれている。女性に特徴的なのは、20歳代前後での発症が多いこと、不安障害にうつ病が併存する率が高いことである。

(2) 精神疾患における性差

①単極性うつ病

男性より女性で、その症状の出現は遷延しやすい。

②季節性感情障害(winter depression)

20歳前後で発症した場合には、女性のほうが男性よりも多い。

③双極性感情障害

女性では、うつ病相が多く、急速交代型(1年間に4回以上の病相)になりやすい。

④統合失調症

発症年齢は女性で遅く、男性に比べて陽性症状(幻覚・妄想)が多い。さらに予後の指標とされる既婚率や有職率は女性で良好である。

平成26年度の患者調査では、総患者数は773,000人であり、男性が361,000人、女性が414,000人である[2]。

4 女性のメンタルヘルスの評価

女性のメンタルヘルスを理解するうえで、看護師が情報として必ず得ておく項目をあげる。①臨床疾患、②人格、③一般的身体疾患、④心理社会的および環境的問題、⑤社会的職業機能がある。

1 臨床疾患、一般的身体疾患の情報

(1) 現病歴と既往歴

(2) 性周期の特定時期とその症状(性周期と関連して生じる気分の状態)

- 月経前緊張症候群(PMS:premenstrul tension syndrome)
- 月経前不快気分障害(PMDD:premenstrual dysphoric disorder)

表1-7に診断基準を示す。

(3) 妊娠(歴)と分娩(歴)

表1-7　月経前不快気分障害（PMDD）の診断基準[3]

A. 過去1年間の月経期間中に、以下の症状のうち5つ以上が黄体期の最終週のほとんどの間に存在する。そして、卵胞期の到来数日後以内に軽快し始めて、月経後の週には症状が消失する。少なくとも1、2、3または4のうち1つの症状が伴う。
  1 著しい抑うつ気分、絶望感、あるいは自責感
  2 著しい不安、緊張、「酔ったような」あるいは「神経がいらいら」する感じ
  3 著しい情緒不安定（突然の悲しみ　泣き出す感じ　拒絶感が高まる）
  4 持続する著しい怒り、あるいは焦燥感、あるいは対人関係の葛藤が高まる
  5 日常活動における興味の低下（例えば、仕事、学業、友人、趣味）
  6 集中力困難が主観的にわかる
  7 無気力、易疲労感、著しいエネルギーの欠如
  8 食欲の著しい変化、過食、特異的な食物に対する渇望
  9 過眠あるいは不眠
  10 圧倒感や抑制困難が主観的にもわかる
  11 乳房の圧痛または腫脹、頭痛、関節あるいは筋肉痛、腹部膨満感、体重増加などの他の身体症状
B. 障害によって著しく仕事、学業、通常の社会的活動、そして他人との人間関係が損なわれる（社会的活動の回避、仕事や学業における生産性と能率の低下）。
C. この障害は単に、例えば大うつ病障害、パニック障害、気分変調性障害、または性格障害のような他の障害の症状が増悪するだけではない。
D. A、B、Cは少なくとも2回の連続した症状のある周期の期間に、前方視的に毎日評価することで確認されなければならない。

流産や死産の体験が大きく影響することを念頭に置いておく。

（4）閉経
閉経に伴う自律神経症状は、抑うつ状態や不安障害と関連している。

（5）婦人科手術歴
乳がん、子宮がん、子宮内膜症、子宮や卵巣の切除に関連する性ホルモンの変動をはじめ、女性性の喪失にも影響がある。

（6）内科的疾患
自己免疫疾患（全身性エリテマトーデス、バセドウ病）は精神症状をきたしやすいこと、また甲状腺に関連する疾患はパニック障害に注意する。

2 日常生活の情報

（1）食生活
過度なダイエット、過食、意図的な嘔吐の有無。

（2）睡眠時間と熟睡感
早朝の起床や起床時の動機の有無。

（3）嗜好品
たばこやアルコールの使用頻度。

3 人格
几帳面・責任感の程度や援助を求めようとする傾向にあるかどうか、ストレス発散が行えているかどうか。

4 人間関係
配偶者、母子関係、義親との関係、単身赴任の有無から、家族内のコミュニケーション状態はどうか。身体的・性的・心理的暴力の有無。

職場でのハラスメントの有無。

5 職業

就労形態、経済状態、職位。

5 女性のメンタルヘルスと周産期

1 周産期うつ病

　アメリカの精神医学会によって定められているDSM-Ⅳ（diagnostic and statistical manual of mental disorders；以下DSMと記す）では、大うつ病のうち産後1か月以内に発症するものを「産後の発症」という特定用語を付記していたが、2013年のDSM-Ⅴからは妊娠期間中の発症のそれを含み「周産期の発症」と変更された。これは、うつ病の発症時期を産後に特化したものとせず、妊娠期からの継続した精神状態が産後のうつ症状の発症に影響するといった理解によるものである。産後に発症したうつ病ととらえられていたものであっても、多くは妊娠期からその兆候がみられていることが多いといった臨床的経験談も多く聞かれている。

　わが国の妊娠期うつ病の発症率は、5.6％と報告されており[4]、妊娠期に新たに発症したり、再発する可能が高い。

2 マタニティブルーズ

　マタニティブルーズとは産後3～10日以内に始まり、産後2週間まで一過性に生じる抑うつ状態をいう（図1-33）。わが国の有病率は15～34％[5]程度で初産婦において頻度は高くなっている。多くは治療の必要はないが、支援体制が整っていなかったケースで数％はうつ病に移行してしまう。

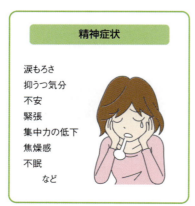

図1-33　マタニティブルーズ

3 産褥期精神病

　産褥期精神病は、産後2週間までに気分易変性、重度の焦燥感、混乱、気分障害、幻覚、不眠などの症状が急激にあらわれる重度な精神障害であり、入院治療を必要とする。「この子は自分の子ではない」「産んでいないのに、どうして世話をするのか」といったように、現実を認識する能力が障害されてしまうことが多く、育児行動どころか日常生活行動にも支障をきたすことになる。

＊

　妊娠をきっかけに、女性のメンタルヘルスは大きな影響を受ける。性ホルモン動態の変化のみならず、社会的役割も変わることが要因である。産褥期の女性の自殺は、非常に悲しいニュースとして、我々の日常生活のなかで、最近はメディアから情報を耳にすることが多い。自殺は産後死亡の20％を占め、自傷念慮は頻度が高く妊娠中と産後の自傷企図は5～14％にも及ぶと報告されている[6]。

　わが国では、産後1か月健診で異常がなければその後、産婦人科に受診することは少なく、産褥期精神病やうつ病で自殺した場合、異常死のため死体検案書により届けられ、妊娠や産褥期の情報を把握できていなかった。2005年～2014年に東京都23区の妊産婦の異常死から自殺の実態を調査した研究報告では、妊婦と産褥婦1年未満の異常死89例のうち自殺者は63例であった。妊娠中の自殺は23例、12例が妊娠2か月の初期の集中しており、次いで妊娠8か月4例であった。産褥1年未満の自殺者は40例であり、産褥4か月をピークとし、3か月、6か月の順であった。妊婦の自殺者の39％はうつ病、もしくは統合失調症を有していた（図1-34）[7]。妊娠期に周産期精神疾患のハイリスク者に気づき、早期に介入し継続看護につなげることは、自殺者を減らすことだけでなく、将来的にネグレクトといった虐待を未然に防ぐことにもつながる。

　産後に自分の身体を傷つけるという考えが浮かんだり、傷つけたりしている女性の存在に気づき、自殺を未然に防ぐために、産後も看護職が継続的なかかわりをもち、

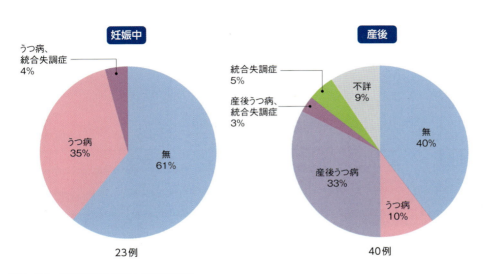

図1-34　妊産褥婦の自殺と精神疾患[7]

地域に出向き地域での母子看護を行うことが必要なのである。そのため、健やか親子21（第2次）では、切れ目ない妊産婦・乳幼児への保健対策として、新生児訪問などの母子保健事業と関係機関の連携強化が掲げられている。

> **妊産婦の自殺の多さに衝撃……産後うつの理解広がって**
>
> **出血などによる死よりも多い妊産婦の自殺**
>
> 　先日の報道で、東京23区で2005年から14年までの間に63人もの妊産婦（妊娠から産後1年まで）が自殺で亡くなっていたことがわかりました。産後の自殺の原因では産後うつがいちばん多かったそうです。割合にすると出産10万人あたり8.5人となり、出血などによる妊産婦死亡率の約2倍にあたるそうです。出血なの急変に対する対策は搬送システムを整えるなど、少しでも母体死亡を減らすための対策がこれまでにも講じられてきましたが、その約2倍ものお母さんたちが自殺といいうかたちで命を失っているというのは衝撃ではないでしょうか。
>
> 　　　　　　　　　　　　　　　　　　　（2016年4月27日、朝日新聞「コラム」より）

引用文献

1）厚生労働省：平成28年国民生活基礎調査の概要、http://www.mhlw.go.jp/toukei/saikin/hw/k-tyosa/k-tyosa16/dl/04.pdf
2）厚生労働省：平成26年患者調査の概況、http://www.mhlw.go.jp/toukei/saikin/hw/kanja/14/index.html
3）岡野禎治：特集　ウイメンスヘルスとメンタルヘルス治療、86（6）：77〜83、2004
4）Kitamura T：Multicentre prospective study of perinatal depression in Japan, Incidence and correlates of antenatal postnatal depression. Arch Womens Ment Health, 9（3）：121-130, 2006
5）Sakumoto S：Post-partum maternity "blues"as a reflection of newborn nursing care in Japan. Int J Gynecol Obstet, 78（1）：25-30, 2002
6）Lindahl V：Prevalence of suicidality during pregnancy and the postpartum. Arch Womens Ment Health, 8（2）：77-87, 2005
7）竹田省：妊産婦死亡"ゼロ"への挑戦、日本産科婦人科学会雑誌、68（9）：1815〜1822、2016

I 女性とエイジング

1 エイジングと女性の健康

1 女性特有のライフステージ

　女性のライフステージは、特有の生殖器である卵巣機能の変化から、小児期、思春期、性成熟期、更年期、老年期に分類される。ホルモン動態が急激に変化する思春期以降に女性特有の身体的・精神的変化が生じ、性成熟期に生殖能力のピークを迎える。

　従来わが国では、性成熟期に結婚・妊娠・出産を経験する女性が大半であったが、女性の社会進出、晩婚化・晩産化という社会現象、加えて不妊症という問題から、性成熟期の女性の発達課題や生き方、身体的・精神的健康問題は多様になってきている。しかし、その後のライフステージである更年期や老年期では、誰もが同様の発達課題である老化を経験することになる。

2 女性とエイジング

　エイジング（加齢）とは、生まれたときから死を迎えるまでの時間の経過で、年齢の増加に伴う変化のことである。老化とは、加齢に伴って身体の機能が低下することや、生物あるいは物質の機能や性質が衰える現象のことである。年齢に伴う諸臓器の機能低下は、一般に生殖年齢以降、20〜30歳に達した後に始まり、誰もが経験する生理的な老化として認められる。しかし、アンバランスな食生活や運動習慣、ストレスなどの影響により、病的な老化が引き起こされることになる。

　超高齢化社会において、抗加齢（アンチエイジング）医学が注目されている。「老化の原因を防ぐために、今まで医療として積極的に介入してこなかったサプリメントを含む、栄養指導や運動、ストレスケアなども含めて対処し、アンバランスで病的な老化を積極的に予防し、治療することが目標」[1]とされている。産婦人科だけでなく、内科、外科、皮膚科、眼科、耳鼻科、泌尿器科、歯科などがかかわる全身的医療である（図1-35）。

2 エイジングと身体的変化

1 エストロゲンと女性の健康

　女性の生涯にわたる心身の健康には、エストロゲンが大きくかかわっている。思春

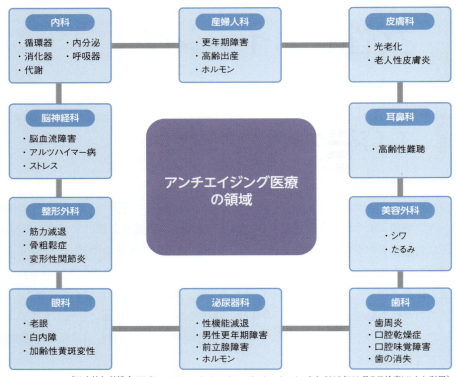

図1-35　全身的医療である抗加齢（アンチエイジング）医療
〔日本抗加齢協会HP（http://www.ko-karei.com/igakutoha.php より2016年11月7日検索）[1]より引用〕

期から性成熟期にかけては、女性特有の生殖機能である妊娠・出産のために、その機能を最大限に発揮する。そしてその後に続く更年期においては、卵巣機能が低下するとともにエストロゲンの産生・分泌は低下し、女性の身体面・精神面にさまざまな影響をもたらすことになる。

2 更年期障害とホルモン補充療法

　更年期は、閉経前後5年間の時期で「更年期に現れる多種多様な症状のなかで、器質的変化に起因しない症状を更年期症状と呼び、これらの症状のなかで日常生活に支障をきたす病態が更年期障害」と定義されている[2]。加齢に伴う卵巣機能の低下、それによるエストロゲンの分泌低下、また個人を取り巻く環境の変化が影響要因とされている。エストロゲン欠乏症状には、月経異常、自律神経失調症状、泌尿生殖器の萎縮症状、心血管系疾患、骨粗鬆症などの身体症状や、抑うつ気分、不安、焦燥、入眠困難、夜間中途覚醒、全身倦怠感、頭痛・頭重感などの精神症状がある（図1-36）。

　更年期障害の治療には、薬物療法と非薬物療法があり、対象者の症状や種類・程度により選択される。薬物療法にはエストロゲン製剤を用いるホルモン補充療法（HRT）が第一選択とされ、その他、漢方薬や向精神薬が用いられる。ホルモン補充療法には、禁忌や慎重投与例があるため、ガイドラインにそって、エビデンスに基づいた安全な管理を行う必要がある（表1-8、9）。

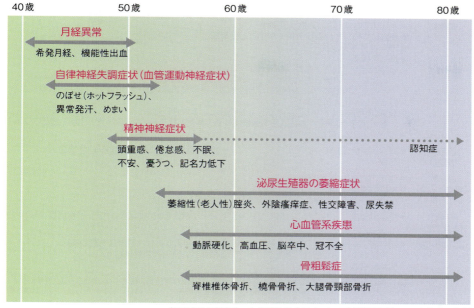

図1-36　加齢に伴うエストロゲン欠乏症状の変化

（日本女性医学学会：女性医学ガイドブック、更年期医療編、p.21 を参考に作成）

表1-8　ホルモン補充療法における禁忌・慎重投与

禁忌症例	
・重度の活動性肝疾患	・妊娠が疑われる場合
・現在の乳癌とその既往	・急性血栓性静脈炎または静脈血栓塞栓症とその既往
・現在の子宮内膜癌、低悪性度子宮内膜間質肉腫	・心筋梗塞および冠動脈に動脈硬化性病変の既往
・原因不明の不正性器出血	・脳卒中の既往
禁慎重投与ないしは条件付きで投与可能な症例	
・子宮内膜癌の既往	・重症の高トリグリセリド血症
・卵巣癌の既往	・コントロール不良な糖尿病
・肥満	・コントロール不良な高血圧
・60歳以上または閉経後10年以上の新規投与	・子宮筋腫、子宮内膜症、子宮腺筋症の既往
・血栓症のリスクを有する症例	・片頭痛
・冠攣縮および微小血管狭心症の既往	・てんかん
・慢性肝疾患	・急性ポルフィリン症
・胆囊炎および胆石症の既往	・全身性エリテマトーデス（SLE）

（日本産科婦人科学会・日本女性医学学会：ホルモン補充療法ガイドライン2012、日本産科婦人科学会、2012より）

3 容姿

（1）加齢に伴う容姿の変化

　加齢に伴う容姿の変化として、カルシウム不足と筋力低下から背骨の弯曲・手首や膝の関節の変化が生じる。また、乳房や顔の脂肪は減少するが、腰や殿部へは蓄積し、体型の変化が起こる。さらに、細胞の分裂・増殖機能が低下し、皮膚の弾力性が減少し、シワやたるみが増加し、頭皮は脱毛や白髪化が起こってくる。外観の変化は、抗しがたい変化ではあるものの他者から見える変化であり、女性にとってはなるべく遅らせたい変化である。

（2）女性の薄毛

　近年、女性の薄毛・びまん性脱毛症を女性型脱毛症と表記することが多くなっている。生じる原因は、男性型脱毛症のように男性ホルモンによる決定的な原因があるの

表1-9　ホルモン補充療法（HRT）の管理

投与前	●HRTの目的の確認（治療か予防か？） ●問診にて禁忌や慎重投与例でないことを確認 ●HRT投与方法の選択 ●投与前検査 　〈必須項目〉・血圧、身長、体重 　　　　　　・血算、生化学検査（肝機能、脂質）[1]、血糖 　　　　　　・内診および経腟超音波診断法、子宮頸部細胞診（1年以内）、子宮内膜癌検診[2] 　　　　　　・乳房検査[3] 　〈選択項目〉　以下の項目はオプション検査として考慮してよい 　　　　　　骨超測定、心電図、腹囲、甲状腺機能検査、凝固系検査[4]、生化学検査（追加）、心理テスト ●インフォームドコンセント
投与中 （毎回）	●問診：症状の変化やマイナートラブル（出血、乳房腫脹、血栓症の有無など）を含めた症状の聴取
投与中 （年に1～2）	●HRTの継続について検討 ●投与中検査　・血圧、身長、体重 　　　　　　・血算、生化学検査（肝機能、脂質）[1]、血糖
投与中 （1年ごと）	●投与中検査　・内診および経腟超音波診断法、子宮頸部細胞診（年以内）、子宮内膜癌検診[2] 　　　　　　・乳房検査[3]
投与終了後	●投与終了後検査（HRT中止後5年までは婦人科癌検診および乳房検査を勧める） 　　　　　　・内診および経腟超音波診断法、子宮頸部細胞診、子宮内膜癌検診 　　　　　　・乳房検査[3]

1) ALT、AST、LDH、総コレステロールまたはLDL-コレステロール、トリグリセリド、HDL-コレステロール（カルシウム、リン、ALP、CPK、クレアチニンはオプション）。血算、生化学検査、血糖については、約6か月以内に特定健康診査やドックにて検査済みの場合には代用可
2) 原則的には子宮内膜細胞診（組織診）を行う。
3) 触診および画像診断（マンモグラフィーまたは超音波診断法）を行う。
4) 検査することが望ましいが、血栓症を予測できる特異的なマーカーは現在のところない。

（日本産科婦人科学会：産婦人科ガイドライン－婦人科外来編2017、日本産科婦人科学会/日本産婦人科医会、2017より）

ではなく、多様であるといわれている。臨床分類は、症状ではなく原因別に分けられている。

①**男性型脱毛症**：女性でも男性と同様に、卵巣や副腎でつくられている男性ホルモンの影響を受けやすい体質だと、頭髪の一部の毛周期が短縮し、毛髪が細くなる軟毛化が生じる[5]。出産後脱毛を契機に男性型脱毛症が進行する場合もある[6]。

②**休止期脱毛症**：毛には毛周期があり、成長期・移行期・休止期を頭髪では2～4年周期で繰り返す。正常な毛周期では7～13％程度の毛包が休止期毛で、1日に70～100本の脱毛は正常範囲と考えられている[5]。毛周期のうちの休止期が延長したり、休止期毛の割合が増加したりして、びまん性脱毛症状になる。休止期脱毛症はさらに、急性休止期脱毛、慢性びまん性休止期脱毛、慢性休止期脱毛に分類される[6]。

③**加齢変化**：病的なものではなく、男女ともに高齢になると誰にでも生じるびまん性脱毛である。その特徴は、頭部全体の休止期毛の割合の増加、毛成長速度の低下、成長期の短縮、休止期の延長、頭髪密度の減少と毛髪の最小化である[6]。また高齢になると、皮脂の分泌が減少し、頭髪の艶がなくなる[6]。

治療は、男性型脱毛症診療ガイドラインを参考に選択されるが、女性型脱毛症に対するエビデンスレベルの高い推奨される治療は少ないため、生活指導を取り入れながら個別に対応されている[6]。また、頭皮の血液循環を促すことにより毛乳頭へ栄養分が補給され、毛母細胞が活性化される。入浴や適度な運動などによる血行促進、清潔な頭皮の維持が大切である。さらに、頭皮のかゆみやふけ、脱毛の原因となる皮脂の酸化を防ぐには抗酸化物質の摂取が重要とされている[7]。良質のタンパク質や野菜を

十分に取り入れた食生活を心がけることや、必要な栄養素をサプリメントにて補うことも効果的である。

（3）皮膚の老化

皮膚の老化には自然老化（内因性老化）と光老化（外因性老化）がある。

①自然老化（内因性老化）

自然老化とは、日光が当たらない部分にみられる経年的皮膚の変化で、細胞の数や機能の低下、皮膚圧の減少などの萎縮性の変化である。浅いシワが増加し、皮膚は乾燥して菲薄化し、表皮細胞の再生率の低下や表皮細胞のターンオーバーの延長が起こる。また、表皮メラノサイトの数が減少し、機能が低下するために色素斑が出現し、くすみが生じる[8]。

エストロゲンは皮膚に対して、厚みやコラーゲンの量を保持し、保湿効果、創傷の治癒促進などの働きがあるが、閉経によりエストロゲンが低下することにより、上記の自然老化の症状がみられるようになる。

ホルモン補充療法により皮膚のコラーゲン量が増加し、皮膚組織の症状の改善が報告されているが、ホルモン補充療法が推奨されるだけのデータは報告されていない[4]。

②光老化（外因性老化）

光老化とは、慢性的に太陽光に暴露された結果生じる変化で、シワやシミなどの老化現象を特徴とする[9]。自然老化とは質的に異なるものであるが、自然老化の上に形成され、日光暴露の時間、スキンタイプの違い、生活習慣などに影響を受ける[8]。

光老化の外的因子のうち、太陽からの紫外線は皮膚細胞の遺伝子に直接的に、あるいは活性酸素を介して間接的に損傷を与える[9]。膠原線維や細胞基質の変性が繰り返され、それらの修復が不完全なために光老化が引き起こされる[8]（p.105参照）。

紫外線は電磁波であり、可視光線よりも波長の短い100〜400nmの光である。波長によりA波（UV-A）、B波（UV-B）、C波（UV-C）に分類される。UV-Aはオゾン層を通過しやすく、通常窓やガラスも通り抜けやすい。UV-Aは真皮まで届き、早期皮膚黒化作用を引き起こす。皮膚基底層あるメラニン細胞が活性され、多量のメラニンが合成される。またUV-Aは活性酸素を発生させ、真皮のコラーゲンやエラスチンに作用し、シワの原因となる[10]。UV-Bはオゾン層が破壊されるにつれて地上に届く量が増加している。UV-Bは表皮までしか届かないが、有害性はUV-Aの100〜1000倍といわれている[10]。皮膚に対して紅斑形成作用があり、紅斑は第Ⅰ度の熱傷に相当する[10]。

紫外線の効果的な予防方法としては、日光に当たる時間を少なくすること、紫外線遮断効果のある日傘、帽子、被服、サングラスを用いること、また日焼け止めをこまめに塗ることも重要である。これらを生活習慣に取り入れることが大切であるが、更年期になってから始めるのではなく、エイジングが始まる若い世代からのセルフケアが必要である。また、活性酸素に対しては、抗酸化力の高いアスタキサンチンなどが注目され、サプリメントとして用いられるようになってきた。一方、光老化の治療としては、光治療によるアンチエイジング治療が行われている。

4 身体機能

(1) 尿漏れ

　エストロゲンが低下することにより、泌尿生殖系に萎縮性変化が起こる。これにより腟粘膜の萎縮性（老人性）腟炎、外陰瘙痒症、性交障害、尿失禁が出現する。

　女性の場合、子宮・卵巣・膀胱・直腸といった骨盤内臓器は、骨盤の底にある骨盤底筋に支えられている（図1-37）。これは恥骨から尾骨にかけてのハンモック状の筋肉群のことで、肛門挙筋（恥骨直腸筋、恥骨尾骨筋、腸骨尾骨筋）、深会陰横筋、浅会陰横筋、外肛門括約筋、外尿道括約筋、球海綿体筋、坐骨海綿体筋で構成されている。加齢に伴いエストロゲン濃度が低下すると、骨盤底筋の弛緩が起こり、子宮や膀胱などの骨盤内の臓器が下垂しやすくなる。女性尿道は男性に比べて短く直線的であるため、膀胱が下垂している状態では、失禁が生じやすい。

　尿失禁とは「尿の無意識あるいは不随意な漏れが衛生的または社会的に問題となったもの」と定義されている[11]。女性に最も多い尿失禁のタイプは、咳やくしゃみをしたとき、縄跳びをしたときなど、腹圧をかけたときに尿が漏れる腹圧性尿失禁であり、女性の4割が経験しているといわれている。妊娠・出産経験のある女性の場合には、妊娠中の胎児や子宮の骨盤底への加重、分娩時の骨盤底筋への圧迫・弛緩から、出産経験のない女性と比較すると、更年期以降の骨盤底筋弛緩のリスクが高い。

　尿失禁の程度は、1週間に1回程度ごく少量だけ漏れるケースや、頻回に生じて常に尿漏れ用のパッドを当てておく重症なケースまでさまざまであり、女性の生活の質の低下を生じさせている。しかし、抵抗感や羞恥心から専門家に受診する女性は少なく、自己流で対処している場合がほとんどである。

　腹圧性尿失禁に対するセルフケアとして、骨盤底筋訓練が有効とされており、尿道括約筋や肛門挙筋を鍛えることで、尿道の閉鎖圧を高め、骨盤内臓器の支持を補強する。リラックスした姿勢で肛門や腟を締めて、ゆっくり5つ数え緩める動作を繰り返

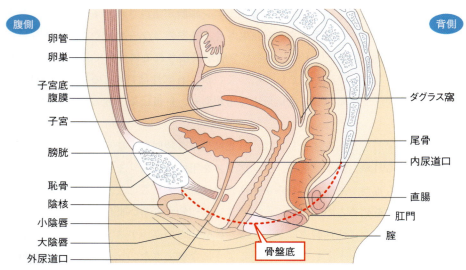

図1-37　女性の内性器

す体操である[11]。しかし、効果的な収縮そのものができない者や、推奨されている3か月間の継続ができない者も多く、簡便で効果的なセルフケアの開発が求められている。

尿失禁へのホルモン補充療法に関しては、一定の見解が得られていない状況である。ただし、骨盤底筋体操と併用した場合には、尿失禁の程度の軽いものほど、症状改善の効果が高いことが報告されている[4]。

（2）脂質異常症

高齢化と食生活の欧米化から、心筋梗塞や脳梗塞、脳卒中などの動脈硬化性疾患が増加しており、日本人の死因の約1/4を占めている。そのリスクファクターとして脂質異常症がある。

脂質異常症の診断には、空腹時の低密度リポタンパク質（LDL：low density lipoprotein）コレステロール、高密度リポタンパク質（HDL：high density lipoprotein）コレステロール、トリグリセライド（TG：triglyceride）の値が用いられる（表1-10）[12]。

女性の場合は、総コレステロールとLDLコレステロールが50歳ごろに上昇すること、トリグリセライドは40歳以降に上昇すること、HDLコレステロールが50歳以降に低下することが明らかになっている[13]。このため、50歳代で脂質異常症が疑われる者の割合が上昇する[14]。さらにさまざまな疫学調査にて、女性の動脈硬化性疾患の発症率は50歳代までは男性に比べて低いが、その後は上昇して男性に近い頻度になることが明らかにされていることから[15]、閉経後のエストロゲン濃度の低下が脂質異常、動脈硬化性疾患の発症に深く関連していると考えられている。

脂質異常症の治療の基本は、閉経の有無を問わず、生活習慣の改善が優先される（表1-11）。生活習慣の改善に向けた指導を3〜6か月間行い、それでも管理目標が達成されない場合には、リスクに応じて薬物療法の併用が検討される[16]。また、閉経後の場合にも、生活習慣の改善に加えて、糖尿病や慢性腎臓病などの危険因子を考慮し、薬物療法の併用が検討される[16]。一方で、更年期障害を有する場合には、脂質代謝改

表1-10　脂質異常スクリーニングのための診断基準（空腹時採血）

LDL-C	140mg/dL以上	高LDL-C血症
	120〜139mg/dL	境界域高LDL-C血症
HDL-C	40mg/dL未満	低HDL-C血症
TG	150mg/dL以上	高TG血症

表1-11　動脈硬化性疾患予防のための生活習慣の改善

1. 禁煙し、受動喫煙を回避する。
2. 過食を抑え、標準体重を維持する。
3. 肉の脂身、乳製品、卵黄の摂取を控え、魚類、大豆製品の摂取を増やす。
4. 野菜、果物、未精製穀類、海藻の摂取を増やす。
5. 食塩を含む食品の摂取を控える。
6. アルコールの過剰摂取を控える。
7. 有酸素運動を毎日30分以上行う。

（日本動脈硬化学会編：脈硬化性疾患予防ガイドライン2012年版、日本動脈硬化学会、2012より）

善効果を期待してホルモン補充療法が行われる[16]。

5 その他

(1) 記憶

　記憶の時間的な分類として、「短期記憶（一次記憶）」と「長期記憶（二次記憶）」がある。短期記憶とは、短い時間の記憶のことで、長期に保持することはできない。一方、長期記憶は長期間にわたり保持される記憶のことで、病気などの原因がないかぎり喪失することがないとされている。我々が普段の生活のなかで起こることは短期記憶として、短期間だけ保存される。それが繰り返し起こったり、印象深い体験であったりすると、長期記憶として長く保存されることになる。

　加齢に伴い短期記憶の低下を感じる女性は多いが、病的でないかぎり、短期記憶が高度に障害されることはない。しかし、短期記憶の正確さや速度には加齢の影響があると指摘されている[18]。一方、長期記憶に対しては、加齢の影響があるといわれている。これは、卵巣機能が低下し、エストロゲン量が減少していく40歳代前半に顕著になり、分泌が激減する50歳代前半によりいっそうの記憶力の低下がみられるようになる。エストロゲン製剤単独療法は閉経後女性の記憶などの認知機能を改善するが、エストロゲン製剤と黄体ホルモン製剤を併用して投与する治療法は認知機能を低下させる可能性があると指摘されている[4]。また記憶を中心とした認知機能に対するホルモン補充療法では、65歳未満では効果があるが、平均65歳以上の場合には効果がないことも報告されている[18]。

　その他、更年期女性の記憶力の低下に影響しているものとして、ストレスによる脳のダメージがあり、神経伝達物質の分泌が障害されると、記憶力の低下やうつ病のリスクが高まる。また、慢性的な睡眠不足も脳細胞の修復を阻害してしまう。脳も身体も休んでいるノンレム睡眠のときに、脳の休息や修復が行われるため、深い睡眠が重要である。身体は寝ているが脳が活動しているレム睡眠では、海馬からの記憶が保存されるため、記憶のためにはレム睡眠も必要となる。さらに、亜鉛も記憶に影響し、海馬での記憶を促すための神経伝達物質の分泌促進に重要であるが、日本人に不足しやすいミネラルである。更年期には加齢に伴う記憶力の低下は誰にでも起こることではあるが、このような影響要因を少なくするような生活習慣によって、記憶力の低下を防ぐことや今の記憶力を維持することが可能である。

　一方、高次脳機能障害であるアルツハイマー病も年齢とともに増加する。性差があり、男性に比べて女性のほうが約3倍高いことから、閉経後のエストロゲン欠落との関連が注目されていた[18]。しかし、ホルモン補充療法は、アルツハイマー病発症のリスクを低下させる可能性があるものの、十分なエビデンスがないことから、認知機能低下または認知症の予防には推奨されていない[4]。

(2) 体型変化と運動

　加齢とともに女性の体型は変化する。1950年代生まれの女性1,800名のサイズ変化を分析した調査では、①20歳代後半で最も身体が引き締まる、②30歳代以降はどん

どん太っていく、③25年間でウエストは10cm太くなりバストと同じ大きさになる、④体重は25年間で5kg重くなる、ということが示されている[19]。

また、サイズだけでなく形の変化もあり、①バストが下がる、②お腹が出る、③ヒップの頂点が下がる、④ウエストから骨盤付近に脂肪がつく、⑤ウエストのくびれがなくなるという変化が見られ、太るだけでなく重力の影響を受けて下垂していく傾向が報告されている[19]。

変化には個人差があり、ダイナミックな変化をしている女性もいれば、20歳代と50歳代でほとんど変化がない女性もいる。変化がほとんどない女性の身体的特徴として、①体力がある（体脂肪が少ない、持久力や筋力がある）、②健康である（ぐっすり眠れている、ストレスをうまく解消している、生活習慣病がない）こと、また、生活面や意識では、①活動的な日常生活（日常的に姿勢・歩行を意識する）、②規則正しい食事（食べ過ぎず、バランスよく、食べ過ぎた後は少し控える）、③自分にあった下着の着用、が報告されている[19]。つまり、適度な運動習慣や生活習慣が加齢に伴う体型変化を遅らせるためには重要となる。

また、加齢によって筋骨量は減少し、脂肪が増加する。骨強度や筋力の低下から高齢者の身体構造は変化し、代謝異常、身体的脆弱性、心疾患、高血圧、骨粗鬆症、変形性関節炎などを含む加齢性疾患の罹患率が上昇する[2]。これらの予防・改善方法の1つとしても、適度な運動習慣や生活習慣が重要となる。

平成25年度の国民健康・栄養調査[20]によると、20歳以上の男女で運動習慣のある者の割合は、女性では27.2％であるが、年齢階級別にみてみると、30歳代が12.9％と最も低く、40歳代16.6％、50歳代20.7％、60歳代34.9％、70歳代37.2％となっている[20]。健康日本21では、運動習慣者の割合の目標値として、女性の20～64歳では33％、65歳以上では48％としているが、現状との乖離が大きい。

一方、2013（平成25）年度の体力・運動能力調査[21]の結果では、高齢者における握力、上体起こし、長座前屈、開眼片足立ち、10m障害物歩行、6分間歩行および新体力テストの合計点の年次推移について、ほとんどの項目および合計点で向上傾向を示している。

さらに、ほとんどの年齢で運動・スポーツを実施する頻度が高いほど、体力水準が高い傾向が示されているが、たとえば、運動習慣がない20～24歳と週に1～2日程度の運動をしている45～49歳が同レベルとなっている（図1-38）[22]。運動をしなければ加齢とともに体力は低下していくが、適度な運動習慣により体力を維持することは可能であるといえる。

しかし、更年期や老年期から運動を始めるとなると、苦手意識や抵抗感から長続きしない場合が少なくない。若い世代からの継続した運動習慣が望ましいが、たとえば子育て世代であれば、子どもと一緒に運動習慣をつけていくなど、生活のなかに運動を取り入れていく工夫が必要である。

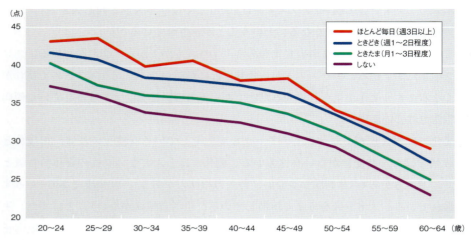

注1）合計点は、新体力テスト実施要項の「項目別得点表」による。
注2）得点基準は、6〜11際、12〜19歳、20〜64歳、65〜79歳で異なる。

〔文部科学省：平成25年度体力・運動調査報告書（運動・スポーツの実施状況と体力）より〕

図1-38　運動・スポーツの実施頻度別新体力テスト合計点（女性、20〜64歳を抜粋）

引用・参考文献

1) 日本抗加齢協会：抗加齢医学（アンチエイジング医学）とは、http://www.ko-karei.com/igakutoha.php、2016年11月7日検索
2) 日本女性医学学会：女性医学ガイドブック 更年期医療編 2014年度版、第Ⅱ章 1更年期とは、p.20〜28、金原出版、2014
3) 日本産科婦人科学会：産婦人科ガイドライン−婦人科 外来編 2017、女性医学CQ411-412、p.260〜268、日本産科婦人科学会/日本産婦人科医会、2017
4) 日本産科婦人科学会・日本女性医学学会：ホルモン補充療法ガイドライン2012、3ホルモン補充療法の特色と施行上の一般的注意点　CQ 1 HRTに期待される作用・効果は何か？、p.5〜32、日本産科婦人科学会、2012
5) 植木理恵：女性の薄毛（びまん性脱毛症）の分類と診断、皮膚と美容、42（2）：80〜83、2010
6) 植木理恵：女性の薄毛治療−その分類と治療へのアドバイス、Visual Dermatology、14（6）：702〜704、2015
7) 吉岡保：頭皮のアンチエイジング−育毛を促進し、脱毛・加齢臭を防ぐには、Modern Physician、34（11）：1268〜1271、2014
8) 森田明理：女性のウェルエイジングとアンチエイジング　2皮膚の加齢、WHITE、1（1）：11〜15、2013
9) 髙橋元次：フェイシャルアンチエイジングにおけるアロマテラピー、Arpmatopia、130：35〜40、2015
10) 坂口武洋、坂口早苗：みんなのための美と健康を目指して、皮膚と美容、46（3）：89〜95、2014
11) 日本産科婦人科学会：産婦人科ガイドライン−婦人科 外来編 2017、女性医学CQ426-427、p.332〜338、日本産科婦人科学会/日本産婦人科医会、2017
12) 日本女性医学学会：女性医学ガイドブック 更年期医療編 2014年度版、第Ⅲ章 9脂質異常症（高脂血症）、p.70〜86、金原出版、2014
13) Arai H, et al：Serum lipid survey and its recent trend in the general Japanese population in 2000. J Atheroscler Thromb, 12（2）：98〜106, 2005
14) 厚生労働省：平成22年国民健康・栄養調査結果の概要（循環器疾患に関する状況）、http://www.mhlw.go.jp/stf/houdou/2r98520000020qbb-att/2r98520000021c1n.pdf、2016年11月13日検索
15) 日本女性医学学会編：女性の動脈硬化性疾患発症予防のための管理指針2013年度版、1冠動脈疾患の疫学、p.1〜2、ライフ・サイエンス、2013
16) 日本産科婦人科学会：産婦人科ガイドライン−婦人科 外来編 2017、女性医学CQ417、p.287〜295、日本産科婦人科学会/日本産婦人科医会、2017
17) 日本動脈硬化学会編：脈硬化性疾患予防ガイドライン2012年版、日本動脈硬化学会、2012
18) 日本女性医学学会：女性医学ガイドブック更年期医療編 2014年度版 第Ⅲ章 9脳機能、p.122〜133、金原出版、2014
19) 岸本泰藏：ボディエイジング〜加齢による女性の体型変、日皮協ジャーナル、65：83〜286、2011
20) 厚生労働省：平成25年度国民健康・栄養調査報告 結果の概要、http://www.mhlw.go.jp/bunya/kenkou/eiyou/dl/h25-houkoku-03.pdf、2016年11月7日検索
21) 文部科学省：平成25年度体力・運動調査結果の概要（高齢者）、http://www.mext.go.jp/component/b_menu/other/__icsFiles/afieldfile/2014/10/14/1352493_04.pdf、2016年11月7日検索
22) 文部科学省：平成25年度体力・運動調査報告書（運動・スポーツの実施状況と体力）、http://www.mext.go.jp/component/b_menu/other/__icsFiles/afieldfile/2014/10/14/1352495_07.pdf、2016年11月7日検索

第 2 章

女性の日常生活と健康

A 女性と嗜好品・薬物・環境
B 女性と栄養
C 女性とファッション
D 女性と癒し
E 女性とスポーツ

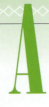

女性と嗜好品・薬物・環境

1 喫煙

1 女性と喫煙率の動向

習慣的に喫煙している者の割合は18.2％であり、女性は7.9％となっている。この10年間で減少傾向にある（図2-1）。

女性では、20歳代・30歳代の喫煙率が高かったが、2012（平成24）年には40歳代が最も多くなっている（図2-2）。

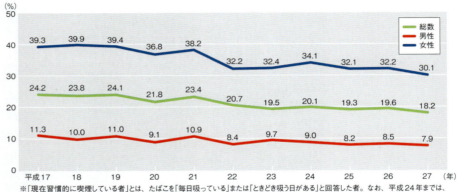

※「現在習慣的に喫煙している者」とは、たばこを「毎日吸っている」または「ときどき吸う日がある」と回答した者。なお、平成24年までは、これまでたばこを習慣的に吸っていたことがある者*のうち、「この1か月間に毎日またはときどきたばこを吸っている」と回答した者。
*平成17〜22年は、合計100本以上または6か月以上たばこを吸っている（吸っていた）者

図2-1　現在習慣的に喫煙している者の割合の年次推移（20歳以上）（平成15〜25年）

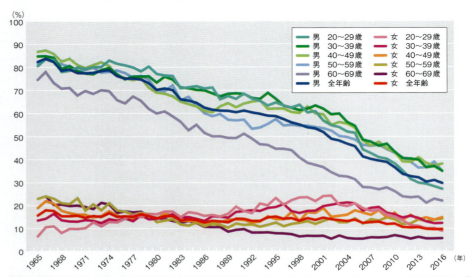

〔厚生労働省最新たばこ情報：成人喫煙率（JT全国喫煙者率調査）http://www.health-net.or.jp/tobacco/product/pd090000.html〕

図2-2　性別年齢別喫煙率の推移

2 受動喫煙の状況

　受動喫煙とは、喫煙により生じた副流煙（たばこの先から出る煙）や呼出煙（喫煙者が吐き出した煙）に曝露され、吸入してしまうことである。間接喫煙、二次喫煙ともいわれている。受動喫煙が認識されるようになったのは、1980年代に入ってからであり、煙以外に通常の呼吸活動において、喫煙により発生した有害物質を間接的に吸引してしまうことも含まれている。間接的吸引の具体的例としては、喫煙後の髪の毛や衣類、部屋のカーテンや壁紙から発散する有害物質の吸引があげられる。

　受動喫煙状況においては、2008（平成20）年以降で「学校」「遊技場」を除くすべての場所において減少しているが、「職場」「飲食店」ではいまだ30～50％であり、路上喫煙も30％と依然高く、また道を歩いての受動喫煙が多い（図2-3）。

3 未成年の喫煙の低年齢化

　1996（平成8）年、2000（平成12）年、2004（平成16）年度の全国調査において、男女とも学年が上がるにつれ喫煙経験者率、月喫煙者率（この30日に1度でも喫煙した者）、毎日喫煙者率はいずれも上昇している。女子の喫煙率、男子の常習的な喫煙率（月喫煙率、毎日喫煙率）は、大きな変化はなかったが、2004（平成16）年調査において喫煙率の減少が認められている。2010（平成22）年に大井田ら[11]が行った調査では、中高生の喫煙率が減少し続けていることが報告されており、将来のわが国の成人の喫煙率抑制につながり、喫煙に起因する疾病量の減少をもたらすことが期待され、良い傾向であるといわれている。この調査結果では、喫煙経験率、現在喫煙率、毎日喫煙率は、中学男子で10.2％、2.5％、0.7％、中学女子で、7.2％、1.5％、0.3％となっており、高校男子では19.5％、7.1％、3.5％、高校女子では、12.5％。3.5％、1.4％であった（図2-4）。

　未成年の喫煙の動機は「好奇心」や「なんとなく」が多く、たばこは自動販売機や小売店で容易に入手していること、また未成年の喫煙行動は友人、親、兄姉、教師など

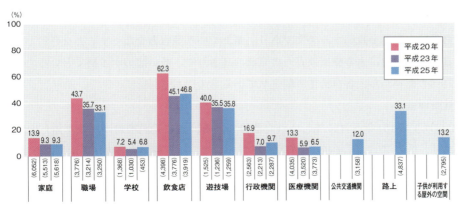

※「公共交通機関」「路上」「子供が利用する屋外の空間」は平成20、23年未実施

（厚生労働省：平成25年国民健康・栄養調査結果の概要、2014）

図2-3　自分以外の人が吸っていたたばこの煙を吸う機会（受動喫煙）を有する者の割合
（20歳以上、現在喫煙者を除く）

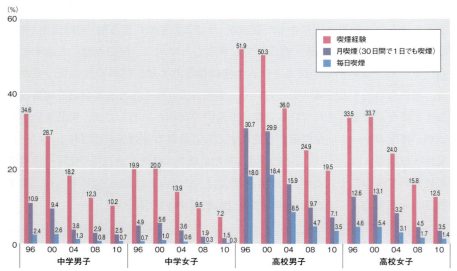

〔平成20年度および平成22年度厚生労働科学研究費補助金（循環器疾患等生活習慣病対策総合研究事業）：未成年者の喫煙・飲酒状況に関する実態調査研究より〕

図2-4　中学生、高校生の喫煙頻度の推移

の喫煙と密接な関係があるといわれている。

● 未成年者喫煙禁止法

　満20歳未満の者の喫煙を禁止している法律であり、未成年者の喫煙・未成年者自身の喫煙目的での販売のみを禁止し、未成年者がたばこを所有・所持することを禁止していない。また、違反行為をした未成年者本人を処罰する規定はない。未成年者の喫煙を知りつつも制止しなかった親権者やその代わりの監督者は、刑事罰である科料に処せられる。

　たばこまたは器具の販売者は、未成年者の喫煙の防止に資するために年齢の確認その他必要な措置を講ずるものとされているが、あくまで努力義務の位置づけである。

4 禁煙に向けての社会の取り組み

● 路上喫煙禁止条例

　路上での喫煙を規制する条文であり、路上での喫煙行為をなくすことを目的としている。受動喫煙による健康被害への意識の高まりや、吸い殻のポイ捨てといった危険行為への批判から、各自治体で制定しているものである。

● 健康増進法

　2003（平成15）年5月に施行された法律である。主に受動喫煙の防止を謳ったものであり、第25条には「学校、体育館、病院、劇場、観覧場、集会場、展示場、百貨店、事務所、官公庁施設、飲食店その他の多数の者が利用する施設を管理する者は、これらを利用する者について、受動喫煙（室内またはこれに準ずる環境において、他人のたばこの煙を吸わされることをいう）を防止するために必要な措置を講ずるように努めなければならない」と記されている。

　この法律は、多数の人が集まる所、つまり一般の飲食店でも、他の客や店員に受動

喫煙をさせないように勧告しており、これまで曖昧だった受動喫煙の被害の責任を、たばこを吸う人ではなく、その場所を管理する事業主とした（平成14年8月2日官報掲載）。

空気清浄機は臭いをとるだけで、たばこの有害物質はほとんど除去できないため、空気清浄機があるからと決して過信せずに、たばこの煙が十分に換気されている場所を喫煙家には提供するようにし、積極的に分煙化をはかり受動喫煙の被害を最小限にする取り組みが求められている。

5 喫煙と健康問題

（1）葉たばこの有害物質と身体への影響

①ニコチン

ニコチンの多くは、肺から肺胞に入り、残りは口腔の粘膜や唾液に含まれて胃の粘膜から体内に吸収される（図2-5）。ニコチンは吸収が速く、喫煙直後から血中に現れて各臓器に運ばれる。おおよそ、肺から脳までは7～8秒で到達するといわれている。

体内に吸収されたニコチンは、主に肝臓で、また残りは肺と腎臓で代謝される。代謝によりコチニンとなり腎臓から体外に排泄されていく。血中のニコチンの半減期は約2～3時間であるが、コチニンでは約17時間体内に貯留する。

喫煙1本から吸収されるニコチン量は、2～3mgである。ヒトの場合の経口致死量は約55mgである。

②一酸化炭素

一酸化炭素は、赤血球中のヘモグロビンと結合し一酸化炭素ヘモグロビン（CO-Hb）となり、血中に存在し全身に運ばれ肺から排出される。

（2）女性生殖器系に及ぼす影響

①月経周期

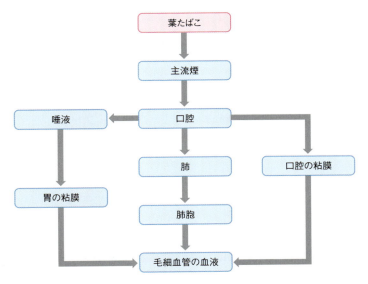

図2-5　葉たばこの有害物質の体内への吸収

ニコチンが下垂体性ゴナドトロピンの卵巣への作用に弊害をもたらすことが原因となり、卵胞発育への障害や不妊・排卵数の減少が生じやすい。また、喫煙する女性は非喫煙女性に比べて、1～2年閉経が早く起こる。

②経口避妊薬（OC：oral contraceptives）

主に、妊娠を防ぐために女性が服用するホルモン剤である。服用することで、"排卵が起こらない""受精卵が子宮内膜に着床するのを抑える""子宮頸管粘液の粘稠性が増すことで、精子の侵入を防ぐ"といった効果がある。他に、"生理周期がコントロール"できたり、"生理痛の緩和""生理トラブル（不順・不正出血）の減少"が期待できる薬である。

しかし、女性が喫煙している場合には、OCの内服により脳卒中や心筋梗塞、静脈血栓塞栓症（VTE：venous thromboembolism）のリスクが高まることが報告されている。喫煙によるVTEリスクは2000年、2008年の報告では2～2.2倍といわれている[12)13)]。WHOの医学的適用基準では、喫煙女性のOCについて、35歳以上で1日15本未満の喫煙者はカテゴリー3、35歳以上で1日15本以上の喫煙者はカテゴリー4の絶対禁忌としている。したがって、35歳以上ではOCの内服はできない。喫煙にOCの内服が加わることで、心筋梗塞発症に明らかな関連があることが報告されているからである（図2-6）[9)]。

③子宮頸がん

1日3時間以上禁煙できない空間（受動喫煙）にいる女性の子宮頸部からは、たばこ由来の発がん物質が検出されること、女性の喫煙は、扁平上皮がんのリスク増大に関連しており、このリスクは、喫煙期間が長く、喫煙量が多いほど高い。喫煙者におけるリスクは、受動喫煙でも認められることがあり、非喫煙者で周囲のたばこの煙に曝露されていない女性よりも4倍も高い可能性がある[14)15)]。

（3）美容への影響

①肌

喫煙により血管が収縮し血行が悪くなったり、また、メラニン色素の代謝に関係するビタミンCを体内で消費させたりするため、肌荒れやシミ・そばかすが生じやすい。

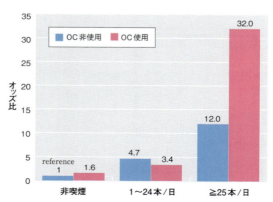

図2-6　OC内服女性の心筋梗塞発症と喫煙のリスク

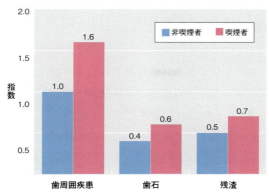

図2-7　喫煙と歯科疾患

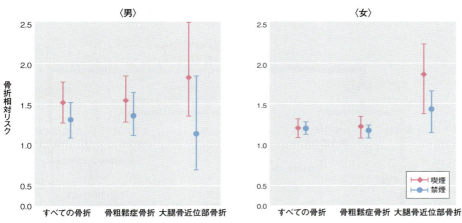

(藤原佐枝子：生活習慣と骨　飲酒・喫煙と骨粗鬆症．骨粗鬆症治療、13(2):118〜121、2014)

図2-8　喫煙・禁煙における骨折相対リスク

喫煙する女性の口唇や肌の色は、血色が悪い印象を受けやすい。

②歯

　喫煙により歯肉へのメラニン色素の沈着や、歯へのタールの沈着が生じやすく、歯肉炎などの歯周疾患に罹患しやすくなる（図2-7）。

(4) 骨量の減少

　喫煙により、食欲が抑制されることで脂肪代謝が促進されやすく体重が減少すること、女性ホルモン（エストロゲン）の分泌低下が生じることによって、身体でのカルシウム吸収率が低下し、尿中にカルシウムが排泄されやすくなるため、骨量の低下が引き起こされると考えられている。閉経が早まることで、骨粗鬆症に対して予防的な役割を果たすとされているエストロゲンの分泌が低下することになり、さらに骨量の減少を早めることになりやすい。したがって、喫煙している女性で閉経を迎えた場合には、急激に骨量が減少し骨折のリスクが高まることになる（図2-8）。

　Kanis, JAら[3]の世界の大規模調査をまとめたメタ・アナリシスでは、喫煙が骨折リスクを高め、喫煙者は非喫煙者に比べて大腿骨近位骨折のリスクが1.8倍であるこ

とを報告している。

（5）妊娠と胎児に及ぼす影響

①妊娠への影響

妊娠中の喫煙は、ニコチンの体内への取り込みにより臍帯動脈・静脈の血流量を減少させ、子宮胎盤血流量の低下から胎児への低酸素・低栄養状態を引き起こすことが知られている（図2-9）。そのため、喫煙している妊婦には、流産・早産・死産・胎児機能不全といった妊娠継続への悪影響が生じる（図2-10）。

横山ら[5]の調査では、3,494名の単胎児のデータを分析対象とし、妊娠中に喫煙をしていた母親は2.9％、父親が34.9％であり、妊娠中の喫煙により、出生体重が軽く、出生身長、出生頭囲が小さいといった影響があることを報告しており、さらに、生後4か月においてもその影響が続いていることを明らかにしている（図2-11）。

②胎児への影響

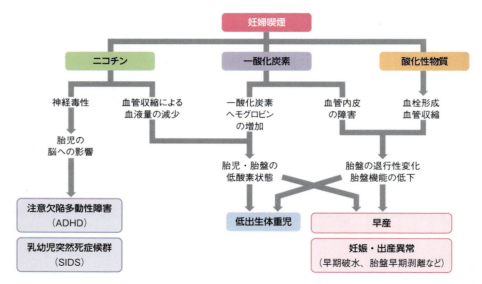

（アメリカ保健省：たばこ使用と依存の治療、2008年改定版）

図2-9　女性の喫煙が妊娠・分娩に及ぼすメカニズム

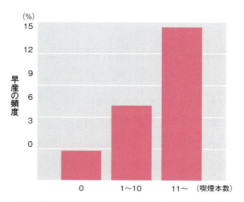

（厚生省保健医療局健康増進栄養課監修：健康づくりのためのたばこ対策行動指針、日本食生活協会、1996）

図2-10　1日の喫煙量と早産の関係

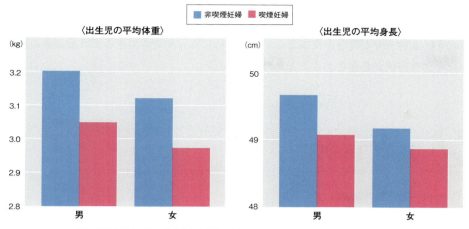
(厚生省保健医療局健康増進栄養課監修：健康づくりのためのたばこ対策行動指針、日本食生活協会、1996)
図2-11　妊娠中にたばこを吸うと、赤ちゃんの体格に影響を及ぼす

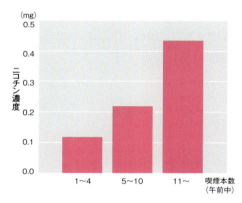
(厚生省保健医療局健康増進栄養課監修：健康づくりのためのたばこ対策行動指針、日本食生活協会、1996)
図2-12　喫煙本数と乳汁中のニコチン濃度

　喫煙妊婦から産まれた子どもの出生時の体重は、非喫煙妊婦から産まれた子どもに比べて平均200g軽く、また、出生時の体重が2,500g以下の低出生体重児が生まれるリスクが約2倍高くなる。

(6) 出生後の児に及ぼす影響

　喫煙している母親の乳汁中には、ニコチン・コチニンが含まれることが報告されている(図2-12)。とくに肺喫煙している母親では、肺胞から血中に取り込まれたニコチンが、容易に乳汁中へ移行すること、体内に取り込まれたニコチンはコチニンとして体内蓄積することも報告されている[6]。

　母親の喫煙や家族からの受動喫煙により、乳幼児突然死症候群(SIDS)のリスクが高まることが、厚生労働省の研究班の報告書より報告されている。報告書によれば、4,546名のうちSIDSは477名(10.5％)であり、SIDSの発症に対する喫煙状況のリスク比が示されている。「両親とも吸わない」に比べて「両親ともに吸う」場合には、SIDSの発症リスクが4.7倍と高くなる[16]。

女性の健康にとって、喫煙はがんの発症率・罹患率を高めるにとどまらず、生殖器系やきれいでありたいとする美容、そしてわが子の養育行動への影響が生じることをふまえ、女性自身が自分の健康力をつけるためにも行動変容できるよう看護職の働きかけや情報提供が必要であることを再認識したい。

2 アルコール

1 女性と飲酒の動向

2012（平成24）年における飲酒習慣のある者の割合は、男性34％、女性7.3％である。前年度と大きな変化はない（図2-13）。

20歳以上の調査においては、生活習慣病のリスクを高める量を飲酒している者の割合は、男性13.9％、女性8.1％であった（図2-14）。また、女性の飲酒率は、若い世代で多く、男性をしのぐ率である。2013（平成25）年では、20〜24歳の女性で最も飲酒率が高くなっている（図2-15）。

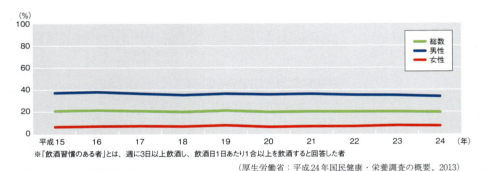

図2-13　飲酒習慣のある者の割合の年次推移

（厚生労働省：平成24年国民健康・栄養調査の概要，2013）

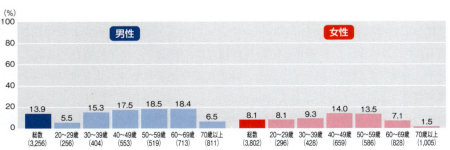

（厚生労働省：平成27年国民健康・栄養調査の概要，2016）

図2-14　生活習慣病のリスクを高める量を飲酒している者の割合（20歳以上、性・年齢階級別，全国補正値）

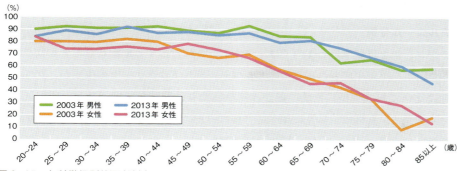

図2-15　年齢階級別飲酒者割合　(樋口進：アルコール対策の進め方，厚生労働省科学研究辻班研修会資料，2014)

2 女性とアルコール

(1) アルコール

アルコールは、エチルアルコールを主成分とし大脳機能（知性・理性）を麻痺させ身体依存性が強い嗜好品である。図2-16のように、アルコールの摂取が持続することで身体へのさまざまな影響が生じる。

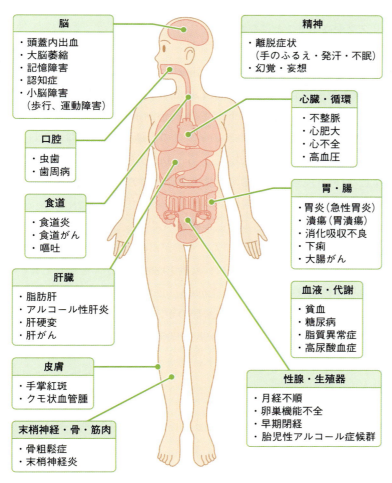

図2-16　アルコールの身体への影響

（2）女性への影響

①アルコール分解
　アルコールを摂取すると体内では、アルコールに対抗する酵素としてアルコールデヒドロゲナーゼが生成される。このアルコールデヒドロゲナーゼの生成が、女性では男性に比べて約40％低いため、顔が赤くなったり、動悸や頭痛、ひどい吐き気を生じやすくなる。女性は、男性に比べてアルコールに対する抵抗力が弱く、血中アルコール濃度の上昇が速く、分解・排出速度は遅い。

②性周期
　女性の性ホルモンである卵胞ホルモン濃度の上昇する月経前期（卵胞期）は、アルコールデヒドロゲナーゼの活性がさらに低くなるため、より酩酊しやすくなる。

③骨粗鬆症への影響
　1日60g以上のアルコールの多量摂取は、骨密度を低下させ骨折のリスクを高めることが報告されている[4]。慢性的な飲酒により骨形成細胞の活動性が低下し、骨代謝回転が遅延することが根拠と考えられている。とくに女性では、閉経を迎えてエストロゲンの分泌低下が生じることで、身体でのカルシウム吸収率が低下し尿中にカルシウムが排泄されやすくなり、骨量の低下が引き起こされるため、男性よりも骨粗鬆症や骨折のリスクが高まることになる。

④乳がんへの影響
　アルコール摂取量・飲酒パターンが発がんリスクに及ぼす影響を評価した研究報告[4]〔米国看護師健康調査（nurses' health study：登録時30～55歳、1980年以降）および医療従事者追跡調査（professionals follow-up study：登録時40～75歳、1986年以降）の参加者（女性：88,084例）の2010年までの追跡データ〕では、1日アルコール摂取量（g/日）は、非飲酒、0.1～4.9g/日、5～14.9g/日、15～29.9g/日、30～44.9g/日、45g以上/日の6段階に分類し、少量～中等量のアルコール摂取を女性の場合は0.1～14.9g/日と定義した。

　がん全体のリスクのほか、アルコール関連がんとして大腸がん、乳がん（女性）、口腔がん、咽頭がん、喉頭がん、肝がん、食道がんのリスクについて評価を行った。

　最長30年のフォローアップ期間中に、女性19,269例ががんを発症した。ベースラインのアルコール摂取量中央値は、女性が1.8g/日であった。

　非飲酒群に比べ、女性の少量～中等量群のがん全体の相対リスク（RR）は、0.1～4.9g/日群が1.02（95％信頼区間［CI］：0.98～1.06）、5～14.9g/日群は1.04（95％CI：

> **MEMO**
> **純アルコール量とは**
> 純アルコール量（g）＝飲酒量（mL）×アルコール度数（％）／100×0.8（アルコールの比重）
>
> ・60gのアルコール量の目安
> 　　ビール中びん：3本、酎ハイ（1缶350mL）：3本、日本酒：3合

1.00 〜 1.09) であった。5 〜 14.9g/ 日群の生涯非喫煙女性ではアルコール関連がんのリスクが有意に上昇しており（RR：1.13、95％CI：1.06 〜 1.20）、とくに乳がんのリスクが高かった。1日に1杯の少量から中等量の飲酒をする非喫煙女性ではアルコール関連がん（主に乳がん）のリスクが上昇していた、とまとめている。

わが国の多目的コホート調査結果[5]でも、アルコール摂取量と乳がんの発症リスクの関連を調べた調査では、お酒を1日あたり、日本酒なら1合、ビールなら中びん1本を毎日飲む女性では、乳がんリスクが1.75倍に上昇することが示されている。

⑤脳卒中への影響

女性47,000人を平均で17年間追跡調査し、アルコール摂取量と脳卒中との関係を調べたわが国の多目的コホート調査報告では、調査対象女性の1,864人が脳卒中（脳内出血532人・クモ膜下出血338人・脳梗塞964人）に罹患し、292人が虚血性心疾患を発症していた。

飲酒量と脳卒中との関連では、1日あたり、日本酒1〜2合、ビール中びん1〜2本、ワイン1/4〜1/2本飲む女性は、「お酒をときどきしか飲まない」という女性と比べ、脳卒中になるリスクが1.55倍高くなると報告している。さらに、日本酒2合以上、ビール中びんで2本以上飲む女性では、脳卒中のリスクは2.3倍高くなり、脳内出血にかぎるとリスクは2.85倍に高くなることが報告されている。

⑥女性の飲酒傾向の特徴

アルコール依存女性のうち、主に家庭内で家族に隠れて過量の飲酒を繰り返す女性のことをキッチンドリンカーという。子育て期の女性では子どもが学校に行き、夫が仕事に打ち込みすぎて家庭を省みないといった情緒的交流のない夫婦関係である女性で、ストレスや不満、空虚感を抱き続け、お酒に依存するタイプが多い。また、育児ノイローゼを基盤にアルコール依存（表2-1参照）となる女性、さらに子育て期を終えて子どもの自立や更年期障害などをきっかけにキッチンドリンカーとなる女性もいる。このように家事をしながらの飲酒行動が強まっていく背景には、家庭内外の女性の役割や立場に基づく社会的要因が大きく影響している。

これまで大切にしていた家族や自分の健康よりも飲酒を優先させるような状態が夫婦関係や家族関係の危機に陥らせることも多い。

（3）妊娠への影響

妊娠中の飲酒は、母体への妊娠合併症のリスクを高めるだけでなく、胎児への悪影響も懸念される。妊娠中の継続的な飲酒は、胎児性アルコール症候群（FAS：fetal

表2-1　アルコール依存症の診断基準

アルコール依存症の診断（ICD-10）
下記の6項目中3個以上当てはまると診断 ①飲酒への強い欲望または脅迫感 ②飲酒開始、飲酒終了、飲酒量のどれかのコントロール障害 ③アルコールを中止または減量したときの離脱症状 ④耐性の証拠 ⑤飲酒のために他の楽しみや趣味を次第に無視するようになり、飲んでいる時間が多くなったり、酔いがさめるのに時間を要するようになる。 ⑥明らかに有害な結果が起きているのに、アルコールを飲む。

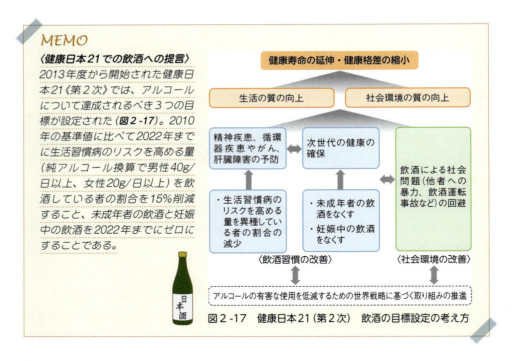

> **MEMO**
> 〈健康日本21での飲酒への提言〉
> 2013年度から開始された健康日本21《第2次》では、アルコールについて達成されるべき3つの目標が設定された（図2-17）。2010年の基準値に比べて2022年までに生活習慣病のリスクを高める量（純アルコール換算で男性40g/日以上、女性20g/日以上）を飲酒している者の割合を15％削減すること、未成年者の飲酒と妊娠中の飲酒を2022年までにゼロにすることである。

図2-17　健康日本21（第2次）　飲酒の目標設定の考え方

alcohol syndrome）をはじめ、器官形成期の妊娠初期の飲酒では奇形や発達障害へのリスクも高くなる（図2-18）。健康日本21（第2次）では、妊娠中女性の飲酒率は8.7％と報告されている。今後2022年までに妊娠中飲酒率0％を目標としている（MEMO）。

　胎児性アルコール症候群は、1日に純アルコール60ml以上の摂取で高頻度の発症が認められる先天性疾患の1つであり神経発達症を伴う（表2-2）。形態異常など外見的に明らかなものや脳性小児麻痺、てんかん、学習障害などがあるが、とくに身体的異常が見られない場合でも重度の行動障害がみられることがある。

　胎児性アルコール症候群は、アルコール飲料を摂取しなければ、100％予防できるものであり、妊娠を考えている女性は、とくに器官形成期にあたる妊娠初期でのアルコール摂取リスクが高いことからも、禁酒するように心がけていく必要がある。

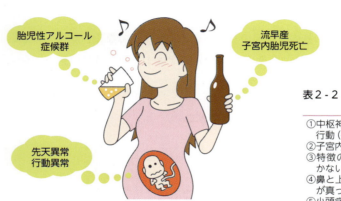

図2-18　妊娠中の飲酒による胎児への影響

表2-2　胎児性アルコール症候群の症状と特徴

①中枢神経系の異常過小あるいは過剰行動（多動）や学習障害
②子宮内胎児発育不全
③特徴のある黒目（瞳孔）部分しか開かない、短い眼瞼亀裂
④鼻と上唇の間が長く、上唇のラインが真っ直ぐで、上唇が薄い
⑤小頭症、小顎症
⑥耳が後ろに反り返り低位置にある

> **MEMO**
> 例 アルコール5％の缶ビール1本を母親が飲んだ場合、母親の血中アルコール濃度が0.02％になると母乳中のアルコール濃度も同濃度となる。乳児がこの母乳を100mL哺乳した場合に、0.4mL程度のビールを飲酒した計算となる。
> 100mL×0.02％＝0.02mL（母乳中に含まれるアルコール純水量）
> 0.02mL／5％＝0.4mL（アルコール0.02mLに相当する5％のビール量）

（4）授乳とアルコール

摂取したアルコールは、主に胃で20％、それ以外は小腸で吸収される。アルコールは飲酒後30〜60分後に血液中の濃度が最大となり、母体血中濃度の90〜95％が母乳に移行し、飲酒量の平均2.0±0.2％が母乳を飲む乳児に移行すると報告されている[6]。

乳児の肝臓の機能は、成人に比べて未熟であることからアルコールが摂取されることのないように、授乳する場合にはノンアルコールビールに代替したり禁酒することが必要である。

アルコールが含まれている母乳を飲んだ場合には、多量飲酒の場合に乳児性アルコール中毒を起こしたり、低プロトロンビン血症による出血、アルコールによりコルチゾール値が低下し、クッシング症候群を発症するといった症例の報告もある。母親がアルコールを摂取した30〜60分間は、母乳中からアルコール臭がすることも知られている。

3 未成年の飲酒

未成年の飲酒が好ましくない医学的背景には、未成年の身体は発育途上にあり体内に摂取されたアルコールは、肝臓機能の未熟さからアルコール分解能力が低く、急性アルコール中毒や臓器障害を起こしやすい。また、飲酒開始年齢が早いほど成人後の

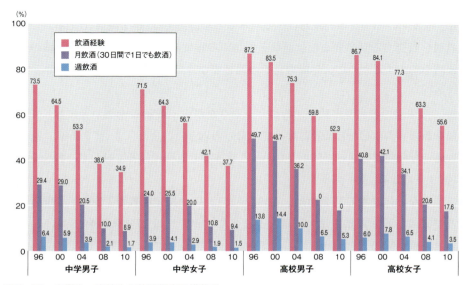

図2-19 中学生、高校生の飲酒頻度の推移[7]

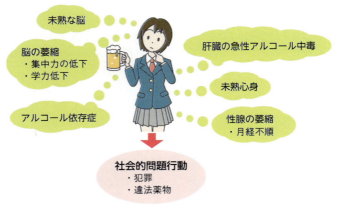

図2-20　未成年者への飲酒の影響

アルコール依存症リスクが高くなることが報告されている。また、未成年の飲酒行動は、事件や犯罪、薬物中毒につながりやすいことなど、多くの社会問題に発展していくことが多い（図2-20）。

健康日本21（第2次）では、未成年の飲酒を0％（2022年度までに）として目標をあげている。

● 未成年者飲酒禁止法

満20歳未満の者の飲酒を禁止する（第1条）。また親権者やその他の監督者、酒類を販売・供与した営業者に罰則を科す法律である。

・満20歳未満の者の飲酒を禁止する（第1条第1項）。
・未成年者の親権者や監督代行者に対して、未成年者の飲酒を知った場合に、これを制止する義務を規定する（第1条第2項）。
・酒類を販売する営業者（酒屋、コンビニエンスストアなど）または供与する営業者（飲食店、居酒屋、スナックなど）が、満20歳未満の者に対して、飲酒することを知りながら、酒類を販売または供与することを禁止する（第1条第3項）。
・酒類を販売する営業者または酒類を供与する営業者に対して、満20歳未満の者の飲酒を防止するための、年齢確認その他必要な措置をとるものとされる（第1条第4項）。
・満20歳未満の者自身が飲酒することを知りながら、満20歳未満の者に対して、酒類を販売・供与した営業者に対して、50万円以下の罰金を科す（第3条第1項）。
・未成年者の飲酒を知って制止しなかった親権者や監督代行者に対して、科料を科す（第3条第2項）。

営業者などに対する罰金額は、2000（平成12）年に制定された「未成年者喫煙禁止法及び未成年者飲酒禁止法の一部を改正する法律」（平成12年法律第134号）によって、最高額が50万円に引き上げられている。

女性にとって、日常生活のなかで何気なく食卓に上がるアルコール飲料。のどごし感、すっきり感、爽快感を得るために飲んでいたことがきっかけで、いつの間にか長

期の常用飲料となり依存してしまうことになりやすい。女性は、ライフサイクルにおいて、結婚・妊娠・出産・育児期を迎えることで、アルコールを断つことが必要な時期がある。女性にとってのアルコールは、ストレス社会において気分転換でもある嗜好品ではあるが、健康障害への窓口でもあり、大きな病気への罹患につながることも含めて、健康教育のなかでアルコールとの付き合い方について看護職の立場から支援していくことが求められている。

3 薬物

1 背景

(1) 乱用薬物の種類と薬物規制に関する法律

薬物乱用とは、医薬品を医療目的以外に使用したり、医療目的にない薬物を不正に使用したりすることをいう。精神に影響を及ぼす物質のなかで、習慣性があり、または乱用されるおそれのある薬物として、覚醒剤、大麻、MDMA、コカイン、ヘロイン、向精神薬、シンナー、医薬品医療機器等法に規定する指定薬物などがあり、これらの取り扱いが法令により禁止または制限されている（図2-21、表2-3）[2]。

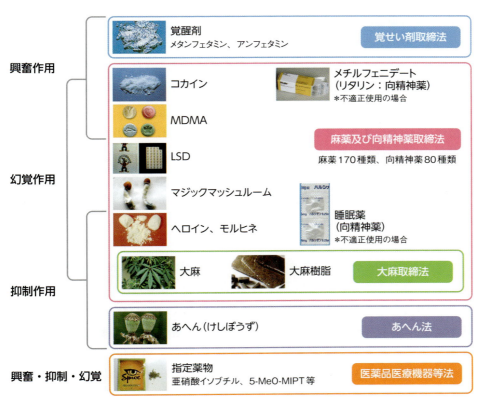

(厚生労働省：薬物乱用の現状と対策、2015)

図2-21　乱用薬物の種類・作用

表2-3　薬物規制に関する法律

麻薬及び向精神薬取締法	麻薬	あへんアルカロイド	モルヒネ、ジアセチルモルヒネ（ヘロイン）等
		コカインアルカロイド	コカイン等
		合成麻薬	ペチジン、メサドン、MDMA、LSD、PCP、2-CB等
	麻薬原料植物		コカ、マジックマッシュルーム等
	向精神薬	睡眠薬	トリアゾラム（ハルシオン）、ニメタゼパム（エリミン）等
		精神安定剤	メプロバメート等
		食欲抑制剤	フェンテルミン、マジンドール等
		鎮痛剤	ペンタゾシン、ブプレノルフィン等
		中枢神経興奮剤	メチルフェニデート（リタリン）等
	麻薬向精神薬原料		サフロール、無水酢酸、エルゴタミン、リゼルギン酸等
あへん法	けし、あへん、けしがら		
大麻取締法	大麻草およびその製品（大麻樹脂を含む）。ただし、大麻草の成熟した茎・その製品、大麻草の種子・その製品を除く。		
覚せい剤取締法	覚せい剤		アンフェタミン、メタンフェタミン
	覚せい剤原料		エフェドリン、フェニル酢酸等
麻薬特例法			
医薬品医療機器等法	指定薬物		亜硝酸イソブチル、5-MeO-MIPT等
毒物及び劇物取締法	興奮、幻覚または麻酔の作用を有する毒物・劇物		トルエン、シンナー等

（厚生労働省：薬物乱用の現状と対策、2015）

（2）危険ドラッグ

　法律で規制されないように、覚醒剤、麻薬、大麻など規制薬物の化学構造に似せてつくられた薬物が「合法ハーブ」「お香」「アロマ」などとして販売されている。これらは、規制薬物と同等の作用を有する成分を含んでいるにもかかわらず、インターネットなどにより簡単に入手でき、使用により意識障害、嘔吐、けいれん、呼吸困難などが引き起こされることもある[1]。

　危険ドラッグによる被害を防止するため、2014（平成26）年7月、薬物乱用対策推進会議において、「危険ドラッグの乱用の根絶のための緊急対策」が決定され、危険ドラッグ販売店舗への立ち入り、インターネット上の危険ドラッグ販売サイトの削除要請が行われた。また、薬事・食品衛生審議会指定薬物部会での指定薬物への指定、指定薬物等の疑いがある物品の通関差し止めが強化された。さらに、危険ドラッグ販売業者を中心に、卸売業者、製造業者らの摘発が行われた[2,3]。

　2015年の薬物使用に関する全国住民調査[4]によると、危険ドラッグの生涯経験率は0.4％（2013年）から0.3％（2015年）に減少し、生涯経験人口も約40万人（2013年調査）から約31万人（2015年調査）に減少している。危険ドラッグ対策の成果が現れつつあると考えられるが、根絶には至っていない。危険ドラッグの取り締まりを強化するとともに、対策の1つとしてあげられている「危険ドラッグの危険性についての啓発の強化」を推進していく必要がある。とくに青少年層への啓発強化、さまざまな形態・媒体を通じた普及啓発の推進、薬物乱用防止指導員の資質向上が必要とされている[2]。

2 薬物が女性へ及ぼす健康問題

（1）薬物乱用が心身へ及ぼす影響

①心身への影響

薬物を乱用すると、1回の使用でも脳出血、心不全などで死に至ることがある。大脳の神経細胞が侵され、脳の機能の異常が起こり、幻覚、妄想、錯乱などの精神障害が生じやすく、薬物をやめた後でも、ストレスや飲酒などがきっかけで精神障害が再発することがある。また、視神経の異常や眼底出血による視力低下や失明、肺、胃、肝臓、腎臓などの各器官への深刻な影響が起こる[1]。さらに、薬物は食欲を抑制する作用があり、乱用により食欲不振から拒食症へと進行し、低栄養や免疫機能の低下から、細菌感染などが生じやすくなる。

②覚醒剤と大麻の影響

　覚醒剤は、神経を興奮させ、眠気や疲労感の軽減、頭が冴えたような感覚を引き起こすが、効果が切れると、激しい脱力感、疲労感、倦怠感が出現する。依存性が強く、使用を続けると、「壁のしみが人の顔に見える」、「いつもみんなが自分を見て悪口を言っている」、「警察に追われている」、「誰かが自分を殺しに来る」などといった幻覚や妄想が現れる。錯乱状態となり、発作的な他者への暴行や殺害が起こることもあり、このような症状は、使用を中止しても長期間にわたり残る危険性がある。また、大量の覚醒剤を摂取した場合には、急性中毒による全身けいれん、意識喪失、脳出血が起こり、死亡に至るケースもある[1]。

　大麻は、一般的に、気分快活、陽気、よくしゃべるようになるといわれているが、その一方、視覚、聴覚、味覚、触覚などの感覚が過敏になり、現在・過去・未来の観念の混乱、思考分裂、感情の不安定が起こる。このため興奮状態に陥り、暴力や挑発的な行為を行ったり、幻覚や妄想などに襲われたりする[1]。

③薬物依存症

　薬物を乱用すると、何回も繰り返して使用したくなる「依存性」が高まり、繰り返しの使用により「耐性」ができる。薬物依存症は国際的に認められている精神障害であり、覚醒剤・シンナー・大麻などは依存性が高い薬物である。これらの依存性のある薬物を使い続けると、薬物を使いたい欲求が強くなりすぎて、自分ではコントロールできずに使用を継続してしまい、心身への影響が大きくなる[1]。

(2) 女性と違法薬物

①妊娠中の胎児への影響

　覚醒剤であるメタンフェタミンは、胎盤を通過するため、胎児の血中濃度は、母体の血中濃度の65％になり、胎児動脈血PaO_2の低下、子宮内血管抵抗の上昇、子宮動脈血流の低下により胎児発育に影響が及ぶことが報告されている[5,6]。

②新生児への影響

　欧米では、ヘロインなどの麻薬常用妊婦から出生した児の新生児薬物離脱症候群の症状について詳細に報告されているが、わが国では麻薬常用者の頻度が低いために、どちらかというと抗てんかん薬や精神神経用薬を服用した妊婦から出生した児が問題となっている。新生児薬物離脱症候群を発症する可能性のある薬物や嗜好品などを表2-4に示す[7]。

　妊娠中に長期間服用している薬物や嗜好品が胎盤を通過して胎児に移行すると、胎

表2-4　新生児薬物離脱症候群を発症する可能性のある麻薬以外の主な母体投与薬物および嗜好品等

1. 催眠・鎮静剤	1) バルビツール系薬物 　バルビタール、フェノバルビタール、フェノバルビタールナトリウム、アモバルビタール、アモバルビタールナトリウム、ペントバルビタールカルシウム、ペントバルビタールナトリウム、チアミラールナトリウム、チオペンタールナトリウム 2) 非バルビタール系薬物 　フルニトラゼパム、ニトラゼパム、ブロモバレリル尿素	
2. 抗てんかん薬	フェノバルビタール、フェニトイン、カルバマゼピン、バルプロ酸ナトリウム	
3. 抗不安薬	クロルジアゼポキシド、ジアゼパム、メダゼパム	
4. 抗精神病薬	クロルプロマジン、ブロムペリドール	
5. 抗うつ薬	ノルトリプチリン、イミプラミン、クロミプラミン、フルボキサミン、塩酸パロキセチン水和物、塩酸セルトラリン	
6. 非麻薬性鎮痛薬	ペンタゾシン	
7. 気管支拡張薬	テオフィリン	
8. 嗜好品	アルコール、カフェイン	

(厚生労働省：重篤副作用疾患別対応マニュアル　新生児薬物離脱症候群、2010より作成)

児が子宮内で曝露された状態となる。その後、分娩によりその曝露が中断されることにより、新生児薬物離脱症状が出現する。新生児薬物離脱症候群では、出生後の正常な状態から、離脱症状として興奮時の振せん、易刺激性、不安興奮状態などの神経症状が出現し、重篤な症状では無呼吸発作やけいれんが起こる場合もある。その他、哺乳不良、嘔吐や下痢などの消化器症状、発熱や多汗の自律神経症状が認められる場合がある[7]。

③子どもの発達への影響

海外の研究において、メタンフェタミンを使用した母親から産まれた子どもで、学童期に動眼失行、ジストニア、企図振戦、筋緊張低下、不全片麻痺などが認められたことが報告されているが、長期的な予後は不明な部分が多い[6)8)]。

4　電磁波

1　電磁波とは

科学技術の進歩により私たちの生活は豊かになっているが、森林伐採による野生生物の絶滅や、石油、石炭、ガスなどの化石燃料を原料としたエネルギー産生により空気中に窒素、硫黄、鉛、その他の重金属などといった有害な化学物質の酸化物が含まれるようになった。その結果、オゾン層に穴があき、通過した紫外線による皮膚がんの増加や、その他の化学物質による温室効果が広範囲の水害をもたらすなど環境破壊につながった[1]。

化学物質の酸化物だけでなく、古来から私たちは電磁波の影響も受けている。1950年ごろまでは、地球に固有の電磁波や、大気圏を通り抜けてきた太陽光線とごくわずかな宇宙からの放射線を浴びており、これらの電磁波は生体の概日リズムに影響を与えてきた。1952年にドイツのヴィンフリート・オットー・シューマン（Winfried Otto

Schumann) によって、地球と電離層は人間の脳波と同じ周波数で振動しているという「シューマン共振波」が発表された[2]。大気上層部では、気体分子が太陽からの高エネルギー電磁波でイオン化し電離層と呼ばれる導電性の領域をつくっており、地表と高度200～500kmの電離層に挟まれた領域が電磁波を閉じ込める。このなかで、地球上のどこかで常に発生している雷がエネルギー源となり地球の周囲の長さに共振する電磁波がつくりだされる。この極超低周波の電磁波がシューマン共振波とよばれ、生物がずっと共存してきたものである。

しかし、現代では人工の電磁波を発生するものが多く存在する。電磁波とは、電磁場の周期的な変化が真空中や物質中を伝わる横波であり、周波数や波長の長さによりさまざまな振動エネルギーをもつ（図2-22）。

①エックス線

エックス線やガンマ線は電磁波の物質に対する透過力非常に高いため、金属のような重い原子の核でなければ完全に止めることはできない。病院で診断に利用されているエックス線写真は、骨の中のカルシムの密度の違いによるエックス線の吸収量の違いを用いて、身体の内部を観察できる。さらにエックス線やガンマ線は、周波数が非常に高く、強いエネルギーをもつため、DNAを損傷して、細胞を殺すというような治療に使われるが、その作用がDNAの突然変異とつながり、がんの原因をつくるともいわれている。直接DNAを損傷する場合と、放射線により発生したフリーラジカルがDNAを損傷する間接的な場合とがある。エックス線は骨以外の内臓や筋肉組織の細胞にもエネルギーが吸収されるが、このときに身体の組織の分子や原子を壊してイオンを発生させる。1個のエックス線光子はフリーラジカルを数百個以上も発生させるため、身体への影響力が大きい。放射線療法として利用される場合、対象とする細胞のエックス線に対する感受性や照射領域の大きさにより照射線量を調節しており、国際放射線防護委員会により規制されている。

エックス線と異なり、身体に浸透しない電磁波である紫外線、可視光線、赤外線は、地表に達する太陽エネルギーである。

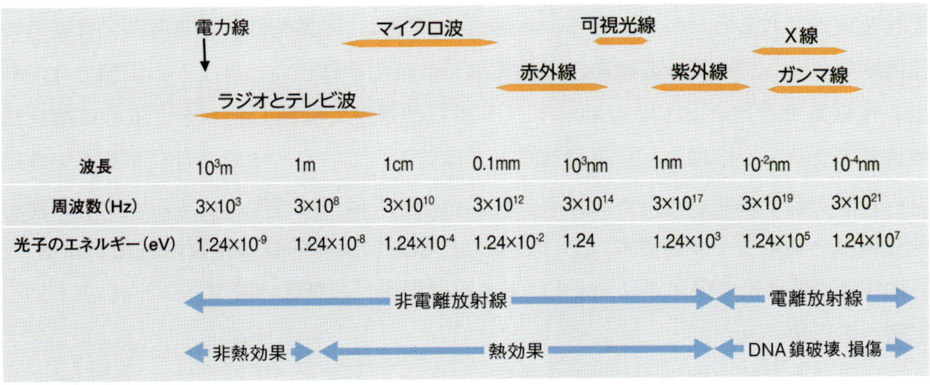

	電力線	ラジオとテレビ波	マイクロ波		可視光線 赤外線	紫外線	X線 ガンマ線	
波長	10^3m	1m	1cm	0.1mm	10^3nm	1nm	10^{-2}nm	10^{-4}nm
周波数(Hz)	$3×10^3$	$3×10^8$	$3×10^{10}$	$3×10^{12}$	$3×10^{14}$	$3×10^{17}$	$3×10^{19}$	$3×10^{21}$
光子のエネルギー(eV)	$1.24×10^{-9}$	$1.24×10^{-8}$	$1.24×10^{-4}$	$1.24×10^{-2}$	1.24	$1.24×10^3$	$1.24×10^5$	$1.24×10^7$

←―――― 非電離放射線 ――――→ ←―― 電離放射線 ――→
←―非熱効果―→ ←―― 熱効果 ――→ ←― DNA鎖破壊、損傷 ―→

（ザミール・P・シャリタ、加藤やすこ訳：電磁波汚染と健康、p.69をもとに作成）

図2-22　電磁波の種類

②紫外線

　紫外線は、適度に浴びると皮膚病の治療、殺菌消毒などに利用されていたり、ビタミンDを形成する作用もあり、人体には必要なものである。一方、紫外線を大量に浴びると水膨れや火傷の状態になる（詳細はp.97参照）。

③可視光線、赤外線

　より低いエネルギーの可視光線や赤外線は、身体表面の皮膚を加熱するため、量が多くなると火傷を起こす。太陽を直視すると水晶体で集光することで網膜を損傷し、視細胞に影響を及ぼす。紫外線カットの眼鏡をつけても、可視光線や赤外線は浸透してしまうため、熱障害が起こる。赤外線は太陽、白熱電球、ニクロム線ヒーターなどから多量に放出されており、各種の熱エネルギーをもっている。波長帯域によって、近赤外線、中赤外線、遠赤外線、極遠赤外線などと区別されている。身近なものでは、近赤外線は家電製品のリモコン信号源、中赤外線はニクロム線のヒーター、遠赤外線は魚介類の石焼料理や焼き芋の熱源として使い分けられている。

④人工電磁波

　赤外線より低い周波数の電磁波は人工電磁波である。マイクロ波として、家庭にあるものには電子レンジ、コードレス電話や携帯電話の周波数帯などがある。これらは極超短波（UHF：ultra high frequency）の帯域にあり、波長が頭や四肢とサイズが近いため、共振して吸収されやすく、他の帯域に比べて生体への影響は大きい[2]。

　UHF帯域以下の電磁波はラジオやテレビ船舶電信、航空無線など放送や遠距離通信に使われてきた。しかし、このような短波、中波、長波の無線通信は、傍受が容易であるためセキュリティ上の問題があり、今ではテレビとラジオ放送のみに残されている。近年ではUHF帯以下の電磁波源として、電磁調理器やハイブリッド電気自動車の電池とモーターを結ぶ配線からの磁界、オール電化住宅による商用交流電源からの極低周波磁界の増加が起きている。50Hz、60Hzの極低周波磁界の長時間被曝は小児白血病の発症率増加の疫学的有意性が指摘されており、がんを増殖する可能性がある[3]。

2 電磁波による身体への影響

　身体への影響として、フリーラジカルの増加により神経の変性など酸化ストレスが老化を促進されるといわれている。電磁波の影響は、曝露条件、曝露時期、被曝者の健康状態によっても異なるため、動物実験でも証明は難しい。ラットの実験では、一定の電磁波を若年ラットと老齢ラットに10日間連続で曝露したとき、脳の抗酸化機能は若年ラットでは増強し、老齢ラットでは低下していた。また、世代を超えて電磁波の影響が引き継がれることも確認されている。寿命だけでなく、カルシウム代謝や軟骨組織への影響も示唆されている。また、曝露により肝臓の脂質の酸化が亢進し、高血圧、動脈硬化が促進され、酸化による心臓機能への影響は確実といわれている[4]。

①眼への影響

　白内障は水晶体の酸化による老化現象の1つといわれていたが、近年では比較的若い人にも見られ始めている。これは、化学物質を含めた環境の悪化、電磁波曝露によ

る酸化ストレスが生じていることが考えられる。現在のパソコン用ディスプレイは往年のブラウン管から液晶画面へと変わり、電磁波は微弱になっているが、無線LAN（パソコン用屋内通信回線）が多用される職場では電磁波環境は改善されていないため、白内障をはじめ人体への老化の影響が懸念される。

パソコン作業を4時間連続で行うと、角膜の表層にびらんが生じることが多い。コンピューターなどのディスプレイの表示機器（VDT：Visual Display Terminal）を使用した作業時の角膜びらんには、瞬きの減少、涙の蒸発面積の増加、空調による涙液の蒸発増加もあるが、VDTからの電磁波による影響もある。マウスの実験では、曝露群は角膜表面の細胞が非曝露群に比べて剝げ落ちていた。角膜表面の細胞は再生能力が高く、すぐに再生するが、電磁波が影響していることを考え、紫外線カットフィルムを使用したり、紫外線カットメガネをかける、1時間に10〜15分は作業を中断し、休憩または軽い運動をするなど自分自身の身体への対策を行うことも必要である。

②細胞のがん化

DNAを直接損傷したり、フリーラジカルを生成するなど、電磁波により細胞のがん化は明らかになっている。1979年WertheimerとLeeperによって50〜60Hzの超低周波電磁波曝露により、白血病、脳腫瘍の発症リスクが上昇している可能性を疫学的データに基づき報告されている[4]。その後、国際間で同様の研究報告や検証研究が行われている。1992年にスウェーデンのカロリンスカ研究所により送電線に近い住民を対象にした小児白血病に関する疫学調査では、平均3.8倍の増加を確認[4]しており、日本においても文部科学省全国疫学調査「生活環境中電磁界による小児の健康リスク評価に関する研究」が施行され、小児白血病全体のリスクは$0.4\mu T$以上で2.63倍という結果が得られている[5]。現代の生活環境では、被曝しないということは不可能に近いが、変動磁場が身体に影響するため、磁力線や電磁波の被害を軽減する場合は、住居環境を1〜2mm程度の鉄板の壁をつくるなどシールド対策をする、送電線の位置を把握して住居選択するなど意識していく必要がある。

前述の文部科学省全国疫学調査「生活環境中電磁界による小児の健康リスク評価に関する研究」において、症例数が72名と少ないが、脳腫瘍のリスクは$0.4\mu T$以上で10.6倍という結果が得られている[5]。海外では、携帯電話に関連した高周波電磁波と脳腫瘍に関する国際的大規模疫学調査が施行され、2010年に最終報告として、携帯電話と脳腫瘍のなかの神経膠腫と髄膜腫発症との関連例はなかったが、10年以上の長期間の継続使用は神経膠腫に関してリスク増大が生じるため若年者の携帯電話使用を制限する必要性が報告されている[4]。

③神経系への影響

電磁波は、脳そのものだけでなく、神経系にも影響する。脳への血流は血液脳関門で必要なものを選択されているが、電磁波曝露により血液脳関門が開くといわれている。また、神経伝達物質にも影響しており、曝露されることで物質によっては増加や減少することが明らかとなっている。一方、極低周波の曝露によりノルアドレナリンやアセチルコリンが減少し海馬へ影響して、うつ病、統合失調症、化学物質過敏症な

どの疾患に大きく影響しているともいわれている[4, 6]。

このように電磁波は信号伝達を電気的なイオン交換で行う神経系に影響することが報告[4]されており、電磁波によると考えられる健康障害として、睡眠障害、頭痛、不快感、疲労感、集中困難があげられる。電磁波曝露源としては、携帯基地局、携帯電話、電話子機、送電線がある。そのため、諸外国では携帯電話に関して使用制限の勧告を行っている（表2-5）。

また、身体への影響として、生殖器官、周産期にも影響することも明らかである。曝露により精子の運動能力の低下、卵細胞の核凝縮、流産率の増加、胎児の発生異常が報告されている。しかし、生殖器官・周産期への影響はまだまだ研究段階であり、今後の研究報告が待たれている。

3 携帯電話やスマートフォンと育児

科学技術の進歩により、とくに日常生活に欠かせないものとなった携帯電話による影響は前述したとおりである。物理的に電磁波の影響を考えると、10歳代以下の小児の近くで携帯電話を使用することは、小児の脳や神経系、精神的な成長に影響する。それだけでなく、携帯電話の普及により、授乳時にも授乳に関するアプリを起動させたり、それ以外のサイトやソーシャル・ネットワーキング・サービス（SNS：social networking service）を利用したりするなど、使用する女性自身が常に携帯電話を触っている時間は格段に増えてきている[7, 8]。

とくに小さい子どもを育児中は、独身時代のように自分の時間を確保するのが難しく、外出も思うようにいかないことも多い。そのなかで、社会とのつながりを持ち続けたいとSNSを利用して、書き込んだり、読んだりするSNS型ネット依存や、ネットゲームを毎日熱中するゲーム型ネット依存などが問題となってきている[9]。

また、電車内などで子どもがぐずったときにスマートフォンがあるとすぐにインターネットのサイトへつなぐことができるため、子ども向けのアニメや動画を見せることができ、子どもをあやす手段として利用していることもある。しかし、ぐずったときにスマートフォンを見せるという行為は、アイコンタクトをとることで安心感や信

表2-5 携帯電話による電磁波障害への各国の対応

イギリス	16歳未満の小児に携帯電話の使用を控えるように勧告
フランス	イヤホンマイクの使用により、携帯電話を頭部に密着させることを防ぐように勧告、12歳以下の小児向けの広告を禁止、6歳以下への携帯電話の販売の禁止を立法化
ドイツ	小児・妊婦への携帯電話の使用制限を指導
フィンランド	小児の携帯電話使用に関して、文字情報の通信に限定、音声通信時はイヤホンマイクを使用、両親に対する使用回数と通話時間の制限の指導
カナダ	8歳以下の小児は緊急時以外携帯電話の使用禁止。10歳代は携帯電話の使用時間を10分までと勧告
ロシア	妊婦、18歳以下の青少年、神経疾患その他脳神経系に疾患の可能性ある者の携帯電話の使用禁止を勧告
韓国	一部の市において、小学校では携帯電話の持ち込み禁止、中高等学校では登校時携帯電話を集め下校時に返却
日本	公衆が被曝する電磁波の強度についての法的規制なし

（坂部貢、羽根邦夫、宮田幹夫：生体と電磁波、丸善出版、2012を参考に作成）

頼感を得る年代である乳幼児の成長発育を考えると、簡単に利用してよいか考えるべきではないだろうか。

スマートフォンや携帯電話を長時間利用した後は、成人でも脳の前頭前野が麻痺することが明らかとなっている[10]。前述したとおり、小児は頭部が携帯電話やスマートフォンから出る電磁波と共振しやすいサイズであり、10歳以下の場合、電磁波が脳幹に達する。母親が近くで使用することも間接的に影響し、直接、携帯電話やスマートフォンを見せることで直接的に脳への影響を与える[2]。前頭前野が活発に働かないということは、人とのコミュニケーションをとるときに問題となってくる。

母親自身もスマートフォンや携帯電話を触ることで、子どもからの働きかけが聞こえず、知らない間に無視をすることにもなる。発達段階の途中である乳幼児に対して、アイコンタクトをとらず、声かけをしないということは、子どもの言語の発達、コミュニケーション能力の発達に影響することは容易に想像できる。

また、携帯電話やスマートフォンを遊び道具にすることで、自然や本物の人形やおもちゃに触れたり、身体を動かしたりする機会を失うことは、触覚・聴覚・嗅覚の発達にも影響を及ぼす[11]。子どもが学童期・青年期と成長していく際に、子ども自身も携帯電話やスマートフォンへの依存となり、家庭での会話が減ったり、インターネット上のトラブルに巻き込まれたりするなどの問題も生じる可能性がある。簡便で手放すことが難しい携帯電話やスマートフォンの使い方について、触らない時間をつくる、電磁波の影響を考えてポケットに入れずにバッグに入れて持ち運ぶ、イヤホンマイクを使用するなど、子どもや自分自身の健康を考えて対処していく必要がある。

紫外線

1 紫外線とは

紫外線とは太陽光線の一種であり、太陽光線には波のような性質がある。太陽光のうち波長が短いガンマ線やX線などイオン化放射線はオゾン層で吸収され地表に届かない。太陽から地球上に届く光、日射には可視光（可視光線）、赤外光（赤外線）、紫外光（紫外線）が混ざり合って含まれている。

可視光は人間を含む動物に視覚を与え、植物の光合成を行っている。赤外光は私たちの目には見えないが、熱として感じることのできる光である。紫外光も赤外光と同様に目には見えない光である。殺菌作用など地球の生態系の維持に不可欠な作用がある。

（1）オゾン層の破壊と紫外線の増加

紫外線は図2-23に示すように波長の短いものから紫外線C波（UV-C：ultraviolet C）、紫外線B波（UV-B：ultraviolet B）、紫外線A波（UV-A：ultraviolet A）と分けられる。このうち、UV-Cは空気中の酸素分子とオゾン層で完全にさえぎられて地表には届か

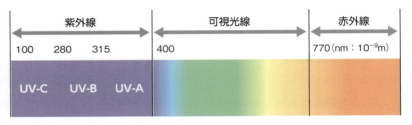

（環境省：紫外線環境保健マニュアル2015、https://www.env.go.jp/chemi/matsigaisen2015/full.pdfをもとに作成、2017年8月3日検索）

図2-23　太陽光から地球上に届く光

ない。UV-Bはオゾン層に吸収され数％しか届かないといわれているが、オゾン層が破壊されると地上に届く量が増加する。オゾン層がUV-Bの地上に届く量をコントロールして地球上の生物を守っている。オゾン層の厚さが1％減少すると、地上紫外線強度は約1.5％増加するといわれている[1]。

　オゾン分子の紫外線吸収スペクトルは生物の遺伝子が紫外線で傷つくスペクトルとほぼ一致しており、オゾン層は何十億年も生命体を紫外線UV-Bから守る地球の保護ベールとして機能していた。しかし、1980年代からフロン発明によるオゾン層の破壊が明らかとなり、フロン発明から30年の期間で両半球の中緯度帯で10年に約5％の割合で減少した。フロンはスプレーの噴射剤、エアコンや冷蔵庫などの冷媒、断熱材の発砲などに使用されてきたが、地上付近ではなく成層圏まで上昇したのちUV-Cを浴びて破壊され塩素分子を放出する。これによりオゾン層が破壊されてきた。この機序に対し、世界的に取り組みがなされ、わが国でも「特定物質の規制等によるオゾン層の保護に関する法律（オゾン層保護法）」が制定され、気象庁と環境省が効力し、オゾン層の状況および大気中のフロン等特定物質の濃度変化の状況を観測・監視している。今世紀に入り代替フロンの使用効果などが出始め、オゾンの減少傾向は緩和してきている。2015年の気象庁の発表では、1979年から1996年までは国内3地点におけるオゾン全量は減少傾向を示していたが、2000～2015年の日本上空のオゾン全量は増加傾向を示しており、10年あたりの変化率は札幌とつくばで1.5％増加、那覇で1.4％増加している。破壊前の状態への回復は2040年～2050年ごろといわれている[2]。

（2）紫外線の性質とその影響

　UV-Aは地表に届く紫外線の95％を占めており、エネルギーは弱いが照射量が多く、波長が長く、真皮まで届く。UV-Bと比較してエネルギーが弱いため問題視されていなかったが、皮膚に与える影響が明らかとなってきており、雲や窓ガラスを通過するため屋内にも到達するため近年では注意が必要だと言われている[3]（図2-24）。

　UV-Bは地表に届く紫外線の5％を占めている。波長が短いため皮膚表面で吸収され真皮まで到達することがないが、UV-Aと比較して強いエネルギーをもっている。そのため、細胞への影響があり、皮膚がんを引き起こす問題がある。しかし、ビタミンDに変換するためにはUV-Bは必要であるが、UV-Bは窓ガラスを通過しないため直射日光を浴びないといけないなど知識をもって、UV-Bと上手く付き合っていく必要がある。

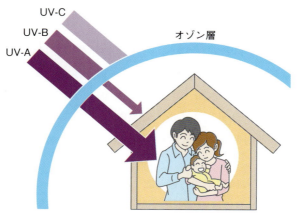

（環境省：紫外線環境保健マニュアル2015.https://www.env.go.jp/chemi/matsigaisen2015/full.pdf、2017年8月3日検索、河井昌彦：紫外線とビタミンD-ビタミンD欠乏症くる病が増えている、環境と健康、30（2）：111〜117、2017をもとに作成）

図2-24　紫外線のオゾン層通過率

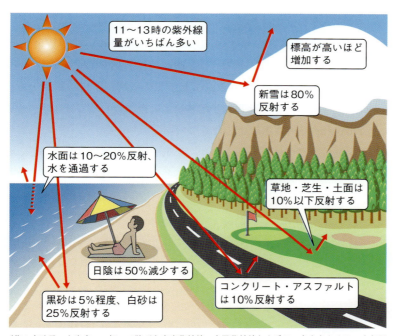

（佐々木政子・上出良一：知って防ごう有害紫外線・太陽紫外線と上手につきあうために、少年写真新聞社、2008と環境省：紫外線環境保健マニュアル2015https://www.env.go.jp/chemi/matsigaisen2015/full.pdf、2017年8月3日検索をもとに作成）

図2-25　紫外線の性質

　紫外線の強度は時間帯や季節、天候、オゾン層によって変わり、曇りの日、雨の日には雲に吸収・反射・散乱され、地上に届くと弱くなる。しかし、明るい曇り日ではUV-Bの8割以上が通過し、屋外では太陽から届く紫外線量と空気中で散乱して届く紫外線量が晴れの日と同様か、それより多いことがある。可視光線と同様に建物や衣類などで大部分が遮断される。

　また、紫外線は地表面の種類により反射率は図2-25のように異なる。標高が

1000m上昇するごとにUV-Bは10〜12％増加する。眼への曝露については、眼に入ってくる太陽光のうち紫外線についてはUV-Bのほとんどは角膜で吸収され、わずかに通過したUV-Bも水晶体で吸収される。UV-Aの半分以上は角膜で、残り半分近くは水晶体で吸収され、残った1〜2％の紫外線も硝子体で吸収され、網膜には到達しない。しかし、雪面、砂浜、水面、コンクリート面など紫外線の反射が強いところで紫外線を眼に浴びると、紫外線角膜炎・結膜炎が起こる。また、「日焼けサロン」など人工的な紫外線の照射装置で顔を焼くとき、ゴーグルをかけないと大量のUV-Aを浴びてしまい同様に生じる。

　紫外線量は、時間ごとに届く紫外線量として比較すると、最大値はUV-AもUV-Bも正午前後となる。UV-Bのはオゾンの影響とともに、雲量、大気混濁などの影響が大きくUV-Aより1日の変動幅が大きくなる。午前8時台と正午12時台の紫外線量を比較すると、正午近くのUV-Bは8時台の約3倍になるが、UV-Aの違いは2倍にもならない。

　UV-Bは早朝や夕刻には非常に弱く、一方UV-Aは日の出とともに大きい紫外線量が届き、日没まで強度の変化はそれほどない。

　紫外線の人体への影響度合いを総合的に評価する指標として「UVインデックス（紫外線防御指数）」がある（表2-6）。これは、国際照明委員会（CIE：commission internationale de l'Eclairage）により波長ごとの人の皮膚に対する影響を考慮し紅斑作用スペクトルを定義し、その影響度と紫外線量を掛け合わせて紅斑紫外線強度を求め、それを$25mW/m^2$で割り指標化したものである。UVインデックスは1〜11までの段階があり、気象庁が毎日公表しており、天気予報でも提供されている。これを参考にして日中の活動や紫外線防御法に活かすことが必要である。

表2-6　UVインデックスで示される紫外線の強さ

UVインデックス	カラーコード	程度	内容
1〜2	緑	弱い	安心して戸外で過ごせる
3〜5	黄	中程度	日中はできるだけ日陰を利用する
6〜7	オレンジ	強い	できるだけ長袖シャツ、帽子、日焼け止めを利用する
8〜10	赤	非常に強い	日中の外出はできるだけ控える
11+	紫	極端に強い	必ず長袖シャツ、帽子、日焼け止めを利用する

UVインデックス＝CIE紅斑紫外線強度(mW/m^2)／25
（WHO：Global solar UV index-A practical guide. 2012をもとに作成）

表2-7　太陽紫外線の生物・人体への影響

事項／UVの種類	UV-C	UV-B	UV-A
生物・人体への影響	殺菌作用 角膜炎 紅斑	ビタミンD合成 殺菌作用 日焼け 皮膚がん 角膜炎・白内障	即時黒化 黒化増強 多くの光線過敏症 たるみ
		免疫機能低下、しみ、しわ	
オゾン層破壊による影響	増加の可能性 （地上に届くようになる）	増加する	増加しない （常に存在している）

（佐々木政子・上出良一：知って防ごう有害紫外線・太陽紫外線と上手につきあうために、少年写真新聞社、2008をもとに作成）

2 紫外線による健康障害

（1）太陽紫外線の人体への影響

紫外線は人体にとって必要な働きと好ましくない働きがある（表2-7）。

必要な働きはUV-BによるビタミンD_3の皮膚での生成により、食物からのカルシウムとリンの吸収を促進、骨や歯の形成と成長を助けるものや殺菌作用であり、好ましくない働きとしては、UV-BによるDNA損傷が引き金となる日焼け、皮膚がん、白内障や、UV-Aによる光線過敏症など皮膚や眼への影響である。

多くの研究により紫外線を過剰に浴びることの健康障害が明らかとなってきており、大きく急性障害と慢性障害がある（図2-26）。

①皮膚の構造

皮膚は侵入してくるさまざまな侵襲刺激（細菌・ウイルス・カビなどの微生物、紫外線や熱などの物理的刺激、化学的刺激など）から身体を守るため、表面から表皮、真皮、皮下組織（脂肪織）の3層構造から成っている（図2-27）。

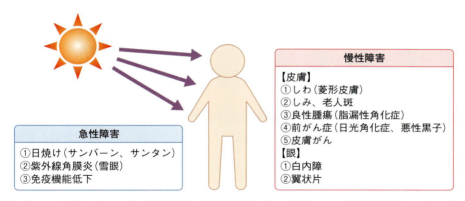

（佐々木政子・上出良一：知って防ごう有害紫外線・太陽紫外線と上手につきあうために、少年写真新聞社、2008と環境省：紫外線環境保健マニュアル2015https://www.env.go.jp/chemi/matsigaisen2015/full.pdf、2017年8月3日検索をもとに作成）

図2-26　紫外線が関与しているとされる疾患

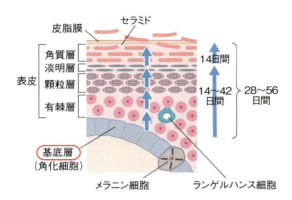

部位によって異なるが、2週間（28日）〜8週間（56日）で変わっていく表皮の構造（ターンオーバー）

図2-27　表皮の構造とターンオーバー

a. 表皮

　表皮の大部分は角化細胞で占められており、少数の色素細胞（メラノサイト）、ランゲルハンス細胞が混在している。

- **角化細胞**：ケラチンという固い線維性タンパクをつくる細胞であり、皮膚の防御機能を担っている。真皮と接する最下層の基底細胞から始まり約2週間をかけて平らな形に変化し、有棘層、顆粒層と成熟して分かれるとともに表面へ移動する。そして、細胞は突然アポトーシスという細胞死を迎え、角層となる。さらに約2週間して「垢」となって落ちる。角化細胞が基底層から顆粒層へと成熟し角層ができる過程を「角化」とよび、最後は死んで角層を残す。角層を構成する角化細胞は死んだ細胞であるが、それが皮膚の最大の機能である水分防衛機能を担っている。この4週間のサイクルをターンオーバーという。紫外線を浴びると角化細胞は大きなダメージを受け、その結果皮膚の機能が障害される。

- **色素細胞（メラノサイト）**：皮膚の色を決める色素をメラニンという。メラニンは紫外線などの可視光、赤外線を良く吸収して皮膚を守る。メラニンをつくるのが色素細胞（メラノサイト）で、表皮では基底層と毛穴の毛母に分布している。つくられたメラニンは周囲の基底細胞に渡され、基底細胞はそのメラニンを核の上に集める。これは「メラニンキャップ」とよばれ、基底細胞の核を紫外線から守る大切な役割がある。色素細胞は紫外線や炎症、妊娠時のホルモンの影響を受けてメラニンを多く産生するため、皮膚の色が濃くなる。日焼けした後の皮膚の色が濃くなる（サンタン）はこのためである。色素細胞の分布密度は身体の部位により異なっており、乳輪や外陰部などに多い。色素細胞の数に人種差はないが、メラニンをつくる能力が大きく異なる。

- **ランゲルハンス細胞**：表皮の基底層上方の有棘層に散在し、木の枝状の突起により互いにネットワークを形成している細胞である。皮膚の免疫機能を担う。皮膚に侵入してきた化学物質、病原体、皮膚に発生したがん細胞などを抗原として認識し、免疫反応を起こすきっかけをつくる。ランゲルハンス細胞は表皮内に侵入してきた抗原を取り込んで処理し、近くのリンパ節へ移動してTリンパ球に抗原提示をする。これによる感作Tリンパ球が増殖して、次に同じ抗原が侵入してきたときに特異免疫反応（アレルギー性接触皮膚炎、腫瘍免疫など）が引き起こされ、異物が排除される。

b. 真皮

　真皮の働きは、表皮に酸素や栄養補給を行い、皮膚の張りや弾力を保つことである。皮膚の弾力性を保つ膠原線維（コラーゲン）、弾性線維（エラスチン）などの線維成分が主体で、その間を糖やタンパク、組織間液が満たし、血管、リンパ管、神経などが分布している（図2-28）。血管周囲には肥満細胞が集まっている。表皮突起と真皮乳頭は互いにはまりあい、それぞれが分泌するサイトカイン（細胞から分泌されるタンパク質で特定の情報伝達する）を媒介として相互に作用を及ぼす。

- **膠原線維（コラーゲン）**：真皮の乾燥重量の70％を占め、線維芽細胞がつくるコラ

ーゲン線維束からなり、真皮内を縦横に走り、皮膚のはりを保っている。紫外線を浴びると分解されたり硬くなったりする。
・**弾性線維（エラスチン）**：線維芽細胞がつくるエラスチンを主成分とした線維タンパクで皮膚の弾力性を維持している。紫外線を浴びると分解され、修復時に異常なエラスチン線維がつくられる。長年紫外線にさらされると、真皮の上層に変性した弾性線維が蓄積し、光線性弾性線維症とよばれる特徴的な変化が残る。

②**皮膚への影響**

紫外線は、生物学的作用の強弱により便宜的に波長の長い側からUV-A、UV-B、UV-Cに分けられており、波長が短いほど障害性が強くなる。UV-Cは殺菌灯に用いられるように生物に対する毒性はとても強いが成層圏のオゾン層で完全に吸収されるため地表に到達しない。

図2-29に示すように、UV-Bは波長が短いため皮膚表面で吸収され真皮まで到達

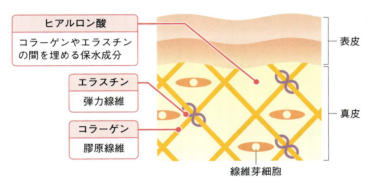

（佐々木政子・上出良一：知って防ごう有害紫外線・太陽紫外線と上手につきあうために、少年写真新聞社、2008をもとに作成）
図2-28　真皮の構造

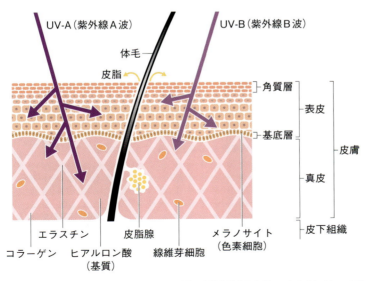

（佐々木政子・上出良一：知って防ごう有害紫外線・太陽紫外線と上手につきあうために、少年写真新聞社、2008をもとに作成）
図2-29　皮膚と紫外線

することがないが、UV-Aと比較して強いエネルギーをもっている。そのため、細胞への影響があり、皮膚がんを引き起こす問題がある。UV-Aもエネルギーは弱いが照射量が多く、波長が長く、真皮まで届くまた、UV-Bの障害作用を増強させる。

皮膚は色素細胞が産生するメラニン色素によって紫外線から身を守ろうとするが、UV-Bにより皮膚の細胞のデオキシリボ核酸（DNA：doexyribo nucleic acid）が傷つく。DNA鎖の隣同士に異常な塩基が生じると、それが結合し、ピリミジン2量体という紫外線でできた傷ができる。このDNAの傷が残ったままだとDNAの複製がうまくできず、細胞の機能に重大な影響を与えるため、細胞はこの傷を除去し、元に戻す仕組みがある。

強い紫外線を浴びたり、長期間にわたって繰り返し紫外線を浴びたりしていると、修復機構がうまく働かないことがある。その結果、遺伝情報に異常が生じ、それががん遺伝子やがん抑制遺伝子のなかで起こると、細胞の増殖に異常が生じ、がん細胞が発生することがある。とくに10歳ごろまでの子どもの場合、成長するための細胞分裂が盛んに行われているため、この時期に多くの紫外線を浴びてDNAが傷つくと修復する際に健康な皮膚をつくるプログラムが破壊される可能性が高くなる。また、除去修復過程で大切なタンパク質に先天的異常があって起こる疾患が色素性乾皮症で、高度の光線過敏症状が起こり、紫外線防御を十分に行わないと露出部に皮膚がんが発生する。

> a. 急性障害：日焼け（サンタン）

日焼けには2種類あり、紫外線にあたった数時間後から現れる赤くなる日焼け（サンバーン）と、サンバーンが消失した数日後に現れる黒くなる日焼け（サンタン）とある（図2-30）。

サンバーンは急性炎症であり、赤くヒリヒリとした痛みや水ぶくれとなり皮がむける。サンバーンを引き起こす主な波長はUV-Bであり、UV-Aは1,000分の1程度といわれているが、太陽光線中に含まれる量はUV-Aは10から100倍もあるため、その作用を忘れてはならない。サンバーンを起こした皮膚は角化細胞が強く障害され、DNAに障害を受けた細胞がアポトーシスに陥り、損傷を負ったDNAを次世代の細胞

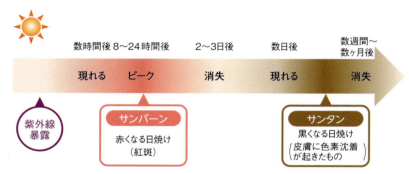

（佐々木政子・上出良一：知って防ごう有害紫外線・太陽紫外線と上手につきあうために、少年写真新聞社、2008と環境省：紫外線環境保健マニュアル2015https://www.env.go.jp/chemi/matsigaisen2015/full.pdf、2017年8月3日検索をもとに作成）

図2-30 日焼けの種類

に引き継がないようにしている。海水浴や屋外活動で日焼けがひどい場合には、発熱や倦怠感などの症状がみられるため、なるべく早く冷水タオルで冷やし、水ぶくれができる場合は皮膚科受診が必要となる。

　サンバーンは数日で引くが、皮膚のメラニンが増加し肌が黒くなりサンタンが生じる。黒い肌は数週間から数か月持続する。紫外線を1回浴びただけではメラニンの増加だけであるが、繰り返し浴びると色素細胞の数が増加し持続的にメラニンが増えた状態になる。このようにメラニン色素が増加するのは、メラニンが紫外線を非常によく吸収するため、次に紫外線を浴びたときに肌を守る防御機能の役割を果たすためである。

　また紫外線で皮膚に炎症が起こるとそれがきっかけとなり口唇周囲に単純ヘルペスが再発することがある。健常者では何ら変化を起こさないような光線の照射により、異常な皮膚反応を生ずる光線過敏症を生じる場合がある。症状が重いときには皮膚科受診をするほうがよい。

　免疫機能低下は次のようなメカニズムである。紫外線を浴びると皮膚の免疫反応で大切な役割をもつランゲルハンス細胞がダメージを受けるため、免疫機能が低下する。ランゲルハンス細胞は紫外線により数が著しく減少し、働きも異常を示しやすい。皮膚のなかにがん細胞が発生しても、除去する免疫反応が起こらず、がん細胞が増殖する。細菌やウイルスなどの病原体の侵入もキャッチできなくなる。全身に紫外線を浴びると全身の免疫システムに影響を与え、身体はスムーズに防御機能を整えられなくなる。

b．慢性障害：光老化（しみ、しわ、たるみ）

　長期にわたって紫外線曝露することで、皮膚のしみ、しわ、たるみ、良性・悪性の腫瘍が出現する。皮膚の老化には内因性老化と外因性老化がある。

　内因性老化は年齢によるものであり、肉眼的に浅いしわが増加し、皮膚が乾燥、菲薄化する。角化細胞のターンオーバーが28日から延長し、40～60日となる。真皮の線維芽細胞、膠原線維、弾性線維も減少し、たるみやしわ、弾力性低下が生じる。

　一方、外因性老化には環境因子によるものであり、紫外線、喫煙、大気汚染が因子として考えられている。このうち慢性の紫外線曝露によるものを「光老化」といい、しみ（日光性黒子、肝斑、老人性色素斑）、深いしわ、弾力性を失ったたるみ、皮膚悪性腫瘍（良性・悪性）の病態に大きく関与している。光老化は、紫外線の反復照射により膠原線維や細胞基質の変性が繰り返され、修復が不完全なため引き起こされる。

　日本人女性の肌は、白人と比較すると色素細胞のメラニン色素生成活動が活発であり、20歳を超えるころから、光老化症状であるしみが出始めるといわれている[4]。日光性黒子の発症には紫外線による角化細胞、色素細胞、線維芽細胞に異常が生じることや紫外線曝露による遺伝子変異、慢性炎症が関与していることが明らかとなっている。肝斑も慢性の紫外線曝露とともに遺伝的素因や女性ホルモンが関与していると考えられている。老人性色素斑も紫外線の反復照射による膠原線維の変性や減少が原因である。つまり、これらの光老化は乳幼児期からの適切な紫外線防御対策により防ぐ

ことができるものである。

c．慢性障害：皮膚がん

動物実験でもUV-B照射で容易に皮膚がんが生じることより紫外線の発がん性が示されているが、日本・韓国・タイは世界で最も皮膚がんの少ない国である。わが国の皮膚がん罹患率の年次推移を図2-31に示す。人口構成の高齢化に伴い男女とも皮膚がん罹患率が高くなっている。

皮膚がんの発症には、多段階発がん説が受け入れられており、まず皮膚の細胞の遺伝に傷がつくイニシエーションが起こり、紫外線による皮膚の炎症などの影響でがん細胞増殖の亢進であるプロモーションにつながり、それを増殖させ転移能の段階であるプログレッションに進み、徐々にがん化が進むと考えられている（図2-32）。皮膚がんには、紫外線による免疫機能低下や光老化、慢性の紫外線曝露が関係していると考えられている[5]。

発生の成り立ちには不明な点が多くあるが、紫外線、とくにUV-Bは皮膚細胞のDNAに対して直接的影響を与える。日本国内でも紫外線の影響が少ない地域では皮膚がんの発生率は低いこと、マウスに慢性的に紫外線を照射することで、100％有棘細胞がんが生じること、DNAの傷を修復できない遺伝病である色素性乾皮症では若年で日光露光部に皮膚がんが高率に生じること、大量の紫外線を間欠的に浴びていると、基底細胞がんや悪性黒子型黒色腫が生じやすいことなどから、紫外線が突然変異原となり、皮膚がんを引き起こしているといわれている[5]。

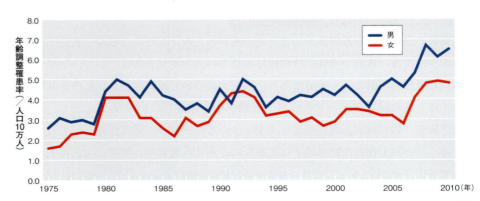

（環境省：紫外線環境保健マニュアル2015、https://www.env.go.jp/chemi/matsigaisen2015/full.pdf、2017年8月3日検索と錦織千佳子：皮膚がんはDNAの傷痕、環境と健康、30（2）：95～102、2017をもとに作成）

図2-31　日本における皮膚がん罹患率の年次推移（全国がん罹患統計1975～2010年）

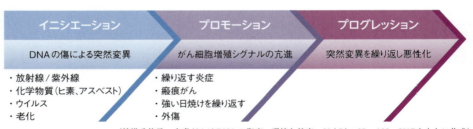

（錦織千佳子：皮膚がんはDNAの傷痕、環境と健康、30（2）：95～102、2017をもとに作成）

図2-32　がんの多段階発がん説

③眼への影響

　眼に入ってくる太陽光のうち、波長が280nm以下の光は眼球表面の角膜ですべて吸収される。これより長い波長の紫外線についても大半は角膜でや水晶体で吸収される。残りの1～2％が水晶体を通過して網膜まで到達する（図2-33）。

a. 急性障害：紫外線角膜炎

　スキーや雪山で強い紫外線を眼に浴びたときにみられる急性の角膜炎症である。雪面にかぎらず、砂浜や水面、コンクリート面など紫外線の反射が強いところでも起こる。「日焼けサロン」など人工的な紫外線の照射装置で顔を焼くとき、ゴーグルをかけないと大量のUV-Aを浴びて生じる。

　症状は紫外線を浴びて数時間以上経過してから、眼痛、流涙、結膜充血、眼の異物感、まぶしさなどをきたす。所見として結膜充血、びまん性表層性角膜炎、角膜浮腫、虹彩炎がみられる。皮膚の日焼けと同様1～2日で自然に治ることが多いが、紫外線の強い場所へ行くときは紫外線カットのサングラスを着用することが望ましい。

b. 慢性障害：翼状片、白内障

　長期の紫外線曝露により翼状片、白内障、角膜病変などの発生頻度が高まるといわれている[6]。

- 翼状片：眼球結膜（白目）の主に鼻に近い側から毛細血管と膠原線維が増殖した結膜が、半透明の膜状に同行に向かって翼状に伸びる。角膜の変形による乱視や増殖が瞳孔近くまで進展するなどの視力障害が起こる。通常は30代以降に発症し、進行も早くなく、悪性ではないが、視力障害が著しい場合は手術で除去する。2～7％が再発し、再手術が必要となる。
- 白内障：水晶体が濁ることで網膜まで光が届かなくなり、視力障害を起こす病気である。いちばん多いのは老人性白内障であり、加齢による変化に加えて、紫外線をはじめ喫煙、栄養不足、薬物、アルコール、全身疾患などの危険因子が加わって起こる。進行すると失明に至ることがあり、手術が必要である。

④ビタミンD供給への影響

　近年、わが国を含む先進国で再び小児のビタミンD欠乏症が増加している[7]。ビタ

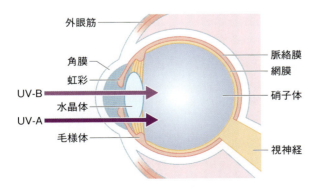

（佐々木政子・上出良一：知って防ごう有害紫外線・太陽紫外線と上手につきあうために、少年写真新聞社、2008と環境省：紫外線環境保健マニュアル2015https://www.env.go.jp/chemi/matsigaisen2015/full.pdf、2017年8月3日検索をもとに作成）

図2-33　眼の構造と紫外線吸収

ミンDは紫外線に当たることにより皮下で産生する方法、食事などから栄養として摂取する方法という供給方法がある。ビタミンDの主な働きは、腸からのカルシウム吸収を2〜5倍程度に増加するなどカルシウム代謝作用だけでなく、がんや感染症予防、自己免疫疾患の予防などさまざまな生体機能調節に関与している。

しかし、これまで述べてきたような紫外線の害が明らかとなってきた1990年代より紫外線対策活動が広まり、適切な日光照射ができていない現状にある。また、ビタミンDはきのこ類、魚、卵などに多く含まれているが、その他の食品には少量しか含まれていない。そのため、必要ビタミンD（1日10〜25μg）の半分以上は日光紫外線に依存している。

わが国では乳幼児のビタミンD欠乏症が増加し、高度のO脚や痙攣で外来受診時に、くる病や骨軟化症、骨粗鬆症と診断される患者数が急増している。そのリスク要因としては、紫外線を避ける若年女性が増加したこと、妊婦自身がビタミンD欠乏状態であり、児も骨量が少ない状態で出生し、母乳栄養、アトピー性皮膚炎に対する除去食、生後の日光浴不足などが重なった場合と考えられている。とくに両親が育児に過度に熱心である場合などが多いため、健診時にビタミンD欠乏症の児をみつけた場合は、保護者の精神面も配慮しながら説明し理解を求める必要がある。

紫外線に対する皮膚反応は表2-8に示すように皮膚の色に左右される。国際的なスキンタイプでは白人が該当するタイプIから黒人が該当するタイプVIまで6段階あり、日本人はタイプII〜IVに位置する。スキンタイプ、住んでいる地域、季節、時刻により日光浴の必要時間が異なる。

環境省[1]では標準的な日本人が顔と両腕に日焼け止めをせずに露出した場合、東京都心で8月1日の昼、雲が少しある晴れた日に外出するとしたら3分間、同様に1月の昼頃、顔と手に日焼け止めをせずに露出して外出した場合約50分間必要と計算している。また、専門家によると子どもだけでなく全世代において、夏期は日差しの強い9時〜15時を避け朝夕に1日10〜15分程度、冬期は日中1時間以上の日光浴を意

表2-8 国際的なスキンタイプ（環境省：紫外線環境保健マニュアルより）

タイプ	サンバーン、サンタンの既往	日本人のスキンタイプ
I	容易に強いサンバーンを起こすが決してサンタンを生じない	
II	容易にサンバーンを起こし、わずかにサンタンを生じる	J-I（紫外線に高過敏） 赤くなりやすいがサンタンは極めて軽い
III	中等度にサンバーンを生じ、中等度の均一なサンタンを生じる	J-II（平均的）
IV	わずかにサンバーンを生じ、容易に中等度のサンタンを生じる	J-III（紫外線に非過敏） サンバーンは軽いがサンタンは強い
V	ほとんどサンバーンを生じない。濃褐色である	
VI	決してサンバーンを生じない。黒褐色〜黒色である	

最近日光曝露していないサンタンのない皮膚に45〜60分間（90〜120mJ/cm²）の日光曝露をしたときの反応に基づく

(Pathak MA, Nghiem P, Fitzpatrick TB.: Acute and chronic effects of the sun, Freedberg IM, Eisen AZ, Wolff K et al. ed.; Dermatology in general medicine, 5th ed., p.1598-1607, New York, McGraw-Hill, 1999を改変)

識し、過度に紫外線を浴びる必要はないことを提唱している[7]。また、ビタミンDのサプリメントを利用することも有効な方法である[1]、[7]。

3 過度な紫外線に対する防御対策

　紫外線は適度な日照が必要であるが、過剰になると皮膚がんや光老化のリスクとなる。国際的にサンスクリーン剤を含めた遮光が光老化の予防に提唱されている[8]。紫外線防御の基本としては大きく3つである。

・散乱光や反射する紫外線を上手に防御すること

　太陽紫外線は散乱して地上に届くため直射光である日射を防御する方法とは防御法が違う。熱線である赤外線カットと紫外線カットは違うため衣服の素材や色などに配慮する。

・肌から遠いところから始めること

　自分のスキンタイプに合わせて紫外線防御対策をとる。日傘、帽子、長袖シャツなどで初めに防御し、屋外スポーツ、登山、海水浴、スキー場などでは必要に応じて日焼け止めクリームを塗布する。

・過剰紫外線の防御を心がけること

　完全に紫外線をカットする必要はないが、過度の日焼け、真っ赤な火傷のような日焼けを繰り返すと皮膚がんになる恐れがある。真夏の真昼の海岸で20～25分紫外線を浴びるなど無防備に紫外線を浴びることは極力避ける。

　上記を踏まえて環境省[1]では以下のような紫外線対策を提示している。

①紫外線の強い時間帯の外出を避ける

　紫外線は時刻別にみると正午前後、太陽が最も高くなるときに最も強くなるため、気象庁が公表しているUVインデックスを参考に紫外線の強い時間帯を避けて戸外生活を楽しむようにする。また、乳幼児・小児に関しては以下の時間の紫外線対策を保護者とともに考えることが必要である。

②日陰の利用

　茂ったけやきなどの木に近づくほど顔面が浴びる紫外線量は直射光も散乱光も減少するが、後頭部が浴びる紫外線量は変わらない。街路樹などの木陰では、散乱光はある。しかし、木陰の散乱光は日焼けを起こす紫外線量と比較すると少ないため、夏の外出では木陰で一休みするなど日陰を利用するとよい。

③日傘、帽子の利用

　直射光は日傘で完全にカットでき、散乱光は50％程度カットできる。黒は熱線である赤外線も吸収するため生地が傷み、色あせしやすいが、白は可視光線をすべて反射し、厚手の生地は熱線を通さないため、傘の下では涼しく感じられる。そのため、日傘は黒より白いもののほうがよい。帽子も直接日光をカットできるが、キャップタイプのつばの長さ7cmで顔の正面が浴びる紫外線量は60％程度カットでき、全周7cmのつばの帽子では65％程度カットできるといわれている。しかし、雪面では反射が強いため、帽子よりも日焼け止めが有効である。

④衣服でおおう

　襟付きの長袖シャツのように身体をおおう部分の多い衣服は、首や腕、肩に浴びる紫外線を遮断することができる。薄手のポリエステル素材はUV-Bを吸収するが、UV-Aは吸収せず、吸水性もない。また、綿は紫外線吸収素材ではないが、吸水性が高いためTシャツに使用される。このことから、綿とポリエステル両方を使った素材が望ましい。

　また、織の効果として、糸が凹凸に並んで見える綾織のほうが紫外線の透過率が低く、反射・散乱が大きい。色に関しては、紫外線・赤外線、可視光を吸収せず、反射・散乱させやすい白か薄い色がよい。しかし、海上では水面反射を和らげ、赤外線の熱で乾きやすくなるため、カヌーなどでは黒色もよい。

⑤サングラスの利用

　サングラスや紫外線カット眼鏡を適切に使用すると眼への曝露を90％カットできる。サングラス選択時の目安としては、①サングラスと表示された規格品を選ぶこと、②瞳孔が開きすぎて紫外線を取り込む可能性を低下させるために、色のあまり濃くないものを選ぶこと（ただし海辺や雪面環境では色の濃いもののほうが反射・散乱する環境には適している）、③軽量で衝撃にも強いポリカーボネートなどのプラスチックレンズを選ぶこと、④正面以外の間接的な光も遮断できるように顔にフィットしたある程度の大きさをもつものを選ぶことが推奨されている[9]。

⑥日焼け止めの使い方

　顔などの衣類でおおうことのできない部位には日焼け止めを使うのが効果的である。乳児の場合は肌への負担を考えて紫外線の強い時間帯は外出を控える、ベビーカーなどのおおいを利用するなどの工夫をすることも有効である。

　UV-Bの防御効果のある日焼け止めの強さを示すSPF（sun protection factor）は大きいほど紫外線を遮断する力が強い。日常生活では10程度、強い日差しの屋外活動では30程度で十分である。UV-A遮断効果はPA（protection grade of UV-A）で示され、1プラスから4プラスの4段階で表示される。

　日焼け止めの効果や特徴と生活シーンに合わせて使用する。日常生活であれば数値の高くない日焼け止めで十分である。しかし、紫外線の強い季節に長時間屋外に出る場合は、高い効果をもつもの、汗をたくさんかいたり水に入る場合は耐水性の高いものを使う。

　塗り方としては、戸外に出る前に塗る。重ね塗りをすることが推奨されており、顔や片腕でそれぞれ真珠の粒2個分くらい、または乳液タイプでは500円硬貨大の塗布をする。日焼け止めは皮膚上にあることで効果があるため、塗布後に手や衣類に触れたり、汗をかいたり、タオルやハンカチで汗を拭いたりすることで落ちる。落ちたと感じたときにすぐに重ね塗りを行うか2～3時間ごとに重ね塗りをする。

　使用後は必ず1日の終わりに落とすことが必要である。耐水性の高いものの場合、説明文をよく読んで必要であれば専用クレンジングを使用する。

⑦紫外線に負けない健康な身体づくり

　上記のような対策だけでなく、免疫機能低下予防のための身体づくりも大切である。そのため、午前6〜7時ぐらいに起床して強くない紫外線を浴び、体内時計をリセットすること、朝食を必ず摂取すること、夕食は快適な睡眠のためにも就寝2時間前までに済ますこと、小児の場合の就寝は22時前とし夜更かしをしないこと、真夏の屋外活動時には熱中症予防のためにも水分補給をすることなどに気を付ける。

＊

　紫外線は私たちの生活において切り離すことのできないものである。正しい知識をもつことで適切な紫外線と付き合っていくことが乳幼児期から必要である。そのためには全世代への知識普及、具体的な対策方法を教授していくことが今後看護者に求められている。

●喫煙
引用・参考文献
1) 厚生労働省：平成27年国民健康・栄養調査の概要、http://www.mhlw.go.jp/stf/houdou/0000142359.html
2) Ward KD：A meta-analysis of the effects of cigarette smoking on bone mineral density、Calcified Tissue International［Calcif Tissue Int］, 68（5）：259-70, 2001
3) Kanis JA：Osteoporosis International：A Journal Established As Result of Cooperation Between The European Foundation For Osteoporosis And The National Osteoporosis Foundation Of The USA［Osteoporos Int］, 16（2）：155-62. Date of Electronic Publication：2004
4) 藤原佐枝子：生活習慣と骨　飲酒・喫煙と骨粗鬆症、骨粗鬆症治療、13（2）：118〜121、2014
5) 横山美江：母親の喫煙による子どもの出生時および出生後の身体計測値への影響　4ヵ月児健康診査のデータベースの分析から．日本看護科学会誌、34：189〜197、2014
6) 金森京子他：喫煙妊婦の初乳中ニコチン濃度に関する検討．人間看護学研究、6：17〜26、2008
7) 厚生省保健医療局健康増進栄養課監修：健康づくりのためのたばこ対策行動指針、日本食生活協会、1996
8) 厚生労働省、喫煙と健康問題に関する検討会編：喫煙と健康　喫煙と健康問題に関する報告書、第2版、2016
9) 種部恭子：Q10 肥満女性や喫煙女性へのOC・LEP処方は可能ですか？、産科と婦人科、4（67）：415〜419、2015
10) Rosenberg L et al：Low-dose oral contraceptive use and the risk of myocardial infarction. Arch Intern Med.：161（8）：1065〜70, 2001
11) 大井田隆（研究代表者）ほか：未成年の喫煙・飲酒状況に関する実態調査研究、平成20年度および平成22年度厚生労働科学研究費補助金（循環器疾患等生活習慣病対策総合研究事業）、2013（https://www.gakkohoken.jp/files/theme/toko/2010kitsueninshu.pdf）
12) Nightingale AL et al：The effects of age, body mass index, smoking and general health on the risk of venous thromboembolism in users of combined oral contraceptives. Eur J Contracept Reprod Health Care, 5（4）：265〜74, 2000
13) Pomp ER et al：Smoking increases the risk of venous thrombosis and acts synergistically with oral contraceptive use. Am J Hematol, 83（2）：97〜102, 2008
14) Brinton LA：Epidemiology of cervical cancer--overview. IARC Sci Publ (119)：3〜23, 1992
15) Hellberg D, Nilsson S, Haley NJ, et al.：Smoking and cervical intraepithelial neoplasia：nicotine and cotinine in serum and cervical mucus in smokers and nonsmokers. Am J Obstet Gynecol, 158（4）：910〜3, 1988
16) 厚生省心身障害研究：乳幼児死亡の防止に関する研究、1996（https://www.niph.go.jp/wadai/mhlw/1997/h091402.pdf）

●アルコール
引用・参考文献
1) 厚生労働省：平成24年国民健康・栄養調査の概要、2013
2) 厚生労働省：平成27年国民健康・栄養調査の概要、2017
3) 樋口進：アルコール対策の進め方、厚生労働科学研究辻班研修会資料、2014
4) 藤原佐枝子：生活習慣と骨　飲酒・喫煙と骨粗鬆症、骨粗鬆症治療、13（2）：118〜121、2014
5) Yin Cao,1 Walter C Willett, et.al：Light to moderate intake of alcohol, drinking patterns, and risk of cancer：results from two prospective US cohort studies, BMJ 2015；351 doi：http://dx.doi.org/10.1136/bmj.h4238 (Published 18 August 2015) Cite this as：BMJ 2015
6) 国立がん研究センター：多目的コホート研究の成果2014年12月、http://epi.ncc.go.jp/files/01_jphc/201412_E5A49AE79BAEE79A84E382B3E3839BE383BCE38388E.pdf
7) Mennella J, Beauchamp G：The transfer of alcohol to human milk. New Eng. J. Med. 325, 981-985.1991
8) 大井田隆（研究代表者）ほか：未成年の喫煙・飲酒状況に関する実態調査研究、平成20年度および平成22年度厚生労働科学研究費補助金（循環器疾患等生活習慣病対策総合研究事業）、2013（https://www.gakkohoken.jp/files/theme/toko/2010kitsueninshu.pdf）

● 薬物

引用・参考文献

1) 厚生労働省：薬物乱用は、あなたとあなたの周りの社会をダメにします、http://www.mhlw.go.jp/bunya/iyakuhin/yakubuturanyou/dl/pamphlet_01a.pdf、2017年8月検索
2) 厚生労働省：薬物乱用の現状と対策、2015（http://www.mhlw.go.jp/bunya/iyakuhin/yakubuturanyou/dl/pamphlet_04.pdf）
3) 厚生労働省：危険ドラッグ対策について、2014（http://www.mhlw.go.jp/seisakunitsuite/bunya/kenkou_iryou/iyakuhin/yakubuturanyou/oshirase/20150819-1.html）
4) 嶋根卓也ほか：薬物使用に関する全国住民調査．平成27年度厚生労働科学研究費補助金医薬品・医療機器等レギュラトリーサイエンス政策研究事業「危険ドラッグを含む薬物乱用・依存状況の実態把握と薬物依存症者の社会復帰に向けた支援に関する研究（研究代表者：嶋根卓也）」分担研究報告書、p.7～166、2016
5) Stek AM, et al.：Fetal responses to maternal and fetal methamphetamine administration in sheep, Am J Obstet Gynecol, 173(5)：1592-1598, 1995
6) 熊坂栄ほか：覚醒剤使用歴のある母体から出生した新生児例、日本小児科学会雑誌、116(11)、1733～1736、2012
7) 厚生労働省：重篤副作用疾患別対応マニュアル　新生児薬物離脱症候群、2010（http://www.mhlw.go.jp/topics/2006/11/dl/tp1122-1j17.pdf）
8) Dixon SD：Effects of transplacental exposure to cocaine and methamphetamine on the neonate. West J Med. 150(4)：436-442, 1989

● 電磁波

引用文献

1) ザミール・P. シャリタ、加藤やすこ訳：環境汚染物質が病気を増やす？、電磁波汚染と健康、増補改訂版、p.14～29、緑風出版、2014
2) 坂部貢、羽根邦夫、宮田幹夫：電磁波について、生体と電磁波、p.1～52、丸善出版、2012
3) ザミール・P. シャリタ、加藤やすこ訳：弱い電磁波から受ける深刻なダメージ、電磁波汚染と健康、増補改訂版、p.14～29、緑風出版、2014
4) 坂部貢、羽根邦夫、宮田幹夫：電磁波と生体、生体と電磁波、p.62～139、丸善出版、2012
5) 小児の健康リスク評価に関する研究、科学技術振興調整費第II期成果報告書、http://scfdb.tokyo.jst.go.jp/pdf/19991170/2001/199911702001rr.pdf、2017年2月20日検索
6) ザミール・P. シャリタ、加藤やすこ訳：電磁波とコンピューター－ストレスの複合影響、電磁波汚染と健康、増補改訂版、p.168～195、緑風出版、2014
7) 松田美佐、土橋臣吾、辻泉編：メディア利用の深化編、ケータイの2000年代－成熟するモバイル社会、p.23～113、東京大学出版会、2014
8) 秋田喜代美監修：育児をしながらスマフォ!?、みんなで考えよう！つかう・つかわない？どうつかう？2、スマフォ一便利さにたよりすぎていない？、p.14、フレーベル館、2015
9) 三原聡子：ネット依存症について、http://www.city.kobe.lg.jp/information/committee/innovation/sp_influence/img/290106_08.pdf、2017年2月21日検索
10) 川島隆太監修：スマホは脳に悪影響!?、脳科学の最前線、脳のひみつにせまる本3、p.10～11、ミネルヴァ書房、2015
11) 氏家武：スマホ社会の落とし穴、子どもの脳とからだにこんな異変が！、児童精神科医の外来でみえてくるもの、日本小児科医会会報、50：104～105、2015

参考文献

1) 坂部貢、羽根邦夫、宮田幹夫：生体と電磁波、丸善出版、2012
2) ザミール・P. シャリタ、加藤やすこ訳：電磁波汚染と健康、緑風出版、2014
3) 谷腰欣司：絵とき電気とからだ、日刊工業新聞社、2002
4) 池上彰監修：池上彰さんと学ぶみんなのメディアリテラシー③　スマホ・SNSとの正しい付き合い方、学研教育出版、2015
5) 川島隆太監修：脳のひみつにせまる本③　脳科学の最前線、ミネルヴァ書房、2015
6) 秋田喜代美監修：みんなで考えよう！つかう・つかわない？どうつかう？②　スマフォ便利さにたよりすぎていない？、フレーベル館、2015
7) 尾木直樹監修：おしえて！尾木ママ最新SNSの心得3ストップ依存！SNSのかしこいつかい方、ポプラ社、2015
8) 永光信一郎：発達障害と環境因子、チャイルドヘルス、19(5)：335～338、2016

● 紫外線

引用文献

1) 環境省：紫外線環境保健マニュアル2015、https://www.env.go.jp/chemi/matsigaisen2015/full.pdf、2017年8月3日検索
2) 佐々木政子ほか：紫外線って何？、知って防ごう有害紫外線・太陽紫外線と上手につきあうために、p.5～16、少年写真新聞社、2008
3) 河井昌彦：紫外線とビタミンD-ビタミンD欠乏症くる病が増えている、環境と健康、30(2)：111～117、2017
4) 市橋正光：皮膚のアンチエイジング－女性のしわ、たるみ、シミを防ぐには、Modern Physician、34(11)：1260～1267、2014
5) 錦織千佳子：皮膚がんはDNAの傷痕、環境と健康、30(2)：95～102、2017
6) 佐々木政子ほか：紫外線による健康障害、知って防ごう有害紫外線・太陽紫外線と上手につきあうために、p.17～34、少年写真新聞社、2008
7) 北中幸子：健診で見つけるビタミン欠乏、小児科診療、79(5)：641～644、2016
8) 川田暁：特集高齢者の皮膚疾患－老年科医に知ってほしい"とっておき"の皮膚病変の診かた－総説1皮膚の加齢要因(1)、紫外線による老化、Geriatric Medicine、54(10)：961～963、2016
9) 佐々木政子ほか：紫外線と上手につきあおう、知って防ごう有害紫外線・太陽紫外線と上手につきあうために、p.5～16、少年写真新聞社、2008

B 女性と栄養

1 女性と食行動

　現代は飽食の時代ともいわれ、糖尿病や高血圧などの生活習慣病罹患者やその予備軍の増加問題が深刻化し、肥満が問題として取りあげられている。しかし、その一方で、若年女性の「やせ」の問題も深刻化しており[1]、その背景には食に関する問題行動が多くある。朝食抜き、ファストフードなど酸化食に偏った食事、嗜好本意の食物の選択による栄養の偏り、ダイエット行動などである。このような食行動の乱れから、女性にはさまざまな健康問題が生じている。

1 女性のやせ願望と食行動

　厚生労働省の平成27年度国民健康・栄養調査結果の概要において、20歳代女性の「やせ」の割合が20.4%（平成26年）を占め、5人に1人が「やせ」という結果となっている（図2-34）。厚生労働省は「健康日本21」のなかで、20歳代女性のBMI（肥満度を表す体格指数）18.5未満の「やせ」の割合を15%以下に減少させることを目標としているが、20歳代女性の「やせ」の割合は20%を超えたままの状態で推移している。また、30歳代女性に占める「やせ」の割合も年々増加している状況であり、わが国の特徴的な傾向を示している。

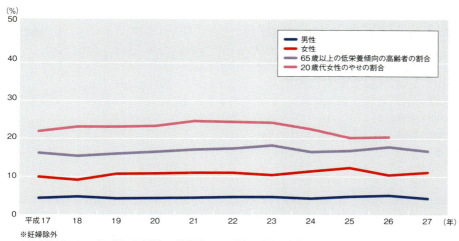

※妊婦除外
※20歳代女性のやせの者の割合の年次推移は、移動平均により平滑化した結果から作成。
移動平均：各年の結果のばらつきを少なくするため、各年次結果と前後の年次結果を足し合わせ、計3年分を平均化したもの。
　　　　平成26年の値は、平成25〜27年の3年分を平均化したもの。

（厚生労働省：平成27年度国民健康・栄養調査の概要、2016）

図2-34　「やせ」の者の割合の年次推移（20歳以上）

若年女性の理想とする身体像は痩身であり、標準体重内にあっても自己の体型を太っていると認識しているなど、誤ったボディイメージとやせ願望をもっている者が多い[2)3)4)]。その背景には、食生活だけではなく、生活スタイルの多様化、メディアの影響による「やせているほうが良い、きれい」などという価値観の普及、氾濫したさまざまなダイエット法など多様な因子が影響していると考えられている[5)6)]。

2 栄養摂取状況

また、わが国の平成27年度国民健康・栄養調査結果の概要によると、朝食の欠食率は、男性14.3％、女性10.1％である。性・年齢階級別にみると、男性では20～49歳までが高い。女性では20歳代が最も高く、25.3％である（表2-9）。これは若年女性の3～4人に1人が欠食していることを示し、この状況は約20年続いている。

一方、女性の栄養素などの摂取状況に関して、摂取エネルギーは、身体活動レベル「低い」にあたる20歳代で1,650kcal、30歳代で1,750kcalを必要量とされているが、実際に摂取されているのは20歳代で1,706kcal、30歳代で1,652kcalと20歳代では必要量を摂取できているが、30歳代においては必要量を下回っている。

妊娠前の女性や妊娠初期の女性に必要な栄養素として、その摂取が推奨されている葉酸は、細胞の増殖に必要なDNA合成の働きを担う。一般の女性では、240μg/日が推奨量と周知されている。そして、とくに妊娠の可能性がある、あるいはこれから妊娠を計画している女性では、400μg/日の摂取が必要とされている。しかし、実際のところ20歳代では234μg/日、30歳代では243μg/日と必要な摂取量を満たしていない。

また、カルシウム摂取量では、20歳代、30歳代ともに650μg/日が目安量とされているが、20歳代では427μg/日、30歳代では430μg/日と充足していない。とくに思春期・性成熟期の女性の身体の成長のためのカルシウム摂取は重要である。これらの

表2-9　朝食の欠食率の年次推移（20歳以上）　　　　　　　　　　　　　　　　　　　（単位：％）

		17年	18年	19年	20年	21年	22年	23年	24年	25年	26年	27年
男性	総数	14.3	14.2	14.7	15.8	15.5	15.2	16.1	14.2	14.4	14.3	14.3
	20～29歳	33.1	30.5	28.6	30.0	33.0	29.7	34.1	29.5	30.0	37.0	24.0
	30～39歳	27.0	22.8	30.2	27.7	29.2	27.0	31.5	25.8	26.4	29.3	25.6
	40～49歳	16.2	20.8	17.9	25.7	19.3	20.5	23.5	19.6	21.1	21.9	23.8
	50～59歳	11.7	13.1	11.8	15.1	12.4	13.7	15.0	13.1	17.8	13.4	16.4
	60～69歳	5.6	5.8	7.4	8.1	9.1	9.2	6.3	7.9	6.6	8.5	8.0
	70歳以上	2.8	2.2	3.4	4.6	4.9	4.2	3.7	3.9	4.1	3.2	4.2
女性	総数	9.3	8.9	10.5	12.8	10.9	10.9	11.9	9.7	9.8	10.5	10.1
	20～29歳	23.5	22.5	24.9	26.2	23.2	28.6	28.8	22.1	25.4	23.5	25.3
	30～39歳	15.0	13.9	16.3	21.7	18.1	15.1	18.1	14.8	13.6	18.3	14.4
	40～49歳	10.3	11.0	12.8	14.8	12.1	15.2	16.0	12.1	12.2	13.5	13.7
	50～59歳	8.3	7.7	9.7	13.4	10.6	10.4	11.2	9.2	13.8	10.7	11.8
	60～69歳	5.5	4.6	5.1	8.6	7.2	5.4	7.6	6.5	5.2	7.4	6.7
	70歳以上	2.8	2.2	3.8	5.2	4.7	4.6	3.8	3.6	3.8	4.4	3.8

（厚生労働省：平成27年度国民健康・栄養調査の概要、2016）

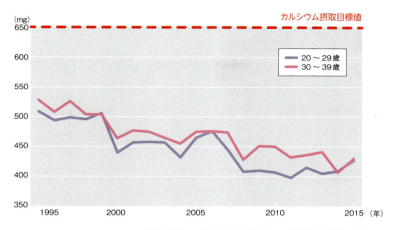
(厚生労働省：平成27年度国民健康・栄養調査の概要、2016より)
図2-35 カルシウム摂取量の平均値の年次推移

時期に骨密度を高めておくことは、更年期の骨粗鬆症の予防となるためである。このことについて認識されてきているものの、カルシウムの摂取不足は長年続いており、増加にはつながっていないのが現状である（図2-35）。

鉄の摂取量では、20歳代、30歳代ともに10.5mg/日の推奨量であるが、20歳代では7.5mg/日、30歳代では7.1mg/日と大きく下回っている。人の味覚に重要な役割を果たす亜鉛の摂取量では、20歳代、30歳代では8.0mg/日が推奨量とされているが、20歳代では7.5mg/日、30歳代でも7.1mg/日と推奨量を満たせていない。

3 女性の食行動の変調

女性の食行動は、非常に心理的影響を受けやすく、愛情不足や生きることへの不安を抱く女性が拒食症や過食症に陥りやすい。心理的要因が食欲の低下や増進に悪影響を及ぼしている。

拒食症は、やせ願望や肥満への恐怖心から食事を拒否し、際限なくやせていくものである。過食症は、限度なく食べ続ける食行動であり、むちゃ食いを繰り返し、体重増加を防ぐための不適切な代償行動（自己誘発嘔吐、下剤の服用）を起こしたり、自己評価が体重の影響を受けると認識していることが症状として見られるものである。摂食障害とは、拒食症、過食症を指し、女性の命に危険を及ぼすものである。

「摂食障害の診断基準」は、①食事を拒否する、②標準体重の85％以下、③体重増加や肥満に対する強い恐怖、④自己の体型や体重の誤った認識、⑤初潮後の無月経、がみられることであり、摂食障害によりやせが進むと低栄養状態となり、脳にある摂食中枢のバランスが崩れ、空腹感の減少や必要食事量が判断できなくなることで、より悪循環に陥ってしまう。

2 食行動と健康への影響

　やせ願望をもつ女性は、自分の身体の変化や外見に敏感に反応し、実際はやせる必要がないにもかかわらず、望む体型に近づこうと、極端なダイエットに移行しがちである。このようなやせ願望をもつ女性は、性成熟期女性のみならず、中・高校生、さらには小学生へと低年齢化している。

1 月経への影響

　女性は、コレステロールを原料として、正常な月経維持のために体脂肪率22%の維持が必要である。したがって、体脂肪の減少は、女性ホルモンの産生を阻害し、卵巣・子宮内膜の成熟を阻害するため、無月経や月経不順を引き起こすことになる（図2-36）。

2 骨代謝への影響

　女性の骨量が増加するスピードが最も大きくなるのは、思春期（13～14歳ころ）であり、腸管からのカルシウム吸収率が高まることから、この時期のカルシウム摂取量は必須である。また、健康な骨は絶えず新陳代謝があり、骨吸収と骨形成のバランスがとれているが、骨量の獲得時には骨吸収を上回る骨形成、骨量の喪失時には骨形成を上回る骨吸収がある。女性ホルモンであるエストロゲン分泌量は骨量に関連しており、エストロゲンの分泌低下は骨吸収の抑制不全をきたし、骨吸収を促進するため骨量の減少をまねく[9]。このことからも、エストロゲンが十分に分泌されるよう卵巣が正常に機能することが必要となり、思春期には、食事からカルシウムなどの栄養素摂取ができる食生活を送ること、そして、身体的・精神的にも健康に日常生活が送れるように環境を整えることが重要となる。

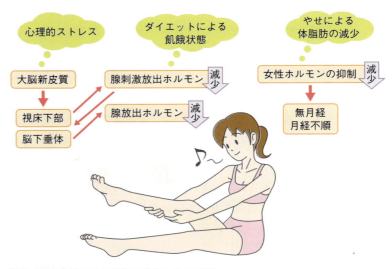

図2-36　女性のやせ増加の背景とその影響

3 メディアの影響

　ルネサンス期イタリアのフィレンツェ生まれの画家サンドロ・ボッティチェッリ（本名はアレッサンドロ・ディ・マリアーノ・フィリペーピ）は、「ヴィーナスの誕生」という絵を描いた（写真2-1）。身長158cm、体重52kg　BMI20.8のヴィーナスが理想の体格とされていたが、現在では、BMI（肥満度を表す体格指数）18未満のファッションモデルが雑誌やショーに出演することで、若年女性のやせに拍車をかけている。欧州ではBMI18.5未満のモデルをファッションショーに出演させることを禁止したり、出演モデルに健康診断書を提出したり食事の講義受講を義務づけたりといった対策を行っている。

4 女性の食行動とやせが妊娠・次世代に与える影響

　妊娠前の母親のBMIが「低体重（やせ）」や「ふつう」であった女性で、妊娠中の体重増加が7kg未満であった場合には、低出生体重児を出産するリスクが有意に高くなること[10]、そして、母体の低栄養が児の将来の肥満、糖・脂質代謝異常、高血圧などの生活習慣病発症のリスクを上昇させるという報告もされている[11]。低出生体重児は正常体重児に比べて2型糖尿病発症リスクが高いという報告もある[12]。

　このように若年女性の食行動は本人の身体のみならず、将来の子どもの健康にも影響することから、若年女性の食行動について真剣に考える必要がある。このような考え方を提唱したのはデビッド・バーカー（David Barkar）博士であり、「成人病胎児期発症（起源）説：Fetal Origins of Adult Disease（FOAD）」といわれている。この説は、受精時や胎児期、新生児期である人生早期の時期に、低栄養または過量栄養の環境に

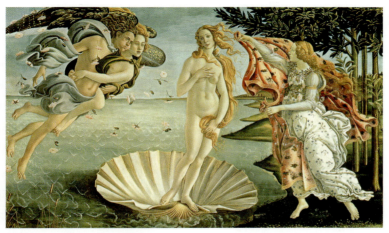

写真2-1　ヴィーナスの誕生　　　　　　　（提供：Bridgeman Images／アフロ）

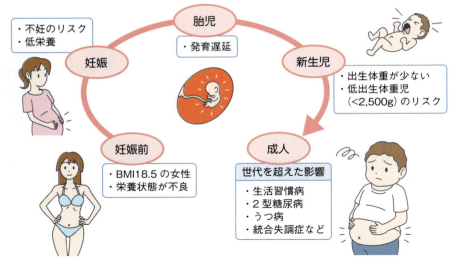

図2-37 やせがもたらす妊娠・次世代への影響

暴露されると、生活習慣病の素因が形成され、その後の生活習慣の負荷により肥満や脂質異常症、高血圧、糖尿病といった生活習慣病が発症するという説である。その理由として人の健康や疾病は胎芽・胎児・新生児期に素因が決定されること、そしてそれには倹約遺伝子（少ないエネルギーで生き残れる遺伝子：使うエネルギーを最小限にし、余ったエネルギーは蓄積する）によるものと考えられていることによる（図2-37）。

厚生労働省は、「健やか親子21」推進検討会において「日本の食事摂取基準（2005年版）」および「食事バランスガイド」を基準とした「妊産婦のための食生活指針」を2006（平成18）年に策定、発表しているが、前述のように摂取エネルギーをはじめ、多くの栄養素摂取量は推奨量を充足しておらず、改善に至っていない。

5 女性と味覚

1 味覚

味は舌に存在する味蕾を刺激することで認識される（図2-38）。味蕾は、短い周期で新しく生まれ変わるため、多くの亜鉛を必要とする。しかし、亜鉛の摂取不足が味蕾細胞の新生・交代時間を延長させ、その遅れが味物質に対する感度の低下を誘発するため、味覚障害につながる。味覚障害の患者数は年々増加しており、とくに高齢者に多い。舌に存在する味蕾が加齢とともに減少することが高齢者の味覚障害の原因にあげられる。しかし近年では、妊娠予備軍でもある若年女性にも味覚障害が増加している。その原因は主に、食意識の低さ、偏った食生活である。食事内容が偏ることにより、身体が1日に必要な栄養素が摂取できず、微量元素である亜鉛の摂取不足を引

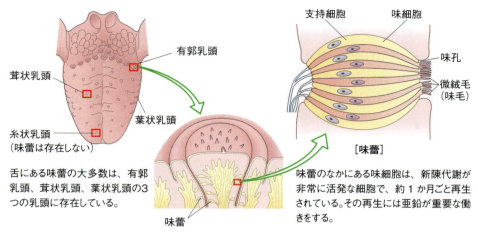

図2-38 味蕾

き起こす。また、ファストフードやインスタント食品、加工食品には、亜鉛に結合して体内への吸収を妨げる食品添加物が含まれるものが多いため、亜鉛の吸収阻害、排泄の増加が起こり、味覚障害に至る。「日本人の食事摂取基準（2015年版）の概要」において、20～30歳代女性の亜鉛摂取の推奨量は8.0mg/日とされているが、前述したように、推奨量を満たせていない現状である。味覚機能を正常に維持し、食事をおいしく摂取するためにも、亜鉛摂取の必要性や亜鉛の摂取不足による味覚や身体への影響について知識をもつこと、そして、食事のバランスや食品添加物の多く含まれる食品摂取の頻度を増やすといった食事内容を考え直していく必要がある。

2 味覚と女性ホルモン

　女性の味覚は、性ホルモンの変動により変化が生じるといわれ、月経周期と味覚との関連性、あるいは、妊娠中の味覚の変化などが多く報告されている。女性の月経周期における味覚の変化として、黄体期（月経前）に食欲の増加や甘味を好む傾向を示したとするもの[13)14)]、卵胞期（月経後～排卵）に比べ黄体期では濃い食塩濃度を好むとするもの[15)]、黄体期に味覚機能が低下する[16)]、味覚感受性は卵胞期より黄体期に低下する[17)]などの報告がある。

　妊娠女性の味覚に関しては、非妊娠女性と比較し、感度が低下するといわれている。とくに塩味の味覚感度の低下に関する報告が多く、一般的に妊娠女性は塩味だけでなく、甘味や酸味の強い食品を好む傾向にあり、味覚の閾値が高い[21)]。

　杉野らは、妊娠期から出産後1か月時まで縦断的に同一女性を対象とし、女性の味覚が妊娠期および出産後（産後1か月時）にどのように変化するのか、また、味覚と栄養素摂取量との関連性を調査した[22)]。その結果、女性の味覚感度は妊娠によって低下すること、そして、甘味・塩味・酸味・苦味の4つの味質のうち、塩味の味覚感度のみが鋭敏となる傾向にあることが明らかとなった。また、妊娠によって鈍化した味覚感度は、出産後1か月時までに非妊娠時の状態に回復、あるいは、さらに鋭敏とな

る傾向にあることが明らかとなった。味覚と栄養素摂取量との関連性においては、妊娠女性の舌咽神経領域（舌奥部）における味覚感度と栄養素摂取量とに関連性を認め、塩分や糖分の摂取量が多い妊娠女性ほど酸味の味覚感度が鈍化する傾向を示した[22]。

　このように、女性の味覚は性ホルモンの変動により変化するだけではなく、栄養素摂取量との関連性も示唆された。「女性と食行動」にも関連するが、妊孕世代とされる20〜30歳代、あるいは妊娠予備軍である10歳代の女性の食生活は、自身の健康とそして次世代の健康のためにとくに重要である。このことからも、食生活を整え、栄養素摂取の推奨量を満たすことがこれからも重要課題であり、それにより、正常な味覚の維持および月経周期の保持につながることも忘れてはならない。

6 女性とサプリメント

1 特定保健用食品、栄養機能食品、機能性表示食品

（1）食品とは

　人が口から摂取するものは、食品と医薬品・医薬部外品がある。さらに食品は一般食品と保健機能食品に大別される（図2-39）。一般食品とは、栄養補助食品、健康補助食品、栄養調整食品といった表示で販売されている食品の事である。一方、保健機能食品は、機能性が表示できる食品で、特定保健用食品、栄養機能食品、機能性表示食品に分類される。

（2）特定保健用食品

　特定保健用食品とは、健康の維持増進に役立つことが科学的根拠によって認められ、その効果の表示が許可されている食品のことである。表示されている効果や安全性に

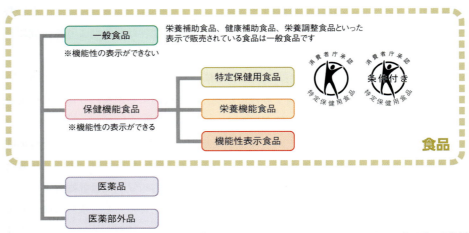

図2-39　食品表示の分類

（http://www.caa.go.jp/foods/pdf/150810_1.pdf、2016年11月19日検索）

ついては国が審査を行い、食品ごとに消費者庁長官が許可している[1]。たとえば、「お腹の調子を整える」などの表示をしているオリゴ糖類、乳酸菌、食物繊維を含む食品や、「コレステロールが高めの方に適する」「食後の血糖値の上昇を緩やかにする」などの表示をした食品がある。

（3）栄養機能食品

栄養機能食品とは、1日に必要なビタミンやミネラルなどの栄養成分が不足しがちな場合に、それを補うために用いる食品のことである。科学的根拠が確認された栄養成分を一定基準以上に含む食品であれば、届け出をしなくても国が定めた表記によって機能性を表示することができる[1]。

（4）機能性表示食品

機能性表示食品とは、2015（平成27）年4月から新たに導入された制度である[2]。機能性表示食品は、国が個別に許可した特定保健用食品や国の規格基準に適合した栄養機能食品とは異なり、事業者の責任において、科学的根拠に基づいた機能性を表示した食品のことである。消費者庁長官に対して、販売前に安全性と機能の根拠に関する情報などを届けることになっているが、特定保健用食品のように個別の許可を受けたものではないという特徴がある[1]。

2 サプリメントとは

サプリメントは、ビタミンやミネラルなどの特定成分が濃縮された製品のことである。錠剤やカプセルの形状をしているが、病気の治療に用いる薬品ではなく食品に分類される。薬品のように医学的なエビデンスが十分に示されていないことから、疾患の治療や予防に効果があるという表示はできない。

サプリメントを利用する際には、有効性と有害性を考慮し、有効性が高いときに、使用することが望ましい。しかし、サプリメントは医薬品と比較して、作用は緩やかであることから、効果が期待できるかの判断が難しい場合がある[3]。またサプリメントは医薬品と異なり医師の処方箋は不要で、消費者はドラッグストアやインターネットを通じて気軽に入手できる。特定成分を効率よく摂取できるというメリットから、効果を期待しすぎて過剰摂取の危険性もある。

健康被害症例のデータを分析した研究[4]によると、性別では女性が多く、原因成分として多かったものは、植物由来のクロレラ、ウコン、ミネラルのゲルマニウム、補酵素のαリポ酸などであった。健康被害の臓器別副作用として肝臓胆管障害が最も多く、皮膚・皮膚付属器官障害、代謝・栄養障害、泌尿器障害、免疫障害の順であった[4]。

複数の薬物を同時に使用する場合、薬物相互作用の可能性があるが、これは医薬品どうしだけでなく、健康食品であるサプリメントの摂取でも起こりうる。健康食品には、医薬品成分が含まれている場合があり、医薬品との併用により過剰摂取や作用の増強・減弱、副作用の出現の可能性がある。日本人の2人に1人が何らかのかたちでサプリメントをときどき使用しており、男女の比較では、女性のほうがやや多いと報告されている。対象者に問診を行う際には、処方箋だけでなく、サプリメントの摂取

状況についても確認する必要がある。さらに、それぞれのサプリメントの効用・安全性を理解し、対象者へ正しい知識の提供をすることが必要である。

3 サプリメントの生理作用と薬理作用

（1）ビタミン

ビタミンは、生物の生存・生育といった機能を正常に保つために必要な有機化合物であるが、体内ではほとんど合成できないため、食物から摂取が必要な栄養素である。水溶性ビタミンと脂溶性ビタミンに分類できる[5]。

水溶性ビタミンには、ビタミンB群（B_1、B_2、B_6、B_{12}、ナイアシン、パントテン酸、葉酸、ビオチン）、ビタミンCがある。血液などの体液に溶け込む性質があり、体内のさまざまな代謝に必要な酵素としての働きをしている。水溶性であるため、水で洗う場合や水に長くつけた場合に溶け出してしまうため、手短にする必要がある。また、煮込み料理やゆでる料理では水に溶け出してしまうため、水分も一緒にとることで摂取が可能となるが、熱に弱いため調理方法に工夫が必要である。水溶性ビタミンは水に溶けて尿に排泄されるため、食物からの摂取で過剰症は起こりにくいが、サプリメントを用いる場合には過剰摂取の可能性もあるので注意が必要である。

一方、脂溶性ビタミンには、ビタミンA、ビタミンD、ビタミンE、ビタミンKがあり、身体の機能を正常に保つ働きをしている。水溶性とは逆に油に溶けやすく、脂溶性であるため野菜炒めなどの油を使用するような調理で吸収率が高まる。しかし、主に脂肪組織や肝臓に貯蔵されるという特徴があるため、多量に摂取すると、過剰症が問題となる（表2-10）。

ビタミン類は医師により処方されるものもあるが、それぞれ単品やマルチビタミンのかたちで市販されている。食事で摂取できない分を補う場合には、健康食品を用いることも有用であるが、医薬品として販売されている物のほうが吸収速度や含有量も高いため、用途に合わせて選択する。

（2）葉酸

葉酸（dietary folate）とは、水溶性ビタミンであるビタミンB群の一種であり、細胞増殖に必要なDNA合成に関与している。また、ホモシステインというアミノ酸の一種がタンパク質の合成に必要なメチオニンという必須アミノ酸に変換される過程に必要とされる[7]。葉酸の欠乏は、巨赤芽球性貧血を引き起こすとともに、胎児の細胞増殖が盛んな妊娠初期に葉酸摂取が不足すると、胎児の神経管閉鎖障害発症リスクが高まる。欧米諸国での大規模な疫学研究において、受胎前後の充分な葉酸の摂取が、胎児の神経管閉鎖障害の発症リスク軽減につながることが報告された。これを受けて、妊娠を希望する女性に対するサプリメントなどの栄養補助食品からの葉酸摂取に関する勧告が出され、その結果、欧米諸国での神経管閉鎖障害の発症率が減少している[7]。わが国においても2000年に、妊娠の可能性がある女性に対して、通常の食事からの葉酸摂取に加えて、いわゆる栄養補助食品から1日400μgの葉酸を摂取するよう厚生労働省から通知が出された[7]。

表2-10 ビタミンの欠乏症と過剰症

		欠乏症	過剰症
脂溶性	ビタミンA	夜盲症、成長阻害、骨・神経系の発達抑制、上皮細胞の分化・増殖の障害、皮膚の乾燥・肥厚・角質化、免疫能の低下、感染症など	頭痛、急性毒性では脳脊髄液圧の上昇、慢性毒性では頭蓋内圧亢進、皮膚の落屑、脱毛、筋肉痛、妊娠期の胎児催奇形など
	ビタミンD	体内でのカルシウム吸収率低下、骨量低下、くる病（小児）、骨軟化症（成人）、骨粗鬆症など	高カルシウム血症、腎障害、軟組織の石灰化障害、成長遅延（乳児）など
	ビタミンE	溶血性貧血、神経障害、不妊、脳軟化症、肝臓壊死、腎障害、溶血性貧血、筋ジストロフィーなど	
	ビタミンK	血液凝固の遅延	
水溶性	ビタミンB$_1$	神経炎、脳組織への障害、脚気、ウェルニッケ-コルサコフ症候群など	頭痛、いらだち、不眠、速脈、脆弱化、接触皮膚炎、かゆみなど
	ビタミンB$_2$	成長障害、口内炎、口角炎、舌炎、脂漏性皮膚炎など	
	ナイアシン	ペラグラ（皮膚炎、下痢、精神神経障害など）	
	ビタミンB$_6$	ペラグラ様症候群、脂漏性皮膚炎、舌炎、口角症、リンパ球減少症、うつ状態、錯乱、脳波異常、痙攣発作など	
	ビタミンB$_{12}$	巨赤芽球性貧血、脊髄および脳の白質障害、末梢神経障害など	
	葉酸	巨赤芽球性貧血（ビタミンB$_{12}$欠乏症によるものと鑑別できない）、胎児の神経管閉鎖障害や無脳症、ホモシステインの血清値の上昇など	プテロイルモノグルタミン酸強化食品の過剰摂取に起因する健康障害（悪性貧血のマスキング、神経障害など）
	パントテン酸	成長停止、副腎傷害、手や足のしびれと灼熱感、頭痛、疲労、不眠、胃不快感を伴う食欲不振など	
	ビオチン	乾いた鱗状の皮膚炎、萎縮性舌炎、食欲不振、むかつき、吐き気、憂鬱感、顔面蒼白、性感異常、前胸部の痛みなど	
	ビタミンC	出血傾向、壊血病（疲労倦怠、いらいらする、顔色が悪い、皮下や歯茎からの出血、貧血、筋肉減少、心臓障害、呼吸困難など	

〔厚生労働省：「日本人の食事摂取基準（2015年版）策定検討会」報告書を参考に作成〕

　食品中の葉酸は、ポリグルタミン酸型として野菜や柑橘類・レバーなどに多く含まれている。しかし、体内でモノグルタミン酸として消化吸収される過程でさまざまな影響を受けることや、水溶性ビタミンであるため水洗いや加熱調理による損失が大きいことから、生体利用率は50％以下といわれている。

　一方、サプリメントや加工食品に使用される合成型葉酸（folic acid：プテロイルモノグルタミン酸）は、安定性と生体利用率が高く、葉酸と神経管閉鎖障害のリスク低減との関連を示した研究でも、このタイプのサプリメントを用いているものが大半である。栄養素の摂取は食事が基本であるため、食事での葉酸摂取は大切であるが、サプリメントで用いられている合成型葉酸と比較すると利用率が低く、神経管閉鎖障害のリスク低減に対しては、十分とはいえない。このため、諸外国と同様にわが国においても、神経管閉鎖障害のリスク低減に対する葉酸摂取は、食事に加えて栄養補助食品の利用が勧告されている[7]。

　2015年版の日本人の食事摂取基準[8]では、成人女性における葉酸摂取の推奨量は240μg/日であり、サプリメントや強化食品に含まれるプテロイルモノグルタミン酸の耐用上限量は18～29歳と70歳以上で900μg/日、30～69歳で1,000μg/日とされている。また、妊娠を計画している女性や妊娠の可能性がある女性の場合には、神経

管閉鎖障害のリスク低減のために400μg/日の付加摂取が推奨されている。

ただし、サプリメントや栄養補助食品での葉酸摂取は、耐用上限量を簡単に超えやすく、過剰摂取となるとビタミンB_{12}欠乏症を診断しにくくさせてしまうため、単に葉酸の摂取を推奨するだけでなく、適切な摂取量と継続的な摂取を促すことが必要である。

(3) コラーゲン

コラーゲンとは繊維状のタンパク質で、皮膚や血管、靱帯、腱、軟骨などを構成している。人体のタンパク質全体の約30%を占めており、そのうちの40%が皮膚、20%が骨や軟骨に存在している。コラーゲンは肌の乾燥、シワやたるみを予防する美肌効果と、関節の軟骨が減少して起こる関節炎の予防・改善効果、骨粗鬆症の予防効果などがある。

コラーゲンはアミノ酸で構成されており、生成するにはビタミンCが必要となる。ビタミンCが不足するとコラーゲンの合成ができない。その他ビタミンAもコラーゲンの再構築にかかわっている[9]。コラーゲンを多く含む食品としては、ウシのスジ、トリ軟骨、トリ手羽元、トリ砂肝、ブタ白モツ、フカヒレ、ウナギの蒲焼き、サケ（皮あり）、サンマの開き（皮あり）、ハモなどがある。これらの食品をビタミンCと一緒に摂取する必要がある。

美肌効果や関節炎の予防・改善には、毎日継続したコラーゲンの摂取が必要であるが、食材からの継続的な摂取が難しい場合には、サプリメントを活用する方法がある。ドリンク剤や錠剤が市販されている。

しかし、コラーゲンサプリメントの有効性については、さまざまな研究報告があり、現段階ではその有効性について断定できない。また、コラーゲンはタンパク質の一種であるため、タンパク質にアレルギーある場合には注意が必要である。ゼラチンにアレルギーがある場合には、コラーゲンに対してもアレルギー反応が出る場合があるため、対象者の体質を考慮したうえでの摂取が望ましい。

(4) コエンザイムQ10

コエンザイムQ10は、脂溶性のビタミン様物質のことで、ユビキノンまたはユビデカレノンとよばれる栄養素である。肉類や魚介類などの食品に含まれるが、動植物の体内でも合成され、エネルギー生成の約90%に補酵素として関係しているといわれている[10]。

医薬品としては、ユビデカレノンとして日本薬局方に収載され、心機能改善効果や高血圧の血圧改善、スタチンによるコエンザイムQ10欠乏状態の改善などの効能・効果で、1日30mgの用量で承認されている[11]。コエンザイムQ10は副作用が少なく、安全性が高いといわれているが、多量摂取した場合には、軽度の胃腸症状（悪心、下痢、上腹部痛）の副作用が報告されている。

コエンザイムQ10は、医薬品として用いられてきたことから、健康食品でも同様の効果・安全性が期待されている。厚生労働省では、健康食品の成分が経口摂取の医薬品としても用いられるものについては、医薬品として用いられる量を超えないように

指導している[10]が、健康食品としては、医薬品の上限である30mgを超える製品も流通している。

また、医薬品の場合に医薬品医療機器等法（旧薬事法）に基づく品質管理基準により、製造方法や含有量が厳しく管理されているが、健康食品では「医薬品成分と同じ成分が含有されている」と書かれていても、添加物や不純物の混入、吸収率の違いがあるため、その効果は医薬品と同等ではない。

たとえば、コエンザイムQ10は脂溶性のため、脂肪の多い食事とともに摂取すると吸収がよくなるが、健康食品のなかには、水に溶けやすく吸収率を高くするための改良をした製品が出回っている[10]。このため、サプリメントを使用する場合、含有量と吸収率を確認し、医薬品としての容量や安全性を考慮して使用する必要がある。

(5) ローヤルゼリー

ローヤルゼリーは働きバチの喉頭腺から分泌されるミルク状の物質で、女王蜂と生後3日までの幼虫専用の食糧となる。強い酸味があり、蜂蜜とは異なる。細かい不純物を除去する濾過の工程を経て凍結乾燥などにより調製される[12]。タンパク質や果糖、ブドウ糖、脂肪、ビタミン、ミネラルなどが広く含まれている。

ローヤルゼリーは医薬品ではないが、その効果についてさまざまな研究が行われ、効果が検証されている。たとえば、高齢者の筋力低下や高血圧・高コレステロール血症の予防、糖尿病予防効果、骨粗鬆症の予防、更年期女性の肩こりの軽減、冷え性の軽減、美肌効果、口内炎の軽減、耳鳴りの軽減、不安解消、強迫性障害の軽減などが報告されている[13]。

ローヤルゼリーは薬品ではないため、重篤な副作用はないとされており、ドラッグストアや通信販売で簡単に購入できる。しかし、ローヤルゼリーにはさまざまな栄養素とともに、天然の花粉や植物成分が含まれているため、アレルギー反応が出現しやすい。アトピーや喘息などのアレルギーがある場合には過敏反応のリスクがあるため、使用する前に医師に相談するほうがよい。

(6) 大豆イソフラボン

イソフラボンは、フラボノイドの一種である。マメ科の植物に多く含まれ、食品中にはゲニスチン、ダイジン、グリシチンといった配糖体として存在する。また、味噌や納豆などの大豆発酵食品にはゲニステイン、ダイゼイン、グリシテインといった非配糖体（アグリコン）も含まれる。大豆イソフラボン配糖体は、腸内細菌等によって非配糖体となり、腸管から吸収される。「大豆イソフラボン」と表記されるものは、「大豆イソフラボンアグリコン」のことを示す[14]。

更年期には卵巣機能が低下し、エストロゲンの分泌が減少することにより、ほてり、発汗、不眠などの更年期症状が出現する。日常生活に支障を来す場合に更年期障害と診断され、治療の1つとしてエストロゲンを投与するホルモン補充療法が行われる。イソフラボンは植物エストロゲンの1つといわれており、化学構造がエストロゲンに似ているため、エストロゲン受容体に結合する。また、DNAの構造を正常に保つトポイソメラーゼIIを阻害することや、甲状腺ペルオキシダーゼの阻害作用があること

も報告されている[15]。

　閉経前の女性、閉経後の女性、および男性の大豆イソフラボンアグリコンの安全な1日摂取目安量の上限値は70〜75mg/日とされている。また、特定保健用食品として摂取する場合、安全な1日上乗せ摂取量の上限値は30mg/日である。一方、胎児・乳幼児・小児・妊婦については、日常的な食生活に上乗せして摂取することは推奨できないとされている[15]。

　エストロゲン欠乏による更年期症状には、大豆イソフラボンの摂取は有効であるが、肩こり、腰痛、精神症状などのエストロゲン欠乏との因果関係が低い症状に対しては、積極的摂取は合理性がない[14]。エストロゲン依存性疾患がある場合には、エストロゲン製剤は慎重投与もしくは禁忌となるが、イソフラボンは抗エストロゲンとして作用することもあり、使用が容易であるとされている。しかし、長期使用の場合や乳がん既往者に対しては、慎重投与をしなければならい。いずれにせよ、閉経後の女性にとって食物から摂取されるイソフラボンは、健康維持のために重要であるため、大豆製品からの摂取が望まれる[14]。

(7) DHA

　脂質の1つである脂肪酸は、飽和脂肪酸、一価不飽和脂肪酸、多価不飽和脂肪酸に分類される（図2-40）。多価不飽和脂肪酸はn-3系脂肪酸とn-6系脂肪酸に区別され、n-3系脂肪酸には、食用調理油由来のα-リノレン酸と魚由来のエイコサペンタエン酸（EPA）、ドコサペンタエン酸（DPA）、ドコサヘキサエン酸（DHA）などがある。脂質は、エネルギー産生の主要な基質であり、脂溶性ビタミン（A、D、E、K）やカロテノイドの吸収を助ける働きがある。脂肪酸は、炭水化物やタンパク質よりも、1g当たり2倍以上のエネルギー価をもつことから、エネルギー蓄積物質となるが、DHAが分類されるn-3系脂肪酸は体内で合成できず、欠乏すると皮膚炎などが発症するといわれている[16]。

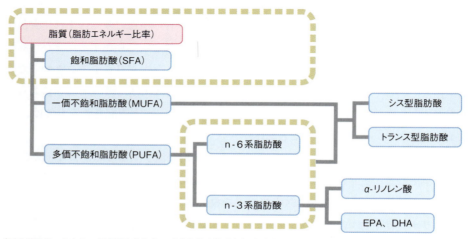

〔厚生労働省：日本人の食事摂取基準（2015年版）策定検討会」 報告書：脂質. http://www.mhlw.go.jp/file/05-Shingikai-10901000-Kenkoukyoku-Soumuka/0000042631.pdf、2017年1月1日検索〕

図2-40　脂質とその構成

食事摂取基準（2015年版）において、成人女性のn-3系脂肪酸の食事摂取基準の目安量は、18～49歳が1.6g/日、50～69歳が2.0g/日、70歳以上が1.9g/日とされている。日本人のEPAやDHA摂取量はエネルギー比率でアメリカ人の約4倍であることが報告されている[16]。EPAやDHAは、生活習慣病の発症予防に注目され、日本人を対象とした研究において、脳卒中や糖尿病、乳がん、大腸がん、肝がん、加齢黄斑変性症、あるタイプの認知障害、うつ病に対する効果が報告されている。しかし、メタアナリシスで明らかな予防効果が認められていないため、目標量の設定はされていない[16]。

　EPAやDHAは魚由来であるが、魚には水銀やカドミウム、鉛、スズ、ポリ塩化ビフェニル、ダイオキシンなどの有害物質が含まれ、その含有量は魚の種類や地域により異なっている。有害物質に関しては他の基準で示されており、食事摂取基準ではその影響については考慮されていないため、魚の摂取に関しては、有害物質の耐容摂取量に注意する必要がある[16]。また、日本人の魚の摂取量は年々減少していること、1日の目安量をマグロやイワシなどの魚だけで摂取するなら、かなり多量に摂取しなければならないこと、さらにDHAが熱に弱く酸化しやすいことなどから、効率的にEPAやDHAを摂取するにはサプリメントの使用も有効である。市販されているサプリメントの多くは、酸化を予防する成分やビタミンEなどが配合され、また魚の有害物質が除去されている。

4 重金属

　魚介類は良質なタンパク質やERA、DHAをその他の食品よりも多く含有し、また微量栄養素の摂取源であることから、健康的な食生活にとって不可欠で優れた栄養特性がある。また、魚介類を全く食べない集団では、高度不飽和脂肪酸の欠乏により、小児の知能低下や成人の心臓病疾患のリスクが上昇することが報告されている。

　しかし、魚介類は食物連鎖の過程で自然界の水銀を体内に蓄積するため、日本人の水銀摂取の80％以上が魚介類由来となっている[17]。低濃度の水銀摂取が胎児に影響を与える可能性があるという研究報告を踏まえて、厚生労働省から2003年に「妊婦への魚介類の摂食と水銀に関する注意事項」が出された。その後、2010年に注意事項と注意事項のQ&Aが改定されている。

　妊娠している者や妊娠している可能性のある者は、次の事項に注意しつつ、魚介類を摂食することが示されている（表2-11）[18]。

- わが国における食品を通じた平均の水銀摂取量は、食品安全委員会が公表した妊婦を対象とした耐容量の6割程度であり、一般に胎児への影響が懸念されるような状況ではない。
- 魚介類は健やかな妊娠と出産に重要である栄養等のバランスのよい食事に欠かせない。妊婦に対して水銀濃度が高い魚介類を食べないように要請するものではなく、水銀濃度が高い魚介類の偏った多量摂取を避けて、水銀摂取量を減らし、魚食のメリットを活かすこととの両立を期待する。

表2-11 妊婦が注意すべき魚介類の種類とその摂食量(筋肉)の目安

摂食量(筋肉)の目安	魚介類
1回約80gとして妊婦は2か月に1回まで (1週間当たり10g程度)	バンドウイルカ
1回約80gとして妊婦は2週間に1回まで (1週間当たり40g程度)	コビレゴンドウ
1回約80gとして妊婦は週に1回まで (1週間当たり80g程度)	キンメダイ、メカジキ、クロマグロ、メバチ(メバチマグロ)、エッチュウバイガイ、ツチクジラ、マッコウクジラ
1回約80gとして妊婦は週に2回まで (1週間当たり160g程度)	キダイ、マカジキ、ユメカサゴ、ミナミマグロ、ヨシキリザメ、イシイルカ、クロムツ

(参考1)マグロのなかでもキハダ、ビンナガ、メジマグロ(クロマグロの幼魚)、ツナ缶は通常の摂食で差し支えないので、バランスよく摂食すること
(参考2)魚介類の消費形態ごとの一般的な重量は次のとおり。
　・寿司、刺身一貫または一切れ当たり15g程度　・刺身一人前当たり80g程度　・切り身一切れ当たり80g程度
(厚生労働省:妊婦への魚介類の摂取と水銀に関する注意事項. http://www.mhlw.go.jp/topics/bukyoku/iyaku/sycku-anzen/suigin/dl/index-a.pdf, 2017年1月3日検索)

5 外食産業

(1) 外食と中食の増加

　核家族化や女性の社会進出により、家庭内での食事から、家庭外に依存する割合が高くなっている。消費者意識調査では、昼食、夕食ともに回答者の70％超が「月に1回以上」、30％超が「週に1回以上」外食しており、とくに若年層(20代)や高収入層でその割合が増加している。

　また、中食(加工食品や調理済みの食品を購入して家庭や職場で食べたり、宅配や出前を利用したりすること)を「週に1回以上」利用する割合は、昼食35％、夕食27％であり、外食の割合(それぞれ38％、30％)と拮抗している。多頻度に利用する者も少なくなく、外食と同様に中食が定着している[19]。

(2) 食品中の食塩含有量等の低減と特定給食施設での栄養・食事管理

　平成24年に告示された健康日本21(第二次)では、「栄養・食生活は生活習慣病の予防のほか、社会生活機能の維持及び向上並びに生活の質の向上の観点から重要」と述べられている。そして、次世代の健康や高齢者の健康に関する目標として、ライフステージの重点課題となる適正体重の維持や適切な食事等に関するものに加え、社会環境の整備を促すため、食品中の食塩含有量等の低減、特定給食施設(特定かつ多数の者に対して継続的に食事を供給する施設)での栄養・食事管理について設定されている[20]。具体的には、適正体重を維持している者や適切な量と質の食事をとる者の増加、食品中の食塩や脂肪の低減に取り組む食品企業及び飲食店の登録数の増加等が示されている(表2-12)。つまり、個人の目標値に加えて、企業や外食産業も含めた目標値となっている[20]。

(3) 減塩のポピュレーションアプローチ

　ライフスタイルの変化により、食の外部化率は今後も増加することが予測される。しかし、外食や中食ではエネルギーや塩分の過剰摂取などが問題となる。とくに加工食品は食塩含有量が高く、循環器疾患の予防のためにも減塩に対するポピュレーションアプローチの必要性が指摘されている[21]。

　その方法には、マスメディアによる普及啓発、食品製造業者による加工食品の減塩、

表2-12　栄養・食生活に関する生活習慣および社会環境の改善に関する目標

項目	現状	目標
①適正体重を維持している者の増加〔肥満（BMI25以上）、やせ（BMI18.5未満）の減少〕	20～60歳代男性の肥満者の割合：31.2% 40～60歳代女性の肥満者の割合：22.2% 20歳代女性のやせの者の割合：29.0% （平成22年）	20～60歳代男性の肥満者の割合：28% 40～60歳代女性の肥満者の割合：19% 20歳代女性のやせの者の割合：20% （平成34年度）
②適切な量と質の食事をとる者の増加		
ア．主食・主菜・副菜を組み合わせた食事が1日2回以上の日がほぼ毎日の者の割合の増加	68.1%（平成23年）	80%（平成34年度）
イ．食塩摂取量の減少	10.6g（平成22年）	8g（平成34年度）
ウ．野菜と果物の摂取量の増加	野菜摂取量の平均値：282g 果物摂取量100g未満の者の割合：61.4% （平成22年）	野菜摂取量の平均値：350g 果物摂取量100g未満の者の割合：30% （平成34年度）
③共食の増加（食事を1人で食べる子どもの割合の減少）	朝食　小学生：15.3%　中学生：33.7% 夕食　小学生：2.2%　中学生：6.0% （平成22年度）	減少傾向へ（平成34年度）
④食品中の食塩や脂肪の低減に取り組む食品企業及び飲食店の登録数の増加	食品企業登録数：14社 飲食店登録数：17,284店舗 （平成24年）	食品企業登録数：100社 飲食店登録数：30,000店舗 （平成34年度）
⑤利用者に応じた食事の計画、調理および栄養の評価、改善を実施している特定給食施設の割合の増加	（参考値）管理栄養士・栄養士を配置している施設の割合：70.5%　　（平成22年）	80%（平成34年度）

〔厚生労働省：健康日本21（第二次）．http://www.mhlw.go.jp/bunya/kenkou/dl/kenkounippon21_01.pdf、2016年11月24日検索〕

給食・外食産業における調理の減塩、保健・医療専門家による指導・教育がある。つまり、企業や外食産業も含めた社会全体での減塩に向けた取り組みが求められている[21]。

　一方、栄養・食生活の基本は、個人が自身の健康の維持・増進や生活習慣病予防の視点をもった食生活をすることである。若年層の外食・中食が定着しているものの、専業主婦（主夫）の自炊（夕食）の頻度は、「ほぼ毎日」76%であり、20代30代の自炊の増加割合が高くなっている[19]。節約意識や健康志向の高まりがその背景にあると考えられており、若い世代への食に対する意識を高めていくことも必要である。

7 女性の栄養と次世代への影響

1 女性とやせ

　平成25年度の国民健康・栄養調査によると、BMIが「ふつう」の範囲にあてはまる者の割合は、男女とも6割を超えており、「肥満」の範囲にあてはまる者の割合は、女性に比べて男性が高い。反対に、「やせ」の範囲に当てはまる者の割合は、男性に比べて女性が高く、20歳代では5人に1人がやせに相当する[1]（図2-41）。

2 女性のやせが次世代に及ぼす影響

（1）思春期～妊娠前の影響

　ダイエットによる飢餓状態が続くと、性腺刺激放出ホルモンと性腺刺激ホルモンの

減少が起こり、女性ホルモンの分泌が抑制される。これにより無月経や月経不順が起こったり、卵巣や子宮内膜の成熟が阻害される。女性ホルモンであるエストロゲンやプロゲステロンはコレステロールを原料としているため、正常な月経維持のためには体脂肪率22％以上が必要である。卵巣機能の障害や無月経は、その後の不妊症の原因にもなりうるため、10〜20歳代の体脂肪や体重管理、不必要なダイエットに対する保健指導が必要である。

（2）胎児・新生児への影響

やせた状態で妊娠した場合には、胎児・新生児に影響が及び、非感染性の切迫早産・

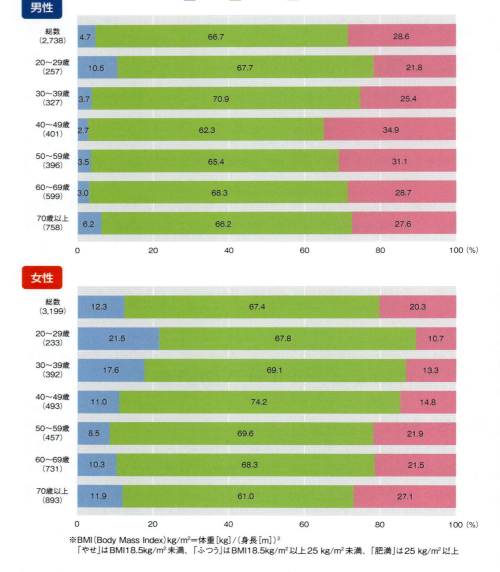

図2-41　体格の状況（BMIの範囲別人数の割合）20歳以上、生・年齢階級別

（厚生労働省：平成25年国民健康・栄養調査結果の概要、http://www.mhlw.go.jp/file/04-Houdouhappyou-10904750-Kenkoukyoku-Gantaisakukenkouzoushinka/0000106403.pdf より改変）

早産や低出生体重児のリスクを高める。出生時平均体重はこの39年間で男女ともに約200g減少しており、平成26年のデータでは、男児3.04kg、女児2.96kgとなっている[2]（図2-42）。また、全出生数に対する低出生体重児（2,500g未満）の出生数割合は、近年は増加傾向から横ばいとなり、平成26年は男児8.4％、女児10.7％となっている[2]。妊娠中の体重増加が不十分である事も低出生体重児のリスク要因であるため、体型に合わせた体重管理が必要となる。

（3）成人期への影響

デビッド・バーカー（David Barker）博士が提示したの「成人病胎児期発症（起源）説」によると、受精時や胎児期、新生児期の低栄養は将来の生活習慣病発症のリスクを高くする（p.118参照）。この説は、その後、疾病および健康は胎生期を中心とした極めて初期にその素因が形成されるというDevelopmental Origins of Health and Disease（DOHaD）学説に発展している[3]。

女性のやせは本人だけの問題ではなく、次世代の健康にも大きな影響を及ぼすため、妊娠・出産を迎える前の世代を対象に、プレコンセプショナルケアとして、次世代育成を見据えた適正体重の維持・管理が必要となる（表2-13）。

3 働く女性と食事

女性が社会で活躍するにつれ、週の労働時間が60時間を超える女性も少なくない。女性のやせの問題が注目されているが、その要因の1つに労働時間の長時間化がある。

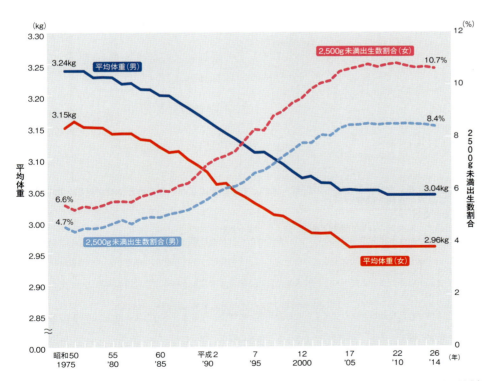

（厚生労働省：平成27年我が国の人口動態（平成25年までの動向）：http://www.mhlw.go.jp/toukei/list/dl/81-1a2.pdf より）

図2-42　性別にみた出生時平均体重および2,500g未満出生数割合の年次推移（昭和50～平成26年）

表2-13　出生時体重と関連が指摘される疾患

低体重	
関連が広く受け入れられる	高血圧、冠動脈疾患、2型糖尿病、脳卒中、脂質異常症、神経発達障害、など
報告は少ないが関連が指摘される	慢性肺疾患、うつ病、統合失調症、行動異常、子宮や卵巣の縮小、乳がん、精巣がん、など
過体重	
関連が指摘される	多嚢胞性卵巣症候群、乳がん、前立腺がん、精巣がん、小児期白血病、など

(de Boo, H. A., & Harding, J. E.: The developmental origins of adult disease (Barker) hypothesis. The Australian & New Zealand Journal Of Obstetrics & Gynaecology, 46(1), 4-14. de Boo, 2006を参考に作成)

　労働時間が長くなると、朝食を欠食してしまうケースや、仕事の合間に空腹を満たすための間食が増加する。遅い時間の夕食時には、ダイエットを意識してエネルギーを抑えたり、欠食したりすることも多い。また、就寝前の食事は消化に悪く、翌朝の食欲を軽減させ、結果的に朝食の欠食に繋がってしまう。

　このように就労女性の場合、1日に必要なエネルギーが十分に摂取できないことになってしまう。エネルギー摂取が少なくなると、同然のことながらカルシウムや鉄分などの摂取も不足することになる。カルシウムや鉄分などのミネラル不足は次世代である胎児の成長に影響するだけでなく、更年期以降の骨粗鬆症や貧血のリスクを高めるため、女性の生涯の健康を見据えた食習慣の定着が求められる。

●女性と食行動／食行動と健康への影響／メディアの影響／女性の食行動とやせが妊娠・次世代に与える影響／女性と味覚

引用・参考文献
1）斎藤昌之：21世紀の疫病、栄養学雑誌、12：1～2、2006
2）重田公子ほか：若年女性の痩身志向が食行動と疲労に与える影響、日本食生活学会誌、18（2）：164～171、2007
3）我部山キヨ子ほか：思春期女子の食生活とダイエットの関係－小・中学生の調査から、思春期学、23：142～153、2005
4）井上智真子ほか：女子高校生および短大生における細身スタイル志向と食物制限の実態について、栄養学雑誌、50：355～364、2004
5）馬場安希ほか：女子青年における痩身願望についての研究、教育心理研究、48：267～274、2000
6）山蔦圭輔：自己意識およびやせ願望と食行動異常との関連、日本女性心身医学会雑誌、15（2）：221～227、2010
7）小沢治夫、池田千代子：発育期のダイエット、体育の科学、53：172～178、2003
8）江澤郁子：ダイエットと骨粗鬆症、母子保健情報、40：40～43、1999
9）太田博明：クリニカルカンファランス－境界領域へのチャレンジ－1）更年期の他科疾患②骨粗鬆症、日本産婦人科学会誌、52（9）234～238、2000
10）瀧本秀美（分担研究者）：平成16年度厚生労働科学研究費補助金（子ども家庭総合研究事業）「若い女性の食生活はこのままで良いのか？次世代の健康を考慮に入れた栄養学・予防医学的検討」報告書（主任研究者

（吉池信男））
11）福岡秀興：妊娠中の栄養管理と出生時の予後―胎児低栄養環境と成人病素因の形成、日本産婦人科学会誌、60（9）：300〜305、2008
12）Harder, T. et al：Birth Weight and Subsequent Risk of Type 2 Diabetes. A Meta-Analysis, Am J Epidemiol, 165（8）：849-857, 1986
13）Bowen, D. J., Grunberg, N. E.：Variations in Food Preference and Consumption Across the Menstrual Cycle. Physiology & Behavior 47：287-291, 1990
14）久我むつみ：女性の生理周期に伴う味覚変動に関する検討、日本味と匂学会誌、4（3）：351〜354、1997
15）古場久代、重松恵子：女性の塩味覚と月経周期、家政学雑誌、30：829〜832、1979
16）Glanville, E. V., Kalplan, A. R.：The menstrual and sensitivity of taste perception. Am. J. Obst. Gynecol.,92, 189-194, 1965
17）渡利英道、和泉宏未、田中俊誠ら：女性味覚、臨床婦人科産科、46：115〜119、1992
18）Brown, J. E., Toma, R. B.：Taste changes during pregnancy. The American Journal of Clinical Nutrition 43：414-418, 1986
19）水本賀文、奥山輝明、高橋宏典ほか：妊婦期の塩味覚の変動と塩分摂取量の関連、日本臨床栄養学会雑誌、25：1〜4、2003
20）Nicole, K. et al.：Gustatory and olfactory function in the first trimester of pregnancy. European Journal of Obstetrics & Gynecology and Reproductive Biology, 99：179-183, 2001
21）溝畑秀隆：妊娠と味覚、耳鼻咽喉科雑誌、29：81〜84、2013
22）杉野真紀、立岡弓子：妊娠期から産後1か月における女性の味覚変化、日本母性衛生学会誌、58（2）：355〜362、2017

● 女性とサプリメント
引用・参考文献
1）消費者庁：「機能性表示食品」って何？、http://www.caa.go.jp/foods/pdf/150810_1.pdf、11月19日検索
2）消費者庁：機能性表示食品の届出等に関するガイドライン（平成27年3月31日）、http://www.caa.go.jp/foods/pdf/150330_guideline.pdf、11月19日検索
3）梅垣敬三：サプリメントプロファイル第18回、サプリメントを安全に利用するには、調剤と栄養、21（6）：734〜737、2015
4）小池麻由ほか：健康食品・サプリメントによる健康被害の現状と患者背景の特徴、医薬品情報学、14（4）：134〜143、2013
5）厚生労働省：e-ヘルスネット：ビタミン、http://www.e-healthnet.mhlw.go.jp/information/dictionary/food/ye-027.html、12月31日検索
6）厚生労働省：「日本人の食事摂取基準（2015年版）策定検討会」報告書、ビタミン（脂溶性ビタミン）、ビタミン（水溶性ビタミン）、http://www.mhlw.go.jp/stf/shingi/0000041824.html、12月31日検索
7）厚生労働省e-ヘルスネット：葉酸とサプリメント - 神経管閉鎖障害のリスク低減に対する効果．http://www.e-healthnet.mhlw.go.jp/information/food/e-05-002.html、12月31日検索
8）厚生労働省：日本人の食事摂取基準（2015年版）の概要、策定した食事摂取基準、http://www.mhlw.go.jp/file/04-Houdouhappyou-10904750-Kenkoukyoku-Gantaisakukenkouzoushinka/0000041955.pdf、12月31日検索
9）厚生労働省：e-ヘルスネット：コラーゲン．http://www.e-healthnet.mhlw.go.jp/information/dictionary/food/ye-011.html、12月26日検索
10）厚生労働省食品安全委員会：報告書コエンザイムQ10、http://www.mhlw.go.jp/topics/bukyoku/iyaku/syoku-anzen/hokenkinou/dl/16.pdf、11月1日検索
11）国立健康・栄養研究所：「健康食品」の安全性・有効性情報、ローヤルゼリー、http://hfnet.nih.go.jp/contents/detail52lite.html、11月30日検索
12）みつばち健康科学研究所：ローヤルゼリー 明らかになる健康機能〜最新研究ダイジェスト、http://bee-lab.jp/megumi/royal/data.html、1月3日検索
13）大野智：補完代替医療のエビデンス：サプリメント・ビタミン・ミネラル、医学のあゆみ、254（2）：177〜184、2015
14）水沼英樹：イソフラボンと更年期障害、Functional food、5（2）：123〜125、2011
15）内閣府食品安全委員会②：大豆イソフラボンを含む特定保健用食品（3品目）の食品健康影響評価のポイントについて、http://www.fsc.go.jp/hyouka/isoflavone/hy_isoflavone_hyouka_point.pdf、12月26日検索
16）厚生労働省：「日本人の食事摂取基準（2015年版）策定検討会」報告書、脂質、http://www.mhlw.go.jp/file/05-Shingikai-10901000-Kenkoukyoku-Soumuka/0000042631.pdf、1月1日検索
17）厚生労働省：政策について：魚介類に含まれる水銀について、http://www.mhlw.go.jp/topics/bukyoku/iyaku/syoku-anzen/suigin/、1月3日検索
18）厚生労働省：妊婦への魚介類の摂取と水銀に関する注意事項、http://www.mhlw.go.jp/topics/bukyoku/iyaku/syoku-anzen/suigin/dl/index-a.pdf、1月3日検索
19）日本政策金融公庫：外食に関する消費者意識と飲食店の経営実態調（2013年）、https://www.jfc.go.jp/n/findings/pdf/seikatsu25_1218a.pdf、11月24日検索
20）厚生労働省：健康日本21（第二次）、http://www.mhlw.go.jp/bunya/kenkou/dl/kenkounippon21_01.pdf、11月24日検索
21）三浦克之：ポピュレーションアプローチによる国民レベルでの減塩戦略、日本医事新報、4755：18〜24、2015

● 女性の栄養と次世代への影響
引用・参考文献
1）厚生労働省：平成25年国民健康・栄養調査結果の概要、http://www.mhlw.go.jp/file/04-Houdouhappyou-10904750-Kenkoukyoku-Gantaisakukenkouzoushinka/0000106403.pdf、11月27日検索
2）厚生労働省：平成27年我が国の人口動態（平成25年までの動向）、http://www.mhlw.go.jp/toukei/list/dl/81-1 a2.pdf、11月30日検索
3）福岡秀興：DOHaD研究の最近の流れ、日本周産期・新生児医学会雑誌、51（1）：54、2015
4）de Boo, H. A., & Harding, J. E.：The developmental origins of adult disease (Barker) hypothesis. The Australian & New Zealand Journal Of Obstetrics & Gynaecology, 46（1）：4〜14, 2006

C 女性とファッション

　女性の社会的役割の変化や価値観の変化（就業率、晩婚化、生涯未婚率）などに伴い、女性の生活様式も変化している。毎日を生き生きと楽しく過ごすためにファッションは重要であるが、ファッション性を追求するあまりに機能性や安全性がおろそかにされ健康被害をまねいてしまうこともある。生活の一部として身近なファッションが女性の身体にどのような影響を及ぼすのかということを理解し、自己の身体と健康に向き合ったうえでファッションを選択することが重要である。

1 衛生用品と美容

1 化粧品

　古代日本における化粧は、儀式や呪術的な意味合いが強かった。その後、遣隋使による大陸文化の輸入とともに、おしゃれを目的とした化粧の時代が始まったといわれている。鉛おしろいや紅花からつくられた紅、お歯黒、眉剃りなどの歴史を経て、現代は個性的な化粧やネイルアート、美白を目的とした薬用化粧品など多様なニーズに合わせたさまざまな製品であふれ、女性のみならず男性も化粧を施し、おしゃれを楽しんでいる。その一方で、化粧品による健康被害も報告されている。

（1）化粧品とは

　化粧品とは、「医薬品、医療機器等の品質、有効性及び安全性の確保等に関する法律（通称：医薬品医療機器等法）」第2条第3項で「人の身体を清潔にし、美化し、魅力を増し、容貌を変え、または皮膚もしくは毛髪を健やかに保つために、身体に塗擦、散布その他これらに類似する方法で使用されることが目的とされているもので、人体に対する作用が緩和なものをいう」と規定され、一般的にいう化粧品は「化粧品」と「薬用化粧品（医薬部外品）」に分類される（図2-43、表2-14）。経済産業省生産動態統計および厚生労働省薬事工業生産動態調査によると、2015年の化粧品全体の出荷額の約24％が薬用化粧品である。また、2016年の化粧品の品目別内訳をみると、出荷額では皮膚用化粧品47.1％、頭髪用化粧品26.4％、生産数では頭髪用化粧品65.2％、皮膚用化粧品が27.5％を占めている[1]。

　化粧品には製品の特性上、多くの化学物質が使用されている。安全性と品質の安定性が最優先されるべきであり、安全性・品質の安定性を確保するために化粧品に含まれる法定色素や防腐剤、紫外線吸収剤などについて詳細な基準が設けられているが、商品の多様化や複数の化粧品の組み合わせが無限にあること、アレルギーなどの個人

```
化粧品 → 医薬品医療機器等法 ┬→ 化粧品：肌の保湿・清浄等
                              │   製品全体としての効果が期待
                              └→ 薬用化粧品：化粧品の効果＋有効成分配合
                                  （医薬部外品）
```

図2-43　化粧品の分類

表2-14　化粧品と医薬部外品

項目	内容	その他
化粧品	・人体に対する作用が緩和 ・皮膚・髪・爪の手入れや保護、着色、賦香を目的 　例）makeup化粧品、基礎化粧品、ヘアトニック、香水、歯磨き剤、シャンプー・リンス、石けん等	・全成分表示 　（2001年4月〜） ・含有量の多い順に成分表示
医薬部外品 （薬用化粧品）	・化粧品に有効成分を配合した物（穏やかな薬理作用が認められた成分） ・医薬品と比較し作用が穏やか ・"有効成分"として成分名、効果効能の表示可能 ・厚生労働大臣が指定（医薬品医療機器等法第2条第2項に準ずる） 　例）薬用化粧品、染毛剤、育毛剤、除毛剤、パーマネントウェーブ剤、浴用剤、生理用ナプキン、口中清涼剤、ビタミン剤、尿素クリーム等	・全成分表示（2006年4月〜） ・日本化粧品工業連合会：「医薬部外品の成分表示名称リスト」（平成20年3月25日版） ・強調したい有効成分から表示可能
医薬品	・医療用医薬品＋一般用医薬品 ・病気の診断・予防・治療を目的	

（医薬品医療機器等法より化粧品に関連する箇所を抜粋し作成）

特性を考えると化粧品が必ずしも安全であるとも健康被害が生じるともいえない。化粧品の使用目的・使用方法の誤りや製品による刺激、製品成分に対するアレルギーなどから生じた接触性皮膚炎も多く報告されている。美白成分配合化粧品による色素脱失（白斑）症例や、小麦加水分解物を含有する薬用石けんによるアナフィラキシーおよび小麦アレルギー発症例なども記憶に新しい。ブランドや価格、氾濫するメディアからの情報、ファッション性のみに重点を置くのではなく、自分に適しているかどうかを見極めて使用し、異常を感じた際は早急に皮膚科等専門医を受診する必要がある。

（2）スキンケア

皮膚は、表皮、真皮、皮下組織の3層からなる。表皮は最外層から角質層、顆粒層、有棘層、基底層の4層構造になっており、基底層で生まれた細胞が徐々に外層へ移行する。この過程を角化といい、角化した細胞が自然にはがれ落ち、表皮が入れ替わることをターンオーバーという（図2-44）。ターンオーバーの速度は身体の部位や年齢、

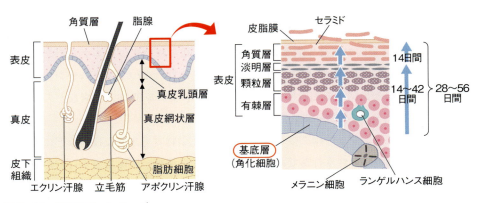

図2-44　表皮のターンオーバー

表2-15　スキンケアのコツ

入浴	・入浴後、速やか（3〜5分以内）に十分な保湿を行う。 ・石けん使用時は十分に泡立ててやさしく洗浄する。ごしごしこすらない。
生活	・生活習慣（睡眠時間、規則正しい生活）を整える。 ・バランスのとれた食生活 ・ストレスをためない。 ・過度の日焼け（紫外線）を避ける。

新陳代謝の速度などによって異なるため個人差が大きいが、およそ28〜56日といわれている。

肌の美しさを決める大きな要素に皮膚の水分量があげられ、スキンケアの原則は保清と保湿である。保湿とは、皮膚の水分を補ったり、水分の蒸発を防ぐなどして潤いを保つことであり、保湿されている皮膚はみずみずしく、やわらかい。皮膚の状態は一朝一夕では変化しない。皮膚の保湿と正常なターンオーバーを保つために基本的な日常生活習慣を整えることが重要である。アトピー性皮膚炎の増加など皮膚トラブルは増加しているが、子どもの頃から生活習慣を整え、正しいスキンケアを習慣化することで皮膚をより健康に美しく保つことが可能となる（表2-15）。

2 まつ毛エクステンション

まつ毛エクステンションは、化学繊維などからつくられた人工のまつ毛（睫毛）をグルーとよばれる瞬間接着剤を使用して元のまつ毛に人工のまつ毛を装着する技術で（図2-45）、まつ毛が長く濃く見える。従来の付けまつ毛より自然で、1回の施術で3週間ほど保てる。その手軽さと高い美容効果が得られることから、わが国でも2003年ごろから急速に普及した。

当初は、誰にでも行える美容メニューの1つであったが、瞼という眼に隣接した非常にデリケートな部位への施術であり、接着剤や器具の刺激、施術者の技術によって、危害が生じやすく健康被害の報告が多く寄せられた。

そこで厚生労働省は2008年に、まつ毛に関する施術は美容行為であると位置づけ、まつ毛エクステンションは「美容師法」第2条第1項の美容に該当すると通知し[2]、国家資格を有する美容師が施術すべきであることが示された。しかし、まつ毛エクステンションに使用する接着剤についての法的規制がない、まつ毛エクステンションの需要に美容師の教育と供給が追いついていないなどさまざまな理由により、まつ毛エクステンションに関する健康被害の報告は増加を続けている。

平成24年度に全国の消費生活センターなどに寄せられたまつ毛エクステンションの危害に関する相談件数は137件、都道府県に寄せられたまつ毛エクステンションに伴う健康被害などに関する相談件数は120件（眼のトラブル87件、皮膚などのトラブル44件、重複あり）にのぼっている[3]。

まつ毛エクステンションは、接着剤に含まれる化学物質や未熟な技術などにより眼や皮膚に大きな負担を伴う行為であり、角膜炎や角膜潰瘍、眼瞼皮膚炎などの健康被害を生じる恐れがあることを十分に理解したうえで実施する必要がある。また、安全性への配慮を十分に行い、異常が生じた場合は専門医の診察を受けるよう促す必要がある。

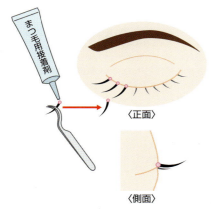

図2-45　まつ毛エクステンションのイメージ

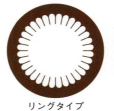
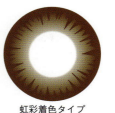

図2-46　カラーコンタクトレンズの種類

3 カラーコンタクトレンズ

　カラーコンタクトレンズは大きく分けて、着色範囲の狭いリングタイプと着色範囲の広い虹彩着色タイプがある（図2-46）。美容を目的として10～20歳代を中心に使用者が増加し、近年ではカラーコンタクトレンズ使用者は珍しくない状況にある。

　コンタクトレンズは高度管理医療機器に分類されている。カラーコンタクトレンズも例外ではなく、2009年11月以降、高度管理医療機器としての承認が必要とされているが、個人輸入品など日本基準での安全性が確認されていない商品も存在している。国民生活センターの調査（2014年5月）[4]によると、インターネット広告で着色部分がレンズ内部に埋め込まれているとの表示があった11銘柄のうち9銘柄は着色部分が実際にはレンズ最表面にあり、広告内容と異なっており、製品自体の安全性にも問題があった。また、眼科受診をせずネットショッピングで購入したり、交換サイクルや消毒方法を守らないなど正しい取り扱いやケアが行えていないという問題も発生している。

　カラーコンタクトレンズは主におしゃれの一環として使用されている背景があるため、使用者に高度管理医療機器としての意識が低いことが推察されるが、透明なコンタクトレンズと比較して酸素透過性が低く、レンズへの着色部位によって角膜や結膜を傷つける可能性もあるなど眼障害を起こしやすい製品である。眼障害を放置すると視力低下や失明等の重篤な健康被害を起こす恐れがあることを十分に認識し、正しく使用することが重要である。また、重度の眼障害があっても疼痛などの自覚症状がない場合もあるため、カラーコンタクトレンズ購入時や異常を感じた際はもちろんのこと、自覚症状の有無にかかわらず3か月に1回の定期的な眼科受診を促す必要がある（図2-47）。

4 ネイルアート（ジェルネイル）

　ネイルアートとは手足の爪に施す化粧や装飾のことである。一般的に、ネイルアートを施す店をネイルサロン、技術者をネイリストとよぶ。わが国では1990年代からネイルアートへの注目が増し、2000年代に入ってからはジェルネイルの登場ととも

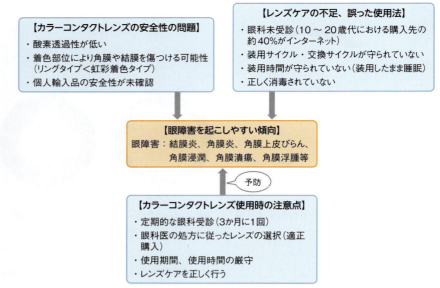

図2-47　カラーコンタクトレンズにより生じやすい眼障害と使用時の注意点

にファッションの一部や身だしなみとして急速に普及した。日本ネイリスト協会（JNA）やInternational Nail Association（INA）といったNPO法人がネイリスト養成などを行っているが、現行ではネイルサロン開業に際して特別な法的規制はなく、誰でも自由に開業し営業することができるため、ネイリストの技術や使用器材に差がある。また、さまざまなネイルアート用品が市販されており容易に手に入るため、自分自身でネイルアートを楽しむ人も増えている。

これらネイルアートの急速な普及と法的整備の遅れを背景にネイルアートに関する健康被害やさまざまなトラブルが国民生活センターに寄せられるようになった。そこで厚生労働省はネイルサロンの衛生措置に関する実態調査を実施し、2010年9月15日付で「ネイルサロンにおける衛生管理に関する指針」[5]を定め、手指や器具の消毒方法や施術前の問診、健康被害発生のリスク説明を行うことなどについて示している。

（1）マニキュア（表2-16）

マニキュアは、合成樹脂（アクリル、ニトロセルロース等）に着色し、有機溶剤に溶いたもので気軽に塗れて気軽に落とせるが2～3日ではがれ、色・艶が持続しない。また、塗布後乾燥に時間を要す。

表2-16　マニキュアとジェルネイルの違い

	マニキュア	ジェルネイル
主な成分	合成樹脂（アクリル、ニトロセルロース等）、有機溶剤	ジェル状の合成樹脂（メタクリル酸エステルモノマー、アクリル酸オリゴマー、光重合開始剤等）
におい	強い（有機溶剤）	ほとんどしない
塗布後	2～3時間で乾燥	UVライトで硬化（30秒～3分）　※器材必要
色・艶、持続	2～3日	3週間前後
除去	除光液　※自宅でも簡単	アセトン＋削る　※サロンでの除去を推奨
費用	数百円～数千円	数千円～数万円　※サロンの場合

(2) ジェルネイル

　ジェルネイルはジェル状の合成樹脂に紫外線または可視光線を照射して硬化させるもので、強度があり色・艶も持続するが、はがすのに技術と時間を要する(MEMO)。

　ジェルネイルの最大のメリットは、美しい爪の状態を長期間持続できることである。その反面、爪の表面を長期間にわたり合成樹脂がおおっているため、爪の変化や異常に気づきにくいことが健康上のデメリットとしてあげられる。代表的な疾患として、グリーンネイルがある。グリーンネイルとは、常在菌の1つである緑膿菌が爪に感染し、爪色が黄色→緑→濃緑色へと変化した状態をいう。痛みがないため放置しがちであるが、症状が進行すると爪を失ったり体内感染したりする場合もある。何らかの原因により爪が傷んでいる、ジェルネイルと爪の間に隙間がある、水仕事が多いなど高温多湿の環境は菌が繁殖しやすくグリーンネイルを起こしやすい。

　緑膿菌は常在菌であり日和見感染時に問題となる菌であるため、グリーンネイルの状態で炊事等をしてもほぼ問題はない。

グリーンネイルの予防と対策

・ジェルネイルは2〜3週間で付け替えることが望ましい(ジェルネイルが浮いた状態を放置しない)。
・ジェルネイルの間隔を2〜3週間あけることが望ましい。
・爪および爪周囲の清潔と乾燥を心がける。
・グリーンネイルとなった場合は、速やかにジェルネイルを除去する(信頼できるサロンでの除去を推奨する。無理に除去すると爪が薄くなる等トラブルの原因になる)。
・ジェルネイル除去後、皮膚科を受診し、必要があれば外用薬や内服薬により治療する。

健康な爪の維持

　爪は皮膚が硬化したもので主成分はタンパク質の一種のケラチンである。表面から背爪・中爪・腹爪の3層からなり、背爪・腹爪は縦方向に、中爪は横方向に連なっているため硬いだけでなく柔軟性もある。爪の成長速度には個人差があるが平均1日0.1mmで、加齢とともに遅くなるといわれている。

　爪は健康のバロメーターといわれている。健康で美しい爪を維持するためには適切

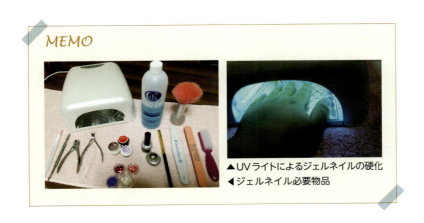

MEMO

▲UVライトによるジェルネイルの硬化
◀ジェルネイル必要物品

表2-17 爪の健康と栄養素

栄養素	働き
タンパク質	爪の主成分
ビタミン類	タンパク質代謝促進、血行促進
亜鉛	皮膚の新陳代謝促進 不足時：爪が脆弱、白い斑点
鉄分	不足時：さじ状爪（スプーン爪）

な栄養摂取（表2-17）と保湿が重要である。爪の化粧もファッションの一部として定着している現在、心置きなくファッションを楽しめるように全身および爪の健康を維持する必要がある。

5 生理用品、尿漏れ用ケア製品

女性は女性ホルモンによる支配を強く受ける。性周期に伴い月経時の経血や排卵時出血、帯下の増加などの不快症状が多々あり、行動が制限されることもある。また、閉経後も女性の解剖学的特徴や出産経験などにより尿漏れを起こしやすく、外出さえままならない状況に陥ることもある。しかし近年、ナプキンやタンポンなどの生理用品やおりもの用シート（ライナー）、尿吸収パッドなどの製品の充実と普及により女性の日常生活上の制限は緩和されつつある。

一方で、製品の品質が向上し不快感が少なくなったことによりまめに取り替えず、長時間使用することで細菌性腟症などの原因になることもある。また、生理用タンポン使用によるトキシックショック症候群（TSS：toxic shock syndrome）発症の健康被害報告もある。

細菌性腟症（BV：bacterial vaginosis）

特定の微生物によらない腟炎をいう。炎症所見が少なく、ときに陰部の瘙痒感・発赤を伴うが無自覚であることも多い。しかし、骨盤内炎症性疾患（PID：pelvic inflammatory disease）を起こし不妊の原因となることもある。また、妊娠中には絨毛膜羊膜炎などを引き起こし、流早産の原因となる可能性もあるため、早期に診断し治療することが望ましい。

原因：大腸菌、ブドウ球菌、レンサ球菌、ガードネレラ菌などの一般細菌
診断：下記のうち3つがみられる。
　①均一で粘稠性のある灰白色帯下の増加
　②アミン臭（魚臭）：10%KOH（水酸化カリウム）溶液の滴下により強い悪臭
　③帯下のpH4.5以上
　④鏡検にてクルー細胞（clue cell）が存在
治療：腟坐剤（腟錠）の挿入、抗生物質の塗布・内服。再発することが多く、治療が長期間に及ぶこともある。

トキシックショック症候群（TSS：toxic shock syndrome）

まれな疾患だが、ときに死に至る重篤な症状を引き起こす全身性の細菌中毒である。創傷や熱傷などからの感染によっても発症し、タンポン使用の有無や性別・年齢にか

かわらず発症する。TSSに対する防御抗体は年齢とともに増加するためTSSの危険性は若い人ほど高くなる。早期発見・早期治療すれば回復の可能性が高い。ここではタンポン使用時のTSSについて述べる。

原因：黄色ブドウ球菌が産生する毒素により発生する急性疾患。取り出し忘れなどによるタンポンの長時間使用により、黄色ブドウ球菌が増殖し発症することがある。

症状：高熱（39℃以上）、発疹・発赤、血圧低下、多臓器不全（嘔吐・下痢、粘膜充血、筋肉痛など）、回復期における手掌・足底などの皮膚落屑など

対応：タンポンの使用を中止して取り出す→産婦人科など専門医を受診する。

対策：①タンポンの連続使用を控える（ナプキンと交互に使用）。
　　　　②1回のタンポン使用時間は8時間を超えない。取り出し忘れに注意する。
　　　　③清潔な手指で取り扱う。

タンポン使用の禁忌・禁止：
　①再使用禁止
　②TSSの既往
　③分泌物に異臭があるなど、何らかの感染が疑われる。
　④タンポンの紐を切っての使用（取り出し困難）
　⑤タンポンを2本以上同時に挿入（取り出し困難）

2 服装

1 洋服

　洋服は大きく2つの役割を担っている。1つは温度調節（保温）や外的衝撃の緩和、紫外線の遮断などの機能性、もう1つは個性や自己主張をするファッション性である。近年は、室内における冷暖房設備の充実もあいまって、若い世代を中心に機能性よりもファッション性を重視する傾向にある。ファッション性を重視し、おしゃれな服装をすることで自分に自信がもてたり、1日を気分よく過ごしたりすることができる。

　しかし、女性の健康を考えるとその機能性を軽んじることはできない。露出が多いデザインの衣服を着用している者に月経痛の自覚が多くみられたとの報告もある[6]。"おしゃれは我慢だ"といわれるが、暑さ寒さに逆らってファッション性を追求することは生活の質や健康に悪影響を及ぼすことになりかねない。季節や自己の月経周期、体調などに応じて衣服を選択・工夫し、おしゃれを楽しむことが重要である。ここではとくに女性に多い"冷え"に注目し、冷えが女性機能に及ぼす影響について述べる。

(1) 冷え症とは

　「冷え症」という用語を知らない人はいないであろう。しかし、冷え症の定義には定まったものがない。文献によりさまざまであるが、中村[7]は冷え症の概念分析を行

い「中枢温と末梢温の温度格差がみられ、暖かい環境下でも末梢体温の回復が遅い病態であり、多くの場合、冷えの自覚を有している状態」と述べている。

（2）冷えが女性機能に及ぼす影響（図2-48）

冷えは男性よりも女性に圧倒的に多いことが特徴であり、若年層に多い傾向がある。文献により差があるが、女性の約半数に冷えの自覚があるといわれている。身体の冷えやすい冬季のみでなく夏季であっても約4割の女性が冷えを実感しているという。夏冷えは20～40歳代の有職者に多く、その半数以上が月経痛や倦怠感などで困っているとの報告[8]もある。

冷えの要因

冷えの要因は寒い環境や薄着などの外的要因や生活習慣からくる血液循環不良、姿勢・骨盤のゆがみなど、さまざまで多岐にわたり、冷えの訴えは圧倒的に女性に多い。冷えが男性より女性に多い主な理由として下記2点があげられる。
①男性と比較して、熱を産生する筋肉量が少ない。
②女性ホルモンが体温調節に影響がある。

冷えによる影響

冷えにより出現する症状は、冷えの要因と同じくさまざまで多岐にわたる。月経痛など女性機能への影響や頭痛、肩こり、便秘、倦怠感、睡眠障害などさまざまな症状の訴えがある。

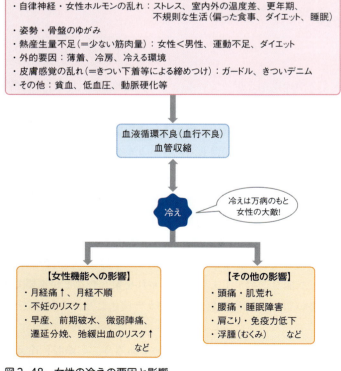

図2-48　女性の冷えの要因と影響

冷え対策

冷えによりさまざまな症状が出現し困難を感じている女性は数多いが、西洋医学において冷えそのものは治療の対象外である。レイノー症状など何らかの疾患により血液循環が不良となって冷えを自覚している場合は疾患の治療が優先されるが、冷えの多くは生活習慣と食習慣を見直すことで改善が可能である。

- **生活習慣の改善**（＝ホルモンバランスを整える）：規則正しい生活、入浴
- **食習慣改善**：血液循環を促進する食事（身体を温める食事）の摂取
   ビタミンE（血液循環促進）・鉄分・亜鉛の摂取
   冷たいもの・人工甘味料・加工精製食品の取りすぎに注意
   食事制限による過度なダイエットを避ける。
- **筋肉量を増やす**：運動習慣
- **衣服の調整**：気温・室温差に対応可能な衣服を選択する。
   肌の露出を少なくする。
   締めつける下着（衣服）を避ける。
   機能性下着を活用する。

2 靴

女性の社会進出に伴い、毎日の通勤などでヒールの高い靴を履く女性も多くなっている。また、機能性よりもファッション性を重視した靴を履く女性も多い。ヒールの高い靴や厚底靴、足にフィットしていない靴を履き続けることにより、外反母趾、変形性膝関節症に代表される足・膝関節の疾患のみでなく、腰痛、肩こり、頭痛などの身体変調をきたすといわれており、健康への影響が懸念される。

（1）足のアーチと歩行時の重心移動

足のアーチ

立位時は、踵・母趾球・小趾球の3点とその点を結ぶ3つアーチ（横アーチ、外側縦アーチ、内側縦アーチ）で足を支えている（図2-49）。アーチには、足底からの衝

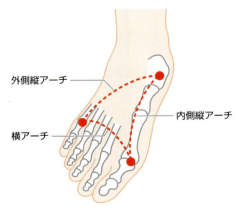

図2-49　足のアーチ構造

撃を和らげるクッションの役割と効率よく体重を支える役割がある。しかし、足に合わない靴を長期間履いているとアーチが崩れ、開帳足や扁平足になるリスクが高まる。

歩行時の重心移動

歩行時は、図2-50の矢印のように重心移動し、最後は母趾で蹴り出す。その際、足の爪、とくに母趾の爪は大きな役割を担っており母趾の爪がないと力が入らない。また、爪が長すぎたり短すぎたりすると疼痛が生じ、歩行に支障をきたすこともある。とくに露出が多くなる夏季は足の爪にペディキュアやジェルネイルを施し、おしゃれを楽しむ女性も多いが、爪の長さに留意する必要がある。

（2）足のタイプと生じやすいトラブル

足の型は大きく分けてエジプト型・ギリシャ型・スクエア型の3つのタイプがあるといわれており[9]、タイプにより生じやすい足のトラブルがある（表2-18）。

（3）ハイヒールが女性の健康に与える影響

ハイヒールを履くことにより背が高く小顔に見える、足が長く美しく見えるといった美容面への功績は大きいが、長期間履くことによる健康被害も報告されている。

ハイヒールを履くと体重は前足部に集中し、裸足時と比較すると4cmヒールで約1.5倍、9cmヒールで約3倍もの荷重が前足部にかかる[10]といわれている。しかもハイヒールは先が細くとがっているデザインが多いため、母趾と小趾が靴で内側に圧迫され足の変形を生じてしまうこともある。また、重心の偏りをコントロールしよう

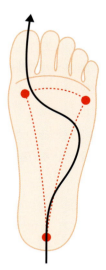

図2-50　歩行時の重心移動

表2-18　足のタイプと生じやすいトラブル

タイプ	特徴	生じやすいトラブル
①エジプト型	第1趾が最も長く第5趾に行くにつれ徐々に短くなる。重心が外側に傾きやすい。	外反母趾
②ギリシャ型	第2趾が第1趾より長い。	ハンマートゥ 第2趾の関節上にウオノメ・タコ
③スクエア型	1～3趾までの長さがほぼ同じ。最も少ないタイプ	趾間にウオノメ

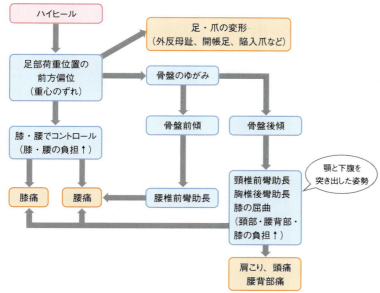

図 2-51　ハイヒールが姿勢・骨盤へ及ぼす影響

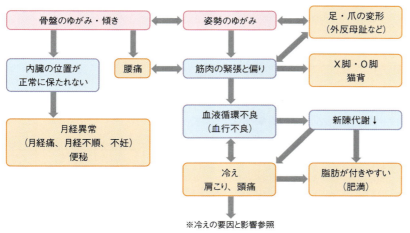

図 2-52　姿勢・骨盤のゆがみが身体へ及ぼす影響

するため姿勢や骨盤のゆがみが生じ（図 2-51）、さまざまな身体変調の原因となることがある（図 2-52）。

ハイヒールを履く場合の留意点

①ヒールが低く太い靴を選択する。
- ヒールの高さは 3 ～ 4 cm 以下が望ましい。
- 足の甲がホールドされている靴（ブーツ、ストラップシューズなど）のほうが安定性がよい。
- ヒールの先が細いほど安定性が低下し、捻挫や転倒による怪我の原因になる。

②長時間履き続けない。
- TPO に応じて履き替える。
- 走らない。

③歩行時は踵から着地し、腰から歩くイメージ
  ・小股でちょこちょこ歩かない。
④足のメンテナンス
  ・靴を脱いだら趾間を十分開き、足関節・踵・下腿のマッサージとストレッチを行う。

引用・参考文献

● 化粧品
1）経済産業省大臣官房調査統計グループ：経済産業省生産動態統計年報　化学工業統計編平成25年、p.15〜16、2014
  ・小児難治喘息・アレルギー疾患学会編：小児アレルギーエデュケーターテキスト　基礎編、p.42〜59、2013

● まつげエクステンション
2）厚生労働省：まつ毛エクステンションによる危害防止の徹底について、健衛発第0307001号、2008年3月7日
  http://www.mhlw.go.jp/wp/no-action/kaitou/biyousi/dl/2a.pdf より2014年12月検索
3）厚生労働省：まつ毛エクステンションに係る健康被害等．平成25年度第1回生活衛生関係営業等衛生問題検討会　参考資料3、2013年6月14日 http://www.mhlw.go.jp/file/05-Shingikai-10901000-Kenkoukyoku-Soumuka/0000025135.pdf より2014年12月検索
  ・独立行政法人国民生活センター：まつ毛エクステンションの危害、2010年2月17日
  http://www.kokusen.go.jp/pdf/n-20100217_2.pdf より2014年12月検索

● カラーコンタクトレンズ
4）独立行政法人国民生活センター：カラーコンタクトレンズの安全性－カラコンの使用で目に障害も－、報道発表資料、p.13〜15、2014年5月22日　http://www.kokusen.go.jp/pdf/n-20140522_1.pdf より2014年12月検索
  ・日本コンタクトレンズ学会：カラーコンタクトレンズ（カラーCL）による眼障害の実態(2012)
  http://www.clgakkai.jp/pdffiles/color_cl_ganshogai.pdf より2014年12月検索

● ネイルアート
5）厚生労働省：ネイルサロンにおける衛生管理に関する指針について、健発0915第4号、2010年9月15日
  http://www.cao.go.jp/consumer/iinkai/2012/088/doc/088_120518_shiryou3-4.pdf より2014年12月検索

● 生理用品・尿漏れ用ケア製品
  ・日本産科婦人科学会、日本産科婦人科医会：産婦人科診療ガイドライン―婦人科外来編2011―、p.8〜9、日本産科婦人科学会事務局、2011
  ・日本産科婦人科学会編：産科婦人科用語集・用語解説集　改訂第3版、p.189、日本産科婦人科学会、2014
  ・日本産科婦人科学会編：産科婦人科研修の必修知識2007、p.488、日本産科婦人科学会、2007
  ・一般社団法人日本衛生材料工業連合会：トキシックショック症候群．医療従事者向けガイド、2013年3月
  http://www.jhpia.or.jp/standard/tss/img/guide.pdf より2014年12月検索

● 洋服
6）田中百子：女子学生の着装と月経痛との関連について、相模女子大学紀要、68B：45－55、2004
7）中村幸代：冷え症の概念分析、日本看護科学会誌、30（1）：62－71、2010
8）花王株式会社ニュースリリース：女性の冷えの意識実態調査、2006年6月
  http://www.kao.com/jp/corp_news/2006/2/n20060620-01re.html より2014年12月検索

● 靴
9）山本成美他：メディカルフットケアの知識と技術、p.101〜102、EPIC、2005
10）Journal of Joint Surgery関節外科、Vol.14 No.9、Sep.、1995
  ・度會公治：足のアーチを語る―スポーツ整形外科の立場から―、Sportsmedicine、144：4〜9、2012

D 女性と癒し

　女性の社会進出が進み社会的役割や価値観が変化するなかで、女性は今までにない多種類のストレスを抱えることになり健康への影響が懸念される。女性の健康は生物学的要因のみならず心理社会的・文化的要因にも大きく影響されるため、女性の健康問題には近代西洋医学だけでは対応が困難なさまざまな不定愁訴も多くみられる。そこで本項目では、さまざまな不定愁訴にも対応可能である補完・代替医療とリラクゼーションに焦点をあて、女性の健康について考える。

1 補完・代替医療

1 補完・代替医療とは

　補完・代替医療（CAM：complementary and alternative medicine）とは、一般的に現代西洋医学以外の医療全般のことを指す。世界保健機関（WHO：World Health Organization）は2000年に「CAM：The terms "complementary medicine" or "alternative medicine" are used interchangeably with traditional medicine in some countries. They refer to a broad set of health care practices that are not part of that country's own tradition and are not integrated into the dominant health care system.」と定義[1]し、日本補完代替医療学会では「現代西洋医学領域において、科学的未検証および臨床未応用の医学・医療体系の総称」と定義[2]している。

　補完・代替医療の内容は、中国伝統医学・インド伝統医学・ギリシャ医学に代表される伝統医学や各民族のなかで伝えられてきた伝承療法などだけでなく、最新の技術や知見を用いた療法まで多種多様である。わが国では漢方薬や鍼灸、あん摩、柔道整復などが生活のなかに広く根づいている。補完・代替医療先進国であるアメリカの国立衛生研究所に属する国立補完・代替医療センター（NCCAM：National Center for Complementary and Alternative Medicine）では、補完・代替療法の内容を表2-19のように示している[3]。

2 補完・代替医療の動向

　わが国におけるCAMの動向を確認するために、医学中央雑誌web ver.5にて「補完医療or代替医療」の検索語に「看護」で絞り込み検索を行った。CAMに関連した看護文献は1982年から散見しはじめ、2000年に入ってから急増していた。また、統合医療についても同様に検索を行った。統合医療に関連した看護文献は2001年から散

表2-19 NCCAMにおける補完・代替療法の内容

項目	内容
天然物 (Natural Products)	ハーブ類、ビタミン類、ミネラル類、プロバイオティクスなど
心身療法 (Mind and Body Practices)	鍼治療、マッサージ、瞑想、運動療法、リラクセーション、脊柱整復（カイロプラクティック、オステオパシー、自然療法）、太極拳・気功、ヨガ、ヒーリングタッチ、催眠療法など
その他 (Other Complementary Health Approaches)	伝統的療法 (thepracticesoftraditionalhealers)、アーユルベーダ（インド伝統医学）、中国伝統医学、ホメオパシー、自然療法など

(NCCAM (2014年7月現在) を参考に作成)

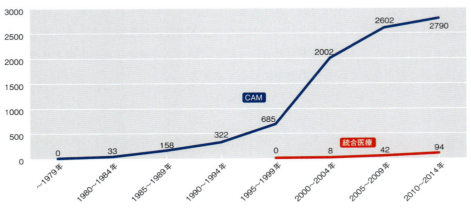

(医学中央雑誌webver.5にて検索，2017年7月8日現在)

図2-53 日本におけるCAMおよび統合医療に関する文献数の推移

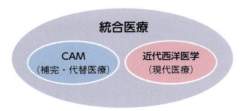

図2-54 統合医療イメージ図

見されるようになり、2005年以降徐々に増加している（図2-53）。わが国においてもCAMが徐々に広がり、西洋医学と融合した統合医療として根づき始めていることがうかがえる。しかし、補完・代替医療に関する科学的根拠はまだまだ少ないことが現状であり、今後の課題である。

3 統合医療とは

　統合医療（integrative medicine）とは、近代西洋医学にCAMを組み合わせた医療体制のことを指し（図2-54）、疾患を治すのみでなく対象を癒すことにも目を向けた全人的なアプローチである。厚生労働省の「統合医療のあり方に関する検討会」（2013年2月）では、これまでの統合医療に関する議論をまとめ、統合医療とは「近代西洋医学を前提として、これに相補（補完）・代替療法や伝統医学等を組み合わせてさらにQOL（quality of life：生活の質）を向上させる医療であり、医師主導で行うものであって、場合により多職種が協働して行うもの」と位置づけている[4]。

2 リラクセーション

1 リラクセーション（relaxation）とは

　NCCAMではリラクセーションを補完・代替医療のなかにある心身療法の1つとして位置づけており、わが国の医学・看護領域におけるリラクセーションに関する研究も補完・代替医療の浸透とともに2000年ごろから増加してきている。

　リラクセーションの定義は研究者によりさまざまである。中北[5]はリラクセーションについて概念分析を行い、リラクセーションとは「ストレスと相対する概念で、心身が緊張した状態へ働きかけることによって生じる反応や効果であり、心身のバランスが取れた望ましい状態への変化」であると述べている。

　また看護大事典では「神経・筋などの緊張ならびに精神的緊張を緩和すること、または緩和する状態。表情は穏やかになり、過緊張のあった筋の弛緩がみられ、ゆったりとした楽な気分になる。（中略）心身の疲労や苦痛、疼痛、全身倦怠感、不安やストレスなどを効果的に軽減させるために考案された組織的なリラクセーション法があり、看護技術の1つとして用いられている（後略）。（深井喜代子）」と述べられている[6]。一般的な辞書においては、息抜き、気晴らし、くつろぎ、緊張を解くこと、弛緩、不眠解消の方法、ストレスを除去する方法などさまざま述べられており、現在のわが国におけるリラクセーションの概念はあいまいで、多義的な部分はあるものの看護学領域のみならず日常生活のなかにも広く浸透しているといえる。

　リラクセーションを得るための方法は、マッサージ、指圧、リフレクソロジー、アロマセラピー、ヨガ、自律訓練法、呼吸法、音楽療法などさまざまであるが、どのような方法であっても本人がリラックスできると感じることが重要である。リラクセーションが多くの女性の心と身体の健康維持・増進につながることを期待する。

2 アロマセラピー

　女性の心身はホルモンに支配されているといっても過言ではなく、月経痛や月経前症候群（PMS）、更年期障害など女性ホルモンの変化により、女性特有の疾患やさまざまな不調に陥ることがある。リラクセーションを得るための方法は多様であるが、本項目では、看護や介護分野などでも幅広く利用され、今後もさらなる発展が期待されているアロマセラピーについて取り上げる。

(1) アロマセラピーとは

　「アロマセラピー」という用語は、フランスの調香師ルイ・モーリス・ガットフォセ（1881〜1950年）が、ラテン語を語源とする「アロマ（芳香）」とギリシャ語を語源とする「テラピー（療法）」を組み合わせて命名した造語である。わが国では医療・看護系はアロマセラピー、美容系はアロマテラピーと表現していることが多い。

　アロマセラピーは補完・代替医療の1つで、精油（essential oil）の芳香や成分が心と身体に作用することでリラクセーションを得たり、さまざまな症状を緩和・予防し

たりすることを目的に、芳香浴・吸入・内服・全身（部分）浴・マッサージなどの方法を用いて行われる療法で、日本語では芳香療法とよばれている。アロマセラピーが医療の現場に取り入れられたのは最近であるが、アロマセラピーの元となる民間療法は紀元前3000年古代エジプト時代にすでにできあがっていたといわれており、アロマセラピーの効果は古代から現代まで世界中で経験的に認知されている。しかし、香りをもつ精油の無作為化対照試験の実施が困難であることなどの理由からエビデンスレベルの高い研究はわずかであり、科学的根拠が十分であるとはいい難い現状である。

（2）精油の作用

精油は植物がつくり出した有機化合物の集合体である。天然の化学物質が数十～数百集まってできたもので、鎮静作用、殺菌・抗菌作用、抗炎症作用、免疫賦活作用、ホルモン調整作用、子宮収縮作用、通経作用などさまざまな作用をもつといわれている（表2-20）。女性の心身とのかかわりが深いとされている精油も数多くあり（表2-21）、月経痛や月経前緊張症、冷え性、更年期障害、マタニティブルー、妊娠線予防などにも使用されている。

表2-20　精油の主な作用

心身	①鎮静作用：心身のリラックス、眠気 ②鎮痛作用：疼痛緩和 ③消化・食欲増進作用：消化器（胃腸）の働き促進 ④ホルモン調整作用：ホルモン分泌調整 ⑤刺激作用：心身の活動を高める ⑥免疫賦活作用：免疫機能活性化 ⑦利尿作用：尿の排泄促進
皮膚	①収斂作用：皮膚の引き締め ②保湿作用：皮膚に潤いを与え乾燥を防ぐ
細菌等	①殺菌作用：バクテリアなどの菌を殺す ②抗菌作用：細菌・真菌の増殖抑制 ③抗ウイルス作用：ウイルスの増殖抑制 ④殺虫・虫よけ作用

表2-21　アロマセラピーで利用される精油（女性とかかわりが深いとされる精油例）

精油	作用	備考
クラリセージ	ホルモン調整作用、免疫力↑、月経前緊張症↓、月経痛↓、更年期障害↓など	・妊娠・分娩期の使用は要注意 ・感作性リスクあり（リナロール成分の酸化による）
ジャスミンアブソリュート	マタニティブルー↓、催乳作用、抗微生物活性、筋緊張緩和＝子宮収縮が抑制される可能性（invitro）など	・妊娠・授乳期は原則として使用不可 ・マッサージの利用は推奨不可（多くの感作性物質を含むため）
ジュニパー	利尿作用、経口摂取により→堕胎作用、受胎率低下、着床阻害作用、月経周期への影響など	・妊娠中の使用禁忌 ・マッサージでの使用不可　芳香剤としての利用OK
ゼラニウム	脳の鎮静作用（リラックス）興奮作用や子宮収縮の減少と停止（invitro）、月経前緊張症↓、更年期障害↓、乳腺炎↓など	・分娩期の使用は要注意 ・フレグランスとしての使用OK
フェンネル	筋弛緩作用、更年期障害↓、乳汁分泌↑、消化管運動↑、エストロゲン様作用→子宮収縮減少（ラット）など	・妊娠・分娩・授乳期の使用不可 ・長期の経口摂取不可 ・皮膚や呼吸器に作用してアレルギー反応を起こすことがある
ローズ	精神状態安定、月経前緊張症↓、腟内分泌液分泌↑、月経周期の安定化など	・脳へのリラックス効果と刺激効果両方の作用を有する可能性あり

※科学的根拠が明確でない作用もある

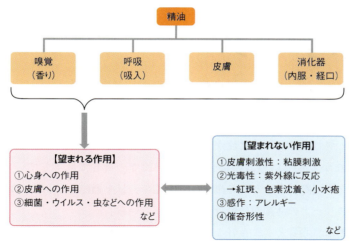

図2-55　精油の主な作用経路と薬理作用

　精油はその成分構成や使用方法により異なる作用を発現することがある。また、催奇形性や光毒性、感作性、皮膚刺激性をもつ精油も存在するため、精油の選択および使用には十分な注意が必要である。

（3）精油の作用経路

　精油の作用経路は大きく分けて4つあり、いずれかの経路を経由して心身へ作用し効果を発揮する（図2-55）。

①嗅覚を介した経路（香り）：鼻腔から嗅覚神経路を介して脳へ伝達され作用する。
②吸入による経路：鼻腔・口腔・肺の粘膜を介して作用する。
③皮膚からの経路（経皮的）：皮膚に浸透し作用する。
④飲食による経路（経口）：消化器粘膜から吸収され作用する。

引用・参考文献

1）WHO（WHO/EDM/TRM/2000.1）：Traditional Medicine：Definitions
　http://www.who.int/medicines/areas/traditional/definitions/en/ より2015年1月検索
2）日本補完代替医療学会：代替医学・医療とはhttp://www.jcam-net.jp/info/what.html より2015年1月検索
3）NCCAM：http://nccam.nih.gov/health/whatiscam より2014年12月検索
4）厚生労働省「統合医療」のあり方に関する検討会：これまでの議論の整理、2013年2月
　http://www.mhlw.go.jp/stf/shingi/2r852000002vsub-att/2r852000002vsy2.pdf より2014年12月検索
5）中北充子：「リラクセーション」の概念分析―産後早期の女性を対象としたケアへの適用の検討―、KEIO SFC JOURNAL、10（1）：57-69、2010
6）見藤隆子他：看護大事典第2版、p.1008、日本看護協会出版会、2011
　・日本アロマセラピー学会編：アロマセラピー用語集、日本アロマセラピー学会、2013
　・今西二郎編：医療従事者のための補完・代替医療改訂2版、金芳堂、2009
　・マリア・リス・バルチン著、田邉和子他監訳：アロマセラピーサイエンス、フレグランスジャーナル社、2011
　・鳥居鎮夫監修：アロマテラピー検定テキスト2級、第2版、日本アロマテラピー協会、2000
　・鳥居鎮夫監修：アロマテラピー検定テキスト1級、第2版、日本アロマテラピー協会、2000
　・谷田恵子：代替療法のエビデンス、深井喜代子監修：実践へのフィードバックで活かすケア技術でのエビデンス、p.420～430、へるす出版、2006

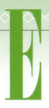女性とスポーツ

　総務省の発表によれば、男女ともにわが国ではウォーキングや軽い体操をしている人の割合は、男性が67.9％、女性が58.3％と報告されている[1]。しかし、スポーツを日常生活のなかでしている人の割合は、20年間で一貫して低下している。一方で、オリンピックや国際試合などへの出場に夢を抱き、日々過酷なトレーニングを行っている女性アスリートの活躍が、最近注目を浴びている。

　適度な運動は、心身ともに良好な効果がもたらされるが、国際試合に出場するような、女性アスリートが行っている運動強度や食事管理により、女性の生殖系の健康に大きな影響があることが問題視されている。そのためトレーナーへの健康管理教育の必要性が求められるようになってきている。

　ここでは、女性アスリートが陥りやすい健康障害について述べていく。

1 女性アスリートの健康への影響

　女性アスリートの身体的健康障害について、アメリカスポーツ医学会は「視床下部性無月経」「骨粗鬆症」「利用可能エネルギー不足　low energy availability」を女性アスリートの三主徴と定義している。この三主徴は、エネルギー不足から視床下部性無月経となり、エストロゲンの分泌がないことから骨量の減少を引き起こすという連動性を特徴としている。

　エネルギー不足については、摂食障害を伴うものと、摂食障害を伴わないエネルギー不足の2つに分類される。利用可能エネルギー不足は、疲労による食欲不振、パフォーマンスへの影響や体型の維持にための厳重な食事管理から、摂食障害をきたすこ

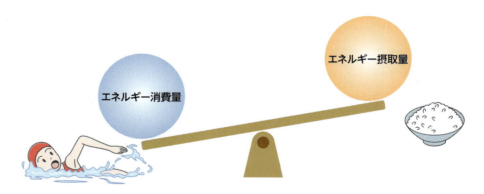

図2-56　エネルギー消費量と摂取量のバランス

とで生じる。また、成績不振によるプレッシャーなどからメンタルヘルスの破綻により発症することもある。

2014年の国際オリンピック委員会では、"すべてのアスリートにとってのスポーツにおける相対的エネルギー不足が、代謝や循環器、免疫、発育、骨、月経など全身に影響を与えパフォーマンス低下をもたらす"ことを回避するため、"運動による消費エネルギーに見合った摂取エネルギーの重要性"について警鐘している。

また心理面では、競技記録の向上や高いレベルを強く要求されることから、バーンアウト（NOTE）、学習性無力感が生じやくなる。とくに集団競技では、人間関係のあつれきや過度の競争、楽しさの欠乏を経験する。女性スポーツでは、美しさや最適な身体像を求められることもあり、食行動に過敏になり食行動異常から摂食障害に移行するリスクもある。

2 女性アスリートに特徴的な健康障害

1 運動性無月経

ハードなスポーツ、トレーニングを恒常的に行うことで、月経が停止し無月経となることを運動性無月経（EAA：exercise associated amenorrea）という。運動に起因する稀発月経（NOTE）や無排卵周期症も同様に解釈されるようになっている。EAAの発症要因を図2-57に示す。

EAAがとくに多くみられる競技種目は、新体操や器械体操、陸上であり体脂肪率が低いことで競技性としての体型を求められるものである。逆に、水泳競技は、体脂肪率を多くすることが体型に求められる競技であるので、EAAが少ない。

競技レベル別にアスリート群2,259名を対象とし、無月経の割合について調査した報告では、月経周期異常の割合は、A：日本代表レベル38.0％（367名/965名）、B；全国大会レベル40.7％（136名/334名）、C；地方大会レベル43.3％（150名/347名）であった（図2-58）[2]。

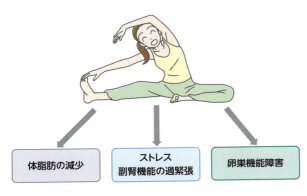

図2-57　運動性無月経の機序

> **NOTE**
> **バーンアウト**
> 心身のエネルギーが尽き果てた状態をいう。
>
> **揮発月経**
> 月経周期が39日以上の月経をいう。

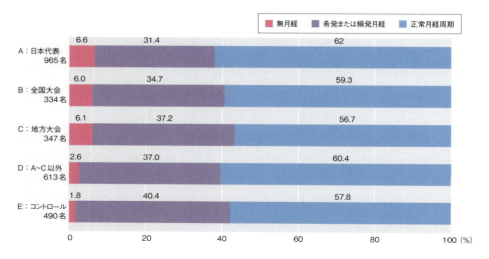

図2-58　競技レベル別にみた月経周期異常の割合

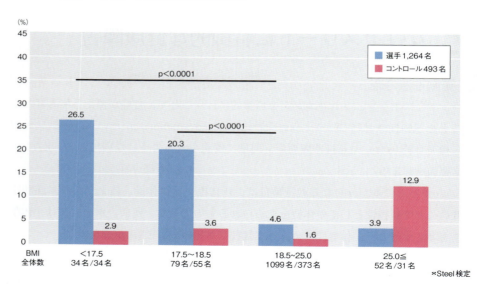

図2-59　BMI別にみた無月経の頻度

表2-22　無月経のリスク因子

多変量解析		p-Value	OR (95%CI)
競技レベル	A：日本代表	.801	1.122 (0.458-2.748)
	B：全国大会	.124	2.029 (0.824-4.997)
	C：地方大会	.259	1.742 (0.665-4.566)
	D：A〜C以外	.785	1.168 (0.384-3.555)
半年以内の−5kg以上の体重減少		.224	1.392 (0.817-2.371)
1週間の練習時間		.005*	1.032 (1.010-1.054)
BMI		.004*	0.837 (0.742-0.944)

　BMI別にみた無月経の割合では、BMI18.5以上の選手と比較し、有意にBMI18.5未満の選手では、無月経の割合が高い結果となっている（図2-59）[2]。

女性アスリートの無月経のリスク因子は、表2-22に示すように、1週間の練習量とBMIが影響を与える因子として報告されている[2]。

2 骨粗鬆症

　適度な運動は、本来骨代謝を活発にして骨量を増加させる。また、女性では、卵巣から分泌されるエストロゲンは骨からのカルシウムの喪失を予防する効果があるが、加齢による閉経により卵巣機能の低下によるエストロゲンの減少により、更年期には骨量の減少がみられるようになる。

　女性アスリートの場合には、運動性無月経によるエストロゲンの分泌停止により、骨粗鬆症、骨折が発症しやすくなる。よくアスリートの引退や大会欠場の理由として耳にする"疲労骨折"がこれにあたる。

　女性アスリートの421件の疲労骨折時の年齢を、競技レベル別に分けた結果を報告した研究では、疲労骨折時の年齢は、A：日本代表レベル、B：全国大会レベルで17歳、C：地方大会レベルで16歳と高校時代に多く発症している（図2-60）[2]。

3 利用可能エネルギー不足

①摂食障害

　女性としての身体的美しさを求められる競技では、"競技を目的とした食事制限"であったものが、習慣化され長期化することで神経性無食症（anorexia nervosa）となりやすい。その一方で、食事制限に対する反抗心や競技へのストレスから、発作的に突発的に過食行動をとるようになる神経性過食症（bulimia nervosa）になる女性アスリートもいる。

②エネルギー不足（EA：energy availability）

　エネルギー摂取量から運動による消費エネルギー量を差し引いた値で、生体の機能

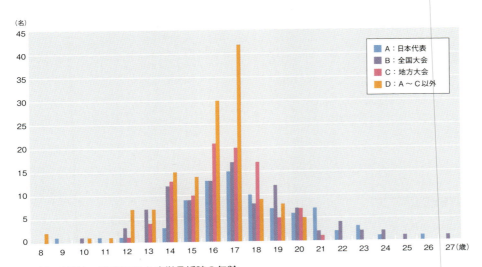

図2-60　競技レベル別にみた疲労骨折時の年齢

維持のために使われるエネルギーである。このEAの値が除脂肪量1kgあたり30kcal/日未満になると月経異常をきたすことが報告されている[3]。

また、アスリートが摂取するべきタンパク質量は心がけられている傾向にあるが、併せて糖質の摂取が低いこと、無月経の女性アスリートの糖質摂取量は6kg/体重kg/日を下回っていることが報告されている。

＊

女性アスリートには、ハードなトレーニングや厳しい食事管理から高頻度に月経異常が発症しているにもかかわらず、月経周期についての関心が低い現状がある。幼少期からの競技生活の長期化により無月経状態が続くことで、低エストロゲン状態の持続が脂質代謝や骨代謝に影響を及ぼし、骨折をまねき競技人生の終了を迎えてしまいかねない。

女性アスリートが輝き続けるためには、心も身体も健康であることが大切である。競技に特化した指導者が成績にのみこだわる場合には、結果として、女性アスリートの生涯にわたる性と生殖の健康障害のリスクが高くなるため、指導者には十分に女性特有の性と生殖への健康支援の知識と必要性を情報提供していくことが必要である。

体重管理や食事指導だけではなく、女性の性と生殖の健康の視点において、今後はスポーツに取り組む女性に特化した健康教育を看護職が積極的に実践していくことが求められる。

引用・参考文献

1）総務省：統計からみたスポーツの今昔−「体育の日」にちなんで、社会生活基本調査トピックスNo.64、平成24年10月7日
2）大須賀 穣、能瀬さやか：アスリートの月経周期異常の現状と無月経に影響を与える因子の検討，日本産科婦人科学会雑誌，68（4）付録：4〜15、2016
3）Loucks, A.B., Thuma, J.R.：Luteinizing hormone pulsatility is disrupted at a threshold of energy availability in regularly menstruating women, J Clin Endocrinol Metab,88（1）：297-311,2003

第3章

女性とリプロダクティブヘルスをめぐる課題

A 女性と出産をめぐる医療と看護
B がん妊孕
C 出産と社会
D 女性と遺伝
E 性同一性障害
F 性産業とリプロダクティブヘルス

A 女性と出産をめぐる医療と看護

1 不妊

　生殖年齢の男女が妊娠を希望し、ある一定期間、避妊することなく通常の性交を継続的に行っているにもかかわらず、妊娠の成立をみない場合を不妊という。その一定期間については1年というのが一般的である。世界保健機構（World Health Organization：WHO）では、2009年から不妊症を「1年間の不妊期間をもつもの」と定義しており、約10％の頻度で認められる。

1 女性不妊症

　女性不妊症の原因には、排卵因子、卵管因子、子宮因子、頸管因子、免疫因子などがある（図3-1）。

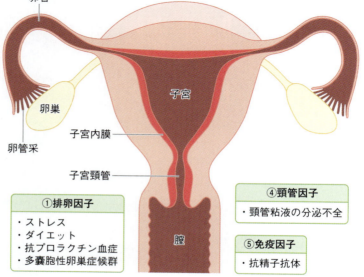

図3-1　女性赴任症の原因

(1) 排卵因子

　排卵障害はカルマン Kallman 症候群（NOTE）や体重減少性無月経、神経性食思不振症などゴナドトロピン放出ホルモン（GnRH）の分泌障害である視床下部性排卵障害、下垂体腺腫やシーハン Sheehan 症候群（NOTE）など性腺刺激ホルモンの分泌障害である下垂体性排卵障害、ターナー Turner 症候群（NOTE）や多嚢胞性卵巣症候群（NOTE）などの卵巣性排卵障害に分類される。

　体重減少性無月経や神経性食思不振症などの摂食障害あるいは高度のストレス環境下では、Gn-RH（性腺刺激ホルモン放出ホルモン）の分泌を抑制し、視床下部性排卵障害を来す。下垂体腺腫あるいは薬剤性、乳汁分泌を伴う高プロラクチン血症などでは視床下部からのGnRHの周期的な分泌障害が生じ、視床下部性あるいは下垂体性排卵障害が引き起こされる。

　卵巣性排卵障害のなかでも多嚢胞性卵巣症候群は生殖年齢女性の5～8％に発症し、月経異常や不妊の主要な原因の1つであり、アンドロゲン過剰、黄体形成ホルモン（LH）高値、卵巣の多嚢胞性変化以外にもインスリン抵抗性も重要視されている。

　一般的治療には、障害部位に応じた排卵誘発が選択される。多嚢胞性卵巣症候群ではクロミフェンやゴナドトロピン製剤による排卵誘発を行うが、病態により抗アンドロゲン作用を有する副腎皮質ステロイドやインスリン増感薬であるメトホルミンを併用したり、排卵を促進する目的で腹腔鏡下卵巣多孔術などが行われる場合もある。

(2) 卵管因子

　卵管は排卵後の卵子をピックアップし、精子の受精能の獲得やその後の受精・発育の場を提供するとともに、受精卵を子宮腔内へと輸送する重要な役割を果たしている。

　そのため卵管周囲癒着や卵管采癒着、卵管采周囲癒着などの可動性障害や卵管腔そのものの機能廃絶状態ともいえる卵管留水症（NOTE）、卵管留膿症（NOTE）、卵管閉塞などは不妊の大きな要因の1つである。このような病態にはクラミジア感染症や子宮内膜症などが深くかかわっている。

　診断は卵管疎通性検査（子宮卵管造影法 hysterosalpingography：HSG、卵管通気

カルマン Kallman 症候群
　嗅覚低下と低ゴナドトロピンを特徴とするX染色体の遺伝子異常

シーハン Sheehan 症候群
　分娩時の大量出血による下垂体の虚血性壊死

ターナー Turner 症候群
　約半数は45、XOのモノソミーであり、低身長、卵巣機能不全、外反肘、翼状頸を3主徴とする先天異常

多嚢胞性卵巣症候群
　超音波断層法で少なくとも一方の卵巣全体で2～9mmの小卵胞状エコー像が10個以上みられ、「月経異常」と「血中男性ホルモン高値またはLH基礎値高値かつFSH基礎値正常」のすべてを満たす病態

卵管留水症
　卵管采がクラミジアなどの性感染症、子宮内膜症や骨盤手術などによって高度に障害され、卵管開口部が閉塞し、卵管液が貯留した状態。

卵管留膿症
　卵管内に細菌感染などが起こり、膿が貯留した状態。

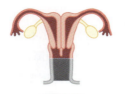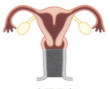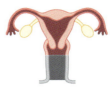

| 重複子宮 | 双角子宮 | 中隔子宮 | 弓状子宮 |

図3-2　子宮奇形

検査、卵管通水検査）、腹腔鏡検査、卵管鏡などの検査により決定する。とくに腹腔鏡検査は卵管の全体像の視認が可能であり、続く治療（癒着剥離術、卵管形成術、卵管切除術）を行い得るため極めて有用である。

　高度の骨盤内癒着により卵管の可動性が著しく障害されている場合や卵管閉塞などでは、後述するIVF-ET（体外受精－胚移植 in vitro fertilization-embryo transfer）が選択される。

（3）子宮因子

　子宮因子としては先天的要因と後天的要因に分けられるが、先天的要因としては重複子宮や双角子宮、中隔子宮、弓状子宮などの子宮奇形（図3-2）があり、子宮奇形を有していてもただちに外科的治療を行うのではなく、まずは一般的不妊治療から開始していくことが望ましい。後天的要因としては子宮筋腫や子宮腺筋症、子宮内膜ポリープ、子宮腔内癒着などがある。

　子宮筋腫や子宮腺筋症により子宮腔が著しく偏位、変形している場合は着床障害が予想されるため、開腹あるいは腹腔鏡による外科的治療が選択される。手術操作に伴う二次的癒着を回避するため、侵襲は最小限にとどめ癒着防止等の処置を必要とする。

　また、子宮内膜ポリープあるいは子宮腔内癒着症（アッシャーマン Asherman 症候群、**NOTE**）では着床する部分が著しく障害されているため、子宮鏡による観察を行い必要に応じてレゼクトスコープ（切除鏡）による切除や癒着剥離を行う。

（4）頸管因子

　排卵期には子宮頸管から透明で粘稠な頸管粘液（cervical mucus：CM）分泌が増加し、精子の受精能の獲得や子宮腔内への侵入に重要な役割を果たしている。この精子と頸管粘液との相互作用をみる検査として、排卵直前に性交を行い頸管粘液内の運動精子の有無をみる性交後試験（ヒューナー Huhner 試験あるいはpost coital test：PCT）やスライドガラス上で精子の頸管粘液への侵入をみるミラー‐クルツロック Miller-Kurzrok 試験がある。

（5）免疫因子

　免疫因子には抗精子抗体、抗透明帯抗体などがある。抗精子抗体は女性においては

アッシャーマン Asherman 症候群
流産処置などの子宮腔内掻爬術に起因する子宮内癒着

同種抗体として、男性では自己抗体として作用する。

前者では血清中に抗精子抗体が存在すると精子の頸管粘液や子宮腔、卵管への侵入が阻止されたり、受精そのものが障害される。そのなかでも精子不動化抗体は精子不動化試験（sperma immobilization test：SIT）により評価される。女性血清に健常男子精子を注入し、精子不動化値（sperm immobilization value：SIV）が2以上の場合（元の運動率に比べ1／2以下）を陽性とし、引き続きSI$_{50}$値（50％精子不動化値）を算出し定量的に評価する。

また後者の場合、精子の運動性低下や凝集を生じた結果、不妊症の原因となる。

抗精子抗体値が低い場合人工授精による妊娠も期待できるが、そうでない場合はIVF-ETを行う。

2 男性不妊症

男性不妊症の原因としては原発性あるいは続発性造精機能障害、精路通過障害、性機能障害、抗精子抗体などの免疫性不妊がある。約90％が造精機能障害、精路通過障害、性機能障害はそれぞれ約5％、3％程度であるが、これらの60～70％は原因不明である。

原因が判明している病態は、精索静脈瘤やクラインフェルター Kleinefilter 症候群などの染色体異常、精巣炎や内分泌障害などがあり、遺伝子異常としてY染色体上の微小欠失が乏精子症や無精子症との関連性が指摘されている。性機能障害としては勃起不全（erectile dysfunction：ED）や射精障害、逆行性射精（精液が射精時に膀胱内に入る）などが代表的な病態である。

検査は一般精液検査や前述した精子機能検査、血中卵胞刺激ホルモン（FSH）、黄体形成ホルモン（LH）、テストステロン、プロラクチンの測定、精巣生検、精管造影、染色体検査がある。

治療は、造精機能障害ではテストステロン値の上昇を期待してゴナドトロピン療法や抗エストロゲン療法が行われるが、それ以外にもアロマターゼ阻害剤や男性ホルモン療法などがある。

軽度の乏精子症に対しては配偶者間人工授精（artificial insemination by husband：AIH）、重度の乏精子症や精子運動不良例などではICSI（細胞質内精子注入法 intracytoplasmic sperm injection、**NOTE**）などの顕微授精を行い妊娠の成立を図るが、射出精子では十分に回収できない場合、精巣内精子採取（testicular sperm extraction：TESE）により回収された配偶子を体外受精に供する。TESEでも精子が採取できない、あるいは精子死滅症などにより夫の精子による妊娠が困難と考えられる場合には、非配偶者間人工授精（artificial insemination by donor：AID）が選択される。

ICSI（細胞質内精子注入法 intracytoplasmic sperm injection）
顕微鏡下で受精させる方法を顕微授精と総称するが、顕微授精といえば精子を直接卵細胞室内へ注入するこの方法を指すようになった

3 原因不明不妊症

　不妊症の検査を行っても、その原因が特定できないものを原因不明不妊という。しかし、まったく原因が無いとは考え難いため、広義には現在の診断技術では原因が同定されない病態、という概念で捉える。

　不妊症の原因のなかで占める割合は10～20％であり、骨盤内の器質的病変を調べる超音波検査、排卵因子に関するホルモン検査、卵管疎通性検査、精液検査などの一次検査や腹腔鏡検査をはじめとする二次検査を行う。

　とくに腹腔鏡検査は有用である。HSG（子宮卵管造影）などの卵管疎通性検査では診断が困難であったが、腹腔鏡検査を行うと不妊の原因となる子宮内膜症の存在が初めて確認されたり、さらにその治療に移行できることからその有用性は高い。

　女性の年齢が若く不妊期間が短い場合には、6か月から1年、自然妊娠を期待することも可能ではあるが、一般的には排卵誘発治療と配偶者間人工授精を併用した治療を行う。女性が高年であったり不妊期間が長い場合にはIVF-ETなどの生殖補助医療が選択される。

　一般的不妊治療は、女性の身体的・精神的・経済的負担の少ない順で治療を開始する。初期では不妊原因の検査と基礎体温、タイミング指導を行い、その後不妊原因が対する治療を行いながら、経口排卵誘発剤、ゴナドトロピン療法（hUG-hCG療法）、黄体ホルモン療法を併用していく。一般治療で妊娠に至らない場合には、女性とそのパートナーと相談し、説明と同意を慎重に行いながら、体外受精・顕微授精の治療へと移行していくことになる。

4 不妊症の女性の心理と看護

　不妊症であることに直面した女性は、女性としてのアイデンティティに大きな影響を受けることになる。原因が女性自身にあるとわかった場合には、大きな不安と抑うつ状態に陥ることも多い。これは、女性にとって大きな人生における危機であり、子どもが欲しいと強く願っている場合には、アイデンティティの喪失を経験する。

　子どもが欲しいとする挙児希望の背景には、母性理念や社会文化的背景が潜在的にある。女性は子どもを"産む性"として捉えられており、母性は絶対的なものであり、結婚すれば子どもが生まれ、子どもがいてこその夫婦であり、家族であるといった社会通念が根強く関与している。わが国では子宝思想が古くから共有されており、「嫁して三年子なきは去る」という言い伝えや、子どもを産めない女性を「石女」とよぶような風潮が存在していた。そのため、不妊であることは、女性として当然のことができない存在であることと理解され、自己への否定感や存在意義の喪失感を強く抱くことにつながりやすい。

心理過程

　一般的不妊治療を開始した女性は、治療の主が自分であることや、これまで体験したことのない状況に多く直面し、時間的予測や結果の不確実性からストレスを受けることになる。また治療は保険診療外であり、カップル間に社会的・心理的・経済的影

響を強く与えることとなる。

多くの不妊症カップルは、"不妊であることの否認"→"その事実への抵抗"→"不妊となった身体や運命への怒り"→"自責や悲嘆"→"抑うつ"の段階に固着し、治療を繰り返すことで長い葛藤期間を経験することになる。そのなかで、とくに女性は重いうつ状態になることも多く、健康感に乏しくなり日常生活では仕事や他者との付き合いに影響していくこともある。

2 生殖補助医療

生殖補助医療（assisted reproductive technology：ART）は、主としてIVF-ET（体外受精-胚移植 in vitro fertilization-embryo transfer）と顕微授精（intracytoplasmic sperm injection：ICSI）を指す（図3-3）。一般不妊治療とは性交タイミング指導、薬物療法、手術療法、人工授精を指す。体外受精・胚移植にかぎらず、不妊治療は、カップルが自分たちの子どもが欲しいと強く願い、妊娠することを目標に受診行動をとっている。

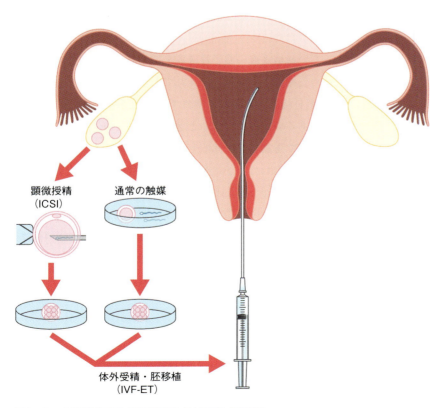

図3-3　生殖補助医療（顕微授精と体外受精-胚移植）

生殖補助医療の歴史は、18世紀にイギリスで性交障害のカップルに人工授精を行ったのが最初であるといわれる。その後、1960年代に排卵誘発剤（hMGやクロミフェン）が開発され排卵障害の女性への不妊治療が始まった。さらに1970年代に入ると、卵管マクロサージャリーが実施され卵管障害の女性への不妊治療が可能となった。体外受精・胚移植による児が誕生したのは1978年のイギリスであった。わが国で体外受精による妊娠例が報告されたのは1983年である。

1 体外受精

　体外受精は、排卵前に体内から取り出した卵子と精子を体外で受精させる治療法である。まず調節卵巣刺激という方法で数個〜10個前後の成熟卵を得た後、経腟超音波ガイド下に腟のほうから卵子を採取する。その後、卵子が入っている培養液に精子浮遊液を加えて受精させ、受精が正常に起こり細胞分裂が順調に進行した良好胚を子宮内に移植する。この一連の過程を体外受精−胚移植とよぶ。卵巣刺激の方法は、ゴナドトロピン製剤投与により複数の卵胞発育を促進しつつ排卵の引き金となるLHサージをGnRHアゴニストあるいはGnRHアンタゴニストでなどで予防する。しかし卵巣の反応は個人差が大きく卵巣過剰刺激症候群が生じることがあり、多嚢胞性卵巣症候群では注意を要する。採卵後には着床に適した子宮内膜をつくる目的で黄体サポートが行われる。胚移植はおよそ4細胞期から胚盤胞の中から形態良好胚を選択し、胚を充填したカテーテルを子宮腔内に挿入、子宮底部付近に排出して操作を終了する。

2 顕微授精

　体外受精は卵子が入っている培養液に精子浮遊液を加えて受精させるのに対し、顕微授精では細いガラス針の先端に1個の精子を入れて卵子に顕微鏡で確認しながら直接注入する（ICSI）。日本産科婦人科学会は、男性不妊や受精障害などこの方法以外では妊娠の可能性がないかあるいは極めて低いと判断される夫婦を対象にしている。
　運動精子回収法という処理で運動精子を回収し、顕微鏡で観察しながら細いガラス針に運動している精子を1個吸引して卵子に刺入し精子を注入する。ただし適応症例として精液所見などの明確な基準がないことや、顕微授精ではただ形態的に正常で単に運動率が良好な精子を選択しており、この選んだ精子がベストな精子かを明確に検査する方法がないことなどの問題点も有する。現時点では、顕微授精で出生した子どもに形態異常や染色体異常が体外受精と比べて多いとの報告はないが、将来的にわたって発育過程を観察する必要があることが説明されている。

3 体外受精の出生児の推移

　生殖補助医療における妊娠率は、30歳代女性では約40％であり、40歳で20％を下回る。流産率では、20歳代では5％程度であるが40歳を超えると高まっていく。生殖補助医療を実施する施設も増え、受ける夫婦も増加傾向にある。表3-1にわが国の体外受精による出生児数の推移を示す。

表3-1 体外受精による出生時数の推移

年	体外受精出生児（人）	総出生児数（人）	割合（%）
2004年	18,168	1,110,721	1.64
2005年	19,112	1,062,530	1.80
2006年	19,587	1,092,674	1.79
2007年	19,595	1,089,818	1.80
2009年	26,680	1,070,035	2.49
2010年	28,945	1,071,304	2.70
2012年	37,953	1,037,000	3.66
2013年	42,554	1,029,816	4.3
2014年	47,322	1,003,500	4.71
2015年	51,001	1,005,677	11.7

（日本産科婦人科学会の集計による）

4 生殖補助医療の発達に伴う倫理的問題

生殖補助医療の発達により、第3者からの卵子・精子提供による体外受精での妊娠が成立している。日本産科婦人科学会は、これまで子どもを欲しながら不妊症のために子どもをもつことができない法律上の夫婦にかぎって第3者からの卵子・精子・胚の提供を認めていたが、2014年に事実婚に拡大する方針を決めた。

この精子・卵子・胚の提供などによる生殖補助医療について、原則、わが国では代理懐胎での実施を認めていない。そのため、海外へ行き、代理懐胎する夫婦も増えてきている。借り腹代理懐胎は、第3者の子宮を借りることで、夫婦と遺伝的つながりのある子どもを得る方法である（図3-4）。しかし、わが国では子ども（嫡出子）の母

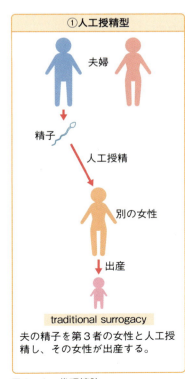
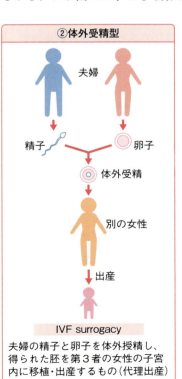

図3-4 代理懐胎

親は「産んだ女性」とされ（1962年最高裁判例）、父親は「その女性の夫と推定される」と民法で定められている。

したがって、体外受精型の代理懐胎は、遺伝的には夫婦につながりがあったとしても、戸籍上の母親は、あくまでも産んだ母親となる。そのため、特別養子縁組により夫婦との親子関係を認める手続きをするケースがある。

代理母型代理懐胎は、遺伝的母親は、代理懐胎者であり養育する母親と子の遺伝関係はない。

5 日本における出自を知る権利

2003年、厚生科学審議会生殖補助医療部会の「精子・卵子・胚の提供等による生殖補助医療制度の整備に関する報告書」では、15歳以上で子どもが希望し、カウンセリングや十分な説明が行われれば、ドナー情報（氏名・住所）の開示請求が行えることが記載されているが、実際には実施されていない。

6 不妊治療・生殖補助医療を受ける女性への看護

不妊症であることを認知し、治療を選択した女性に対する看護の役割は重要である。

①女性が安心して安全に治療を受けるために

プライバシーの保護と羞恥心への配慮を行う。また、配偶子の取り違いを防ぐために、厳重に名前の確認を行う。一般不妊治療では、性周期に合わせた夫婦生活への医療介入や精液提出に伴う羞恥心と精神的プレッシャーに対する配慮はとくに必要である。

②偏った誤りのある情報から意思決定しないために

治療内容とその成績、副作用、費用について、女性とそのパートナーが理解できるように説明を行う。

③治療を続けても挙児を得ることができないカップルのために

納得して受けた治療の提供について、再治療の前に必ずカップルの意思を確認し、今後も継続して同じ治療を受けていくのか、治療に対する思いを確認し理解して接するように努める。

④治療終結の意思決定をしたカップルのために

治療を終えることがカップルにとって望ましい状態であることが認知できていることを確認し、治療がカップルにとってどのような意味をもった経験であったのかを考えていけるようにかかわることが必要である。また、カップルが臨んで取り組んだ治療や意思決定事項に敬意をもって接し、共感・指示できるような姿勢をもつ。治療を終結したと意思決定した後であっても、いつでも連絡して構わないこと、気持ちが変わった場合には、再来して構わないことも伝えておく。

3　出生前診断

1　非侵襲的出生前検査

　出生前診断には、現在、臨床研究と位置づけられているのが着床前診断である。画像診断としてはレントゲン検査、超音波検査、CT検査、MRI検査がある。推定診断としては母体血清マーカー検査があり、遺伝子・染色体・生化学検査としては羊水検査、絨毛検査、母体血中胎児および胎盤由来細胞またはDNA検査があげられる。

　近年、新出生前診断として従来の侵襲的な出生前診断である羊水検査や絨毛検査より母体血中の胎児DNAを対象とした非侵襲検査が注目されている。本稿ではこの母体血より胎児DNAを診断する非侵襲的出生前検査（non-invasive prenatal test：NIPT）について解説する。

　NIPTの始まりは妊婦血中に胎児白血球や胎児有核赤血球が存在している事実から、それらを採取して胎児の遺伝情報を得ようとの試みであった。対象となった胎児血球成分のうち、胎児白血球はその寿命が長く、既往妊娠での遺残使用白血球の可能性があり使用できなかったが、胎児有核赤血球はその寿命が約30日と短く、現妊娠胎児の遺伝情報解析には有用であった。しかし、胎児有核赤血球は母体血からの回収率が低く、その解析に十分量を採取することが出来ず、実用化されなかった。

　次に注目されたのはcell free DNA（図3-5）の存在であった。母体血清中には多量の母体DNAと、胎児由来の300bp（塩基対）程度に断片化されたcell free DNAが存在し、そのうち胎児由来のcffDNA（cell free fetal DNA）は10～15％とされている。MPS（Massive parallel sequencing）法は正常胎児のDNA量と比較して染色体数異常により全DNA量の増減率をみており、胎児由来のcffDNA回収量が低いと診断精度が低下する。

　現在主流となりつつある方法としてSNP（Single nucleotide polymorphism）法がある（図3-6）。SNP法では母体のDNAを代表するバフィーコート（Buffy coat：血液を遠心分離または静置したときに赤血球層の上に出来る白い膜で、主に母体白血球と血小板からなる）と母体血清中の母体と胎児由来のDNAの差をみるもので、その差から胎児DNA情報が得られる。SNP法と比較して胎児由来のDNA回収率が低くてもその精度は高いとされている。

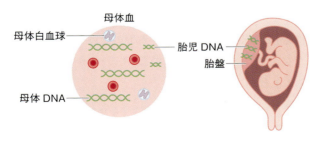

図3-5　cell free DNA

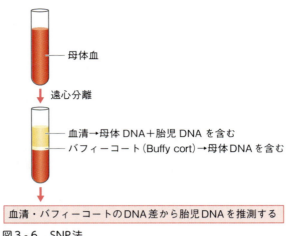

図3-6　SNP法

欧米ではマイクロアレイによる染色体検査が行われているが、わが国ではまだ一般的ではない。

2 出生前検査に対する看護の役割

新出生前診断は、2013年の開始から3年間で約3万人超の女性が受けている。そして染色体異常が確定した妊婦（羊水検査異常）の9割が中絶を選択している。

胎内にいるわが子の染色体が正常なのか異常なのかを調べる検査を行うことを意思決定した女性の妊娠経過の全体像を図に示す（図3-7）。

妊娠した女性が新出生前診断を受ける週数は、妊娠10週以降である。ちょうど、つわり症状がピークに生じている時期であり、妊娠初期であるためホルモン動態の変動から心身ともにアンビバレント（相反する感情が同時に存在するとき）な状態である。また、結果が陽性であった場合には妊娠15週以後に胎盤が完成し安定期に入ってから羊水検査を受けることを決断しなければならない。この間、たった5週間程度しか期間はない。羊水検査で陽性であった場合には、その後の妊娠継続するか人工妊娠中絶するかの決断を強いられる。この羊水検査を受ける時期には、ちょうど胎動を感じ始め、母親としての自覚が芽生えるころでもある。

なぜ、女性は新出生前診断を受けるのか、その背後には、家族からの圧力を受けている場合や、理想とする家族像があったり、よい子を育てたいという見栄から自然と意思決定する場合とさまざまである。

しかし検査を受けた女性では、結果が出るまでの強い不安や、たとえよい結果であったとしても、わが子を検査したことに対する罪の意識を経験する。その反対に、検査を受けなかった女性では、「本当にこれでよかったのか」という、生まれてくるわが子への不安が付きまとうことにもなる。

この新出生前診断を受ける女性の自己決定においては、"妊婦は弱い存在ではないのでは？"、"胎児に対して自己の価値やエゴを押し付けているため、圧倒的に強い存在なのでは？"という社会的受け止め方もある。しかし、"安全で精度が高い検査なの

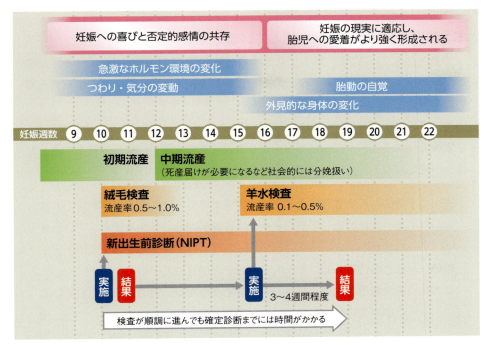

図3-7　新出生前診断（NIPT）後の検査の流れと妊娠経過の全体像

に、なぜ受けないのか？"といった、社会風潮の勧めもある。

　この女性の自己決定の背景には、出生前検査の対象が胎児であること、胎児生命の存否にかかわる大きな決断であることを看護職は理解していることが必要である。女性が自己決定したときの精神状態や家族関係、医療者との信頼関係、必要な情報を提供されていたか否かについても、十分に知っておくことで、その決断の信憑性を判断することが大切である（図3-8）。

　妊婦が自らの意思で決断したのであれば、その意思を尊重すること、検査の前後で揺れ動く女性の心理的過程を理解し、継続的に支援していくことが看護職としての役割である（p.212参照）。

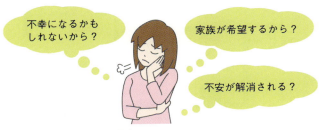

図3-8　自己決定への不安

> **事例**
>
> ### 羊水検査を受けるかどうか悩んでいる
>
> 37歳Yさん、夫44歳、第1子女児4歳。妊娠10週で、出生前検査（母体血清マーカー検査）陽性のため、確定診断として羊水検査を受けるかどうかを悩んでいた。義母とともに来院した。
>
> 第1子出産後、自然妊娠せずに高齢妊娠の年齢に達してしまった。主治医より、羊水検査によるリスクについて説明がなされ、また、胎児の染色体異常であった場合の妊娠継続の有無についての意思確認をされていた。
>
> > **夫**：妻のことを思うと上の子の育児もあるし、とても育てられない。また、次に妊娠して産むチャンスはあるから、羊水検査をしてはっきりさせたい。
> > **義母**：私どもの家系では1人もそんな子は産まれていない。
> > **Yさん**：夫や義母の意見にうなづくのみであったが、義母に責められていると感じていた。しかし、夫と義母が席を離れたときには、やっと授かった子どもだから産みたいけれど、育てる自信がない。自分を責めている。

まず、母体血清マーカーテストで陽性であった場合の確定診断のための羊水検査を実施するかどうかを決めるには、2週間ほどしか猶予がありません。結局、Yさんは、羊水検査を受けました（図3-9）。

看護職には、生まれてくる胎児の健康に不安を抱く女性とその家族に対して、出生前診断を受ける前に、検査に関する最新の情報提供、経過中の継続看護と精神的支援を行うことが求められている。いくら迷っても、検査のタイムリミットを伝えておくことは必須である。結果を受けるか否かの心の揺らぎ、予想しなかった結果が出た場合の動揺と後悔、よい結果であっても検査したことに対する罪の意識は存在する。しかし、女性の自己決定において、授かった子どもの命の選択のすべてを一任することでよいのか、大きな課題である。

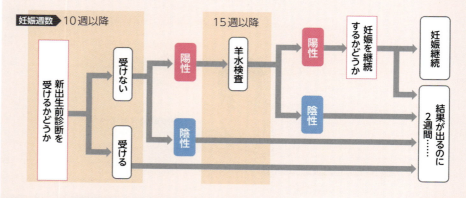

図3-9　新出生前診断（NIPT）を受ける場合の検査の流れ

4 人工妊娠中絶

わが国では、人工妊娠中絶は刑法212条〜刑法216条にて堕胎罪として規定されている。その一方で、母体保護法では「母体の健康を著しく害するおそれのある」場合などで、指定医師が本人等の同意を得たうえで「中絶を行うことができる」と定めている。母体保護法では、人工妊娠中絶を「胎児が、母体外において生命を保続することができない時期に、人工的に、胎児及びその付属物を母体外に排出すること」と規定しており、この胎児が母体外において生命を保続することができない時期を妊娠22週未満としている。

また、人工妊娠中絶の実施には条件があり、①本人および配偶者の同意が必要、②妊娠の継続または分娩が身体的、経済的理由により母体の健康を著しく害するおそれがある、③暴行もしくは脅迫によって、または抵抗もしくは拒絶することができない間に姦淫されて妊娠したもの、④妊娠後に配偶者が亡くなったときは本人の同意のみで可、とされている。

1 人工妊娠中絶の動向

母子保健の主なる統計〔2015（平成27）年〕によれば、2014年の人工妊娠中絶実施総数は181,905件であり、年々減少傾向にある。年齢別では、20歳未満の実施率は2001（平成13）年にピークの13％（女子総人口千対）であったが、徐々に減少し2015（平成27）年には6.1％まで下降している。しかし、15歳から19歳の実施率では、19歳が6300件（10.8％）と最も多く、18歳で4,181件（7.1％）の人工妊娠中絶が実施されている（図3-10）。

人工妊娠中絶手術を受ける10代の思春期女性の背景には、①薬物やアルコールの乱用、②自殺未遂や自殺願望、③自己破壊的な行動を含むたくさんの身体的精神的問題と関係がある。年齢別では20歳代が実施率が最も多く、40代後半が少ない（図3-11）。また、人工妊娠中絶の背景には、「望まない妊娠」によるものが多い。年間約18万件もの望まない妊娠により、宿った命が消されている。20歳未満の女性の反復中絶率も高く、その潜在的背景には孤食や貧困、性暴力がある。

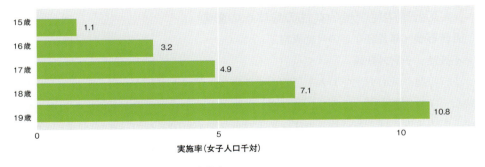

図3-10　15〜19歳の人工妊娠中絶の実施率

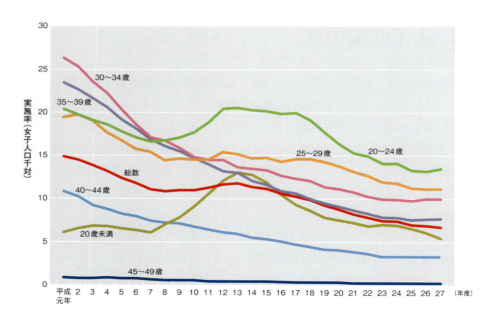

図3-11　年齢階層別にみた人工妊娠中絶実施率（女子人口千対）の年次推移

　性の低年齢化も問題視され、20歳未満の人工妊娠中絶数の多さからも、次世代を担う女性の性と生殖の健康を守るためにも、女性自らがプレコンセプショナルヘルスを理解し、健康行動がとれるように、看護職として健康教育に力を注いでいく必要がある（p.18参照）。

2 人工妊娠中絶の手術中の女性への身体へのリスク

　人工妊娠中絶手術は、たとえ初期でもあっても手術である以上は身体へのリスクが伴う。掻爬や吸引の際に子宮に穴が開いたり（子宮穿孔）、組織の一部が残ったりすることなどでの出血多量や感染が生じるリスクがある。中期中絶では、薬物の影響で過強陣痛となり子宮破裂することもある。とくに、中絶手術を受ける10代女性では、成人女性に比べて中絶手術中に頸管裂傷になる可能性が2倍あることが報告されている[1]。この理由として、10代では頸管が小さく、器具で頸管を拡張したり、つかんだりするのがより困難であるためであると理解されている。

3 人工妊娠中絶術後の女性の身体への影響

①月経不順・無月経などの月経異常
②不妊症・子宮外妊娠

　子宮掻爬や吸引方法での人工妊娠中絶手術は、手探りで行うため、胎盤の一部が遺残し、子宮内膜を傷つけるリスクが高い。そのため子宮や卵管が感染症などで炎症を起こした場合には、その後、不妊症や子宮外妊娠の原因となる。感染により、子宮内膜が癒着することで受精卵の着床が困難なるためである（アッシャーマン Asherman 症候群）。とくに人工妊娠中絶手術を何度も繰り返している女性は、子宮内膜が薄く

なることで、さらに妊娠経過における受精卵が着床しにくい状態に陥ることになってしまう。

③流産・早産
子宮口を人工的に広げるため、その後妊娠した場合には流産・早産が生じやすくなる。

4 人工妊娠中絶術後の女性の精神への影響

(1) 中絶後遺症候群
人工妊娠中絶手術を受けた後、攻撃行動や不眠、睡眠障害が起こる症状が生じることを中絶後遺症候群という。この症状は一時的な場合と長期間苦しむ場合と個人差があるが、長期間に及んだ女性にはうつ症状を発症することが多い。

中絶を経験した女性の5人に1人が、中絶後遺症候群であるといわれており、とくに、複数回中絶手術を経験している場合や離婚離別をしている場合、また、10代女性にその症状が多くみられる。

(2) 中絶後遺症候群の具体的症状
①過剰反応
急激な怒り、攻撃的行動、苦悶発作、睡眠障害などがみられる。
②侵害行為
フラッシュバック、悪夢、うつ状態などがみられる。
③自殺願望
とくに10代女性の中絶では、自殺をする可能性が高いこと、精神病院に入院する可能性が高い。

5 人工妊娠中絶を受ける女性への看護

人工妊娠中絶術が行われている医療現場では、その看護ケアは身体的な安全性（処置内容、合併症の観察）にのみ重点が置かれている。その背景には、妊娠中絶を受ける女性を理解する情報が希薄であることが影響している。また、妊娠中絶に対する拒否的で否定的な倫理観が看護職の表情や言動に現れることで、手術を受ける女性の心を傷つけていることがあることも忘れてはいけない。

(1) 女性の自己決定
人工妊娠中絶術の選択は、「産む」か「産まないか」の選択であり、前述したように母体保護法の規定により時間的な制約がある。女性は時間的制約のなかで、意思決定までの間に、"妊娠の継続"と"妊娠の中絶"の決断に迷い、アンビバレントな感情を抱いている（図3-12）。

一般的にアンビバレントな感情を抱きながら、軽いうつ傾向となる女性が多い。その特徴として、意思決定までの間に高いアンビバレントな状態にあった女性は、中絶決定の主体者が他者（配偶者、パートナー）である場合に多く、その背景には、年齢が若く、妊娠・出産経験がない、婚姻関係がないケースが多い。

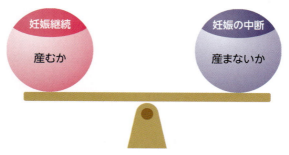

図3-12　人工妊娠中絶の選択

女性自身が自己決定した場合にも、手術前にはうつ傾向がみられても、手術後にはうつ傾向が軽くなると言われているが、時に孤独や社会的孤立状態にある場合には、自傷行為にもつながるケースがある。

(2) 看護の役割

毎年、多くの女性が望まない妊娠、意図しない妊娠によりアンビバレントな心理状態の過程を経て、他者により、または自己決定により人工妊娠中絶術を受けることを短期間で決断していることを理解することが必要である。

看護職は女性の決断を理解し、"妊娠の中断"の背後には、妊娠の継続の気持ちも併存されていた時期が少しでもあることを知り、うつ傾向にある場合には、手術前から継続的なかかわりをもち、とくに他者による意思決定を強いられているケースでは、パートナーや家族を含めて、女性の気持ちが表出できる環境をつくり、最終決定ができるようにすることを見守る姿勢をもつことが必要である。

5 ペリネイタルロス

1 ペリネイタルロス (Perinatal loss)

ペリネイタルロスとは、流産や死産、新生児死亡などで、胎児や子どもを喪失することを示す。

2 ペリネイタルロスに関連した用語とその定義

(1) 流産 (miscarriage)

定義：胎児が胎外で生育可能とされる妊娠22週未満に亡くなることを示す。

流産の種類

● 流産の時期による分類

妊娠12週未満に妊娠が終了した場合を早期流産、妊娠12週以降22週未満に妊娠が終了した場合を後期流産という。流産の頻度は全妊娠の10〜15％程度とされており、そのほとんどが早期流産である。

● 流産の進行度による分類

死児が子宮内にとどまっている状態を稽 留 流産（けいりゅう）という。出血や腹痛などともに子宮内容物の一部が子宮外に排出している状態を進行流産、子宮内容物が子宮外に排出しているが一部が子宮内に残っている状態を不全流産、子宮内容物が完全に子宮外に排出した状態を完全流産という。

(2) 死産 (stillbirth)

定義：妊娠12週以降における死児の娩出を示す。

死産の種類

● 死産の原因による分類

胎児および付属物を手術や薬剤などの人工的な手段を用いて母体外に娩出することを人工死産といい、それ以外の場合を自然死産という。

母体保護法により、胎外で生育可能な妊娠22週を境として、22週未満であれば人工妊娠中絶は行うことが可能であるが、身体的または経済的理由により母体の健康を著しく害する恐れのあるもの（第14条第1項第1号）、暴行もしくは姦淫されて妊娠したもの（第14条第1項第2号）などが要件とされている。

(3) 子宮内胎児死亡 (IUFD：Intrauterine fetal death)

定義：妊娠週数にかかわらず、いったん生存が確認された胎児が、子宮内で亡くなることを示す。

(4) 新生児死亡 (neonatal death)

定義：新生児期である出生後28日未満に、子どもが亡くなることを示す。

新生児死亡の種類

● 生存の期間による分類

生後7日未満の子どもの死を早期新生児死亡、生後7日目以降28日未満の子どもの死を後期新生児死亡という。

3 死産総数・新生児死亡総数と死産率、周産期死亡率

昭和30年から平成27年までの死産総数、自然死産・人工死産数、新生児死亡数を図3-13に示す。この60年で死産数・新生児死亡数ともに右肩下がりに減少している。しかし、平成27年においても年間22,617件の死産が起こっており、そのうち自然死産は10,862件、人工死産は11,755件で、人工死産が自然死産を上回っている[1]。

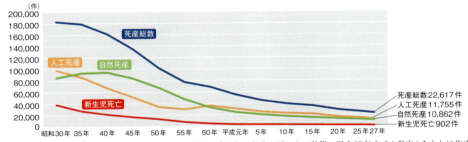

図3-13 死産数・新生児死亡数の年次推移　「平成29年我が国の人口動態、平成27年までの動向」をもとに作成

次に死産率と、周産期死亡率(NOTE)を図3-14に示す。死産や、新生児死亡が出産に占める割合は、新生児医療の発達などにより急激に減少している。平成27年度においては、分娩1,000件に対して約22件の死産（妊娠12週以降）が起こり、3.7件の周産期死亡（妊娠22週以降の死産や早期新生児死亡）が起こっている[1]。

4 ペリネイタルロスの原因

ペリネイタルロスが起こる原因としては、胎児側の原因と母体側の原因がある。早期流産では原因のほとんどは胎児側にあり、とくに染色体異常の頻度は、星らの報告によると自然流産児の37〜76%にのぼるとされている[2]。また、子宮内胎児死亡の原因は、染色体異常などの胎児側因子が25〜40%、胎盤早期剥離や前期破水などの胎児付属物因子が25〜35%、抗リン脂質抗体症候群や異常分娩などの母体側因子が5〜10%、原因不明のものが15〜35%との報告もある[3]（表3-2）。

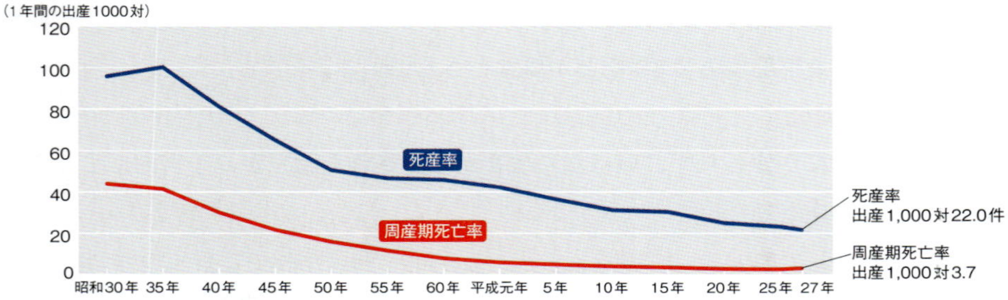

図3-14 死産率・周産期死亡率の年次推移 「平成29年我が国の人口動態、平成27年までの動向」をもとに作成

表3-2 胎児死亡の原因

胎児側因子 25〜40%	母体側因子 5〜10%
染色体異常	糖尿病
胎児形態異常	高血圧症
非免疫性胎児水腫	肥満
感染症（ウイルス性、細菌、原虫）	高齢（35歳以上）
胎盤・卵膜・臍帯因子 25〜35%	甲状腺疾患
	腎臓疾患
37週未満の前期破水	抗リン脂質抗体症候群
胎盤早期剥離	栓友病
胎児貧血	喫煙
臍帯異常	違法薬物・アルコール
胎盤機能不全	感染症、敗血症
分娩時低酸素症	早産
前置胎盤	異常分娩
双胎間輸血症候群	子宮破裂
絨毛膜羊膜炎	過期妊娠
原因不明 15〜35%	

（Williams Obstetrics 23rd edition より一部引用）

> **NOTE**
>
> $$死産率 = \frac{1年間の死産数}{1年間の出産数（出生数 + 妊娠満12週以降の死産数）} \times 1,000$$
>
> $$周産期死亡率 = \frac{1年間の周産期死亡数（満22週以後死産 + 早期新生児死亡）}{1年間の出産数（出生数 + 妊娠満22週以降の死産数）} \times 1,000$$

ペリネイタルロスをめぐる倫理的・社会的問題

1 倫理的問題

（1）子ども（胎児）の尊厳が守られているか

　ペリネイタルロスが起こったとき、看護職は対象の女性や家族を看護の対象ととらえ、亡くした子どもはケア対象というよりも、女性が喪失した対象としてとらえてきた。そのため、亡くなった子どもは膿盆に乗せられたり、薬品の空き箱に安置されるなど、子どもとして扱われていなかった。しかし、子どもの家族にとってお腹の中にいた胎児は、"子ども"でありひとつの命である。"亡くなった子ども"であるが、"ここまで生きた子ども"でもある。看護職は、ペリネイタルロスが起こったとき、対象の女性や家族だけでなく、子どもに対しても、ていねいに、大切に、ケアを行う。

（2）家族の知る権利、自己決定の権利が尊重されているか

　ペリネイタルロスが診断された直後から、入院、分娩や手術、子どもの埋葬に関する手続きなど、家族はさまざまな判断を求められる。子どもを亡くしたショックや悲しみなど、感情が揺れ動くときに、かぎられた時間で即座の判断を求められる、加えて死に伴う手続きをするということは多くの家族にとって初めてのことであり、判断をするための情報がより必要になる。

　医療者は、対象の女性だけでなく、パートナーも含めて十分なインフォームドコンセントを行う時間と環境を確保する。そして、医師からの説明をもとに、家族で話し合う時間と環境を確保し、家族が後悔することなくさまざまな決定ができるように支援を行う。そして、わからないことはいつでも聞けるように支持的に接し、家族の知る権利を保障する。

（3）人工妊娠中絶時、母親の権利は尊重されているか、母親は十分ケアをされているか

　妊娠22週未満の人工妊娠中絶は、母体保護法によって保障されている。人工妊娠中絶の決定権は女性や家族にあり、かぎられた時間で決断をすることが求められる。しかし、多くの女性はお腹の中で生きている胎児の命を中断させることに迷い、罪悪感を抱えやすい。そして、人工妊娠中絶決定後も「中絶を決めたのは自分」として、悲しみや罪悪感を内に閉じ込め、悲嘆プロセスが複雑化しやすい。

　女性や家族が人工妊娠中絶を決定するにあたり、医療者は十分な情報を提供し、家族が話し合いのなかで意思決定できるように支援を行う。そして家族が決めたことを尊重し、看護師は心身の看護支援を行っていく。

2 社会的問題

（1）子どもが存在した証が少ない

　生後28日未満に亡くなる新生児死亡の場合は、出生証明書と死亡診断書の両方を役所に提出する。出生証明書が提出されるとその子どもは家族の戸籍に入り、死亡診断書が提出されると死亡した事実が戸籍に掲載されるため、戸籍上、亡くなった子ど

もは掲載される。一方で、死産の場合は、死産証書を役所に提出するが、戸籍上、亡くなった子どもは掲載されない。つまり、社会的（戸籍上）には、家族の一員として残らない。

　また、子どもが亡くなった場合、写真やビデオ、その子どもが着ていたものや遊んでいたものなど、その子どもが存在したことの証は比較的あり、その子と対面した人も多く、写真や年賀状などをとおしてその子を知る人も多い。しかし、胎児の死の場合、その子が存在した証は胎児期の超音波画像診断の写真などしかなく、子どもと対面した人や、その子どもを知る人も少ない。このようにペリネイタルロスの場合、その子が存在した証が非常にかぎられているため、時間が経てば経つほど、その子が周囲から忘れ去られ、そのことが女性や家族の悲しみを深める。

（2）子どもを亡くしたつらさが理解されない

　子どもを亡くすということは、単に1人の人間を失うだけでなく、その子どもが産まれるにあたって計画してきた家族の未来をも奪われることであり、女性や家族の人生において最もつらい出来事であるとされている。しかし、このようなつらさは社会的にはあまり理解されておらず、とくに流産など、子どもが小さいときに亡くなった場合などは、次の妊娠をすれば悲しみは癒えるとの考えから、流産や死産したことは早く忘れて、次の妊娠に意識を向けるようなケアがされていた[4]。そのため、女性は、泣くことや悲しむなどの感情表出が十分できず、悲しみに蓋をし、無理に前向きに生きようとすることで、悲嘆プロセスが進まず、長期化・複雑化する。

7　ペリネイタルロスにおける看護の役割

1　死亡診断時および入院時の看護

（1）死亡診断時、告知時の看護

　流産や死産は、超音波画像で、胎嚢の大きさや胎児の心臓が止まっていることを確認することで診断される。胎児の死亡を告知するときは、プライバシーが守られ、感情の表出が自由にできるような環境を確保する。また胎児の死亡を告げられた女性の感情の乱れが、他の妊婦に与える影響も考えられるため、告知時だけでなく告知後にも一定期間個室などの環境で過ごせるように調整を行う。

　死亡の告知時は、これから女性や胎児に行う産科的医療について、インフォームドコンセントが行われるときでもある。子どもの死亡を告げられたとき、多くの女性に、驚き、パニック、ショック、現実感覚の麻痺が起こり、女性が医師からの話を冷静に聞くことや、意思決定をすることが難しくなることがある。そのため、告知時は、女性だけでなく、パートナーなど家族も同席して説明を受けられるように、看護職は調整することが望ましい。

　看護職は告知の場面にできるかぎり同席し、女性や家族の表情や言動を観察しなが

ら、現状の理解の度合いと、精神的な状態を把握する。そして母親や家族が現状を十分理解できていないときは、わかりやすく説明し直すなど、理解が深まるように配慮する。

(2) 母親が過ごす環境への配慮

ペリネイタルロスの場合、プライバシーが守られ、感情の自由な表出ができ、家族の付き添いができる個室に入院することが望ましい。しかし個室を使用すると別途料金が発生するため、入院日数や入院費の目安について事前に説明したうえで、個室を使用するかどうか確認をする。また、女性のなかには、孤独感から、大部屋を選択する女性もいるため、必ず対象となる女性の意思を確認したうえで病室を準備する。

子どもを亡くした女性にとって、お腹の大きい妊婦や新生児の姿、超音波心音計や分娩監視装置からの胎児心音、新生児の泣き声などは、叶わなかった順調な妊娠生活や児の誕生を想起させ、気持ちが揺さぶられたり、悲しみを増強させる。なるべく妊婦や新生児と、子どもを亡くした女性とが接しないように配慮する。

また、女性の希望に応じて、パートナーなど家族が付き添えるように調整を行う。家族が付き添うことで、女性が安心して入院生活を送ることができる。また、女性が表出した感情を家族が受け止めること、家族が表出した感情を女性が受け止めることで、家族全体の悲嘆プロセスが進んでいく。

2 手術時および分娩時の看護

(1) 妊娠12週未満の流産時の看護

妊娠12週未満の流産の場合、胎児を体外に娩出するために自然流産を待つか、静脈麻酔を使用し全身麻酔下で掻爬術を行う。この手術は前処置として子宮頸管拡張器(写真3-1)を用いて、頸管を人工的に広げたうえで、超音波画像検査で子宮内腔を確認しながら、妊娠内容物を機械的に掻き出す鋭的掻爬か、吸引で妊娠内容物を掻爬する吸引掻爬を行う。手術による合併症として、子宮の損傷や穿孔、子宮頸部の裂傷、子宮内容物の遺残、子宮収縮不全や子宮内感染がある。そのため看護者は手術後、麻酔からの覚醒を確認しながら、下腹部痛、多量の出血や持続する出血、発熱などがないかを確認するとともに、術後、このような症状が続く場合には病院に連絡するよう女性に伝える。

(2) 妊娠12週以降の分娩時の看護

妊娠12週以降は、主に経腟分娩にて胎児を娩出する。分娩前に、ダイラパンS®、ラミナリア桿などの子宮頸管拡張器を用いて、子宮頸部を人工的に広げる処置を行う。子宮頸管拡張器の挿入は疼痛を伴い、挿入後も疼痛や違和感を伴うことが多いため、看護師は疼痛の有無や程度、睡眠の状態などを観察し、必要に応じて鎮痛薬や睡眠導入薬の使用を検討する。

分娩誘発にはプロスタグランジンE_1誘導体製剤(ゲメプロスト)腟坐剤やオキシトシン注射液、プロスタグランジン$F2α$製剤などが用いられる。ゲメプロスト腟坐剤は母体保護法指定医によって妊娠中期の治療的流産に限定して用いることができるも

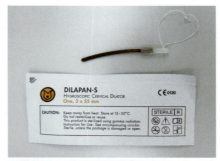
写真3-1　子宮頸管拡張器（ダイラパンS®）

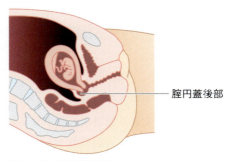
図3-15　腟円蓋後部

のである。腟坐剤は腟円蓋後部（図3-15）に3時間おきに1錠（1 mg）挿入する。1日の最大投与量は5錠（5 mg）である。副作用として悪心、嘔吐、下痢などの消化器症状、血圧の変動などがあるため、看護職はこれらの副作用症状の出現がないか、観察をしていく。

妊娠後期の場合、オキシトシン注射液、プロスタグランジンF2α製剤などを用いて分娩誘発を行う。これらの薬剤は精密持続点滴装置（輸液ポンプ）を用いて、過強陣痛の出現や副作用症状に注意しながら慎重に投与していく。

胎児が小さい場合、子宮口開大度が児頭大横径（BPD：bi-parietal diameter、図3-16）を上回ると児娩出に至るため、看護職は、胎児の児頭大横径を確認し、胎児の下降に伴う排便感や努責感の出現に注意しながら経過を観察する。

児が亡くなってから時間が経っている場合、児は浸軟していることがあり、児の皮膚がダメージを受けやすい状態にある。そのため、亡くなってからの経過時間から児の状態を推測し、児が安全により損傷が少なく娩出されるようにタオルや滅菌布などで児を受けとめながら、ゆっくりと娩出する。通常、臍帯は臍帯クリップで血流を止めた後、切断する。しかし、臍帯クリップを用いると周辺の腹部の皮膚を傷つけることがあるため、クリップを用いず、絹糸で臍帯を縛るか、縛らずにそのまま臍帯を切断する方法もある。

胎盤などの胎児付属物は妊娠週数が浅い場合脆弱であり、娩出時に子宮内に遺残しやすい。そのため、看護職は娩出された胎盤や卵膜、臍帯に欠損がないか確認する。子宮内に胎児付属物が遺残した場合、胎盤鉗子などを用いて子宮内を掻爬しながら娩出することがある。子宮内の掻爬は疼痛が伴い、また子宮の損傷や穿孔、子宮頸部の

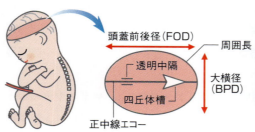
図3-16　児頭大横径（BPD：biparietal diameter）

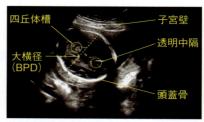
超音波検査での計測

裂傷、子宮収縮不全や子宮内感染などの合併症が出現する可能性があるため、疼痛コントロールを行いながら娩出後も下腹部痛や出血の増大、発熱などを注意深く観察していく。

（3）緊急帝王切開時の看護

　常位胎盤早期剥離などで一刻も早く胎児および胎児付属物を娩出させる必要がある場合や、前置胎盤などで経腟分娩が不可能な場合、緊急帝王切開術が行われる。緊急帝王切開術の場合、手術の準備と本人・家族への状況の説明が同時に行われるため、驚きや手術を受けることへの不安、自分自身の生命の危機感を感じることもある。そのため、看護職は緊急帝王切開術の準備を行うとともに、落ち着いた態度で接し、緊急帝王切開を受けることを女性とその家族が納得できるように説明し、配慮を行う。

3 亡くなった子どもと女性、家族との面会時の看護

　女性や家族が亡くなった子どもと会うことは、自分の子どもが確かに存在していたという、わが子の確認をもたらすとともに、動かない子どもを目にすることで、自らに起こった子どもの死という事実の確認をもたらし、亡くしたことの現実認識を高める。お腹の中で子どもが亡くなった場合、子どもの亡くなった姿が実際に見えないことから、亡くしたことを現実のこととして受け止めにくく、悲嘆の複雑化や長期化につながりやすいことが指摘されている[5]。そのため、女性や家族が亡くなった子どもと会い、喪失した現実の認識を高めることが、悲嘆プロセスをたどるうえでの一歩になる。

　しかし、亡くなった子どもの姿を見ることで、悲しみが強まることを恐れる女性、子どもが苦しそうな表情をしているかもしれない、亡くなって時間が経ったことで、赤ちゃんのかたちから変わってしまっているかもしれないと、ネガティブな想像を膨らませ、子どもと会うことに躊躇する女性がいる。そのため、看護職は、子どもの表情や姿について、「とても穏やかな表情をしていますよ」「目と鼻がお母さんに似ていますよ」など、ポジティブな情報を伝え、少しでも安心して亡くなった子どもと会えるように配慮する。そして、子どもと会うことへの意思を確認したうえで、面会を行う。

4 1人の子どもとしてケアをする

（1）亡くなった子どもの身体のケア

　子どもが産まれた後、看護職は羊水や血液をガーゼでやさしく拭き取り、体重と身長を測定し、可能なかぎりおむつや肌着を着せる。児が小さい場合、ガーゼに包むことで、ガーゼの跡がついたり、皮膚とガーゼがくっついてしまうことがあるため、吸水性のあるシートの上に子どもを寝かせ、肌着を着せたり掛けたりする。また児が浸軟している場合や、浸出液が出ている場合にも、吸水性のあるシートに児を寝かせ、浸出液が出てきたら、適宜吸水性シートや洋服を交換する。

　子どもの肌着は、既製品の場合いちばん小さいサイズで50～60cmであり、児が小さい場合には大きすぎる。小さな子どもの服は、病院でボランティアによって用意さ

れたり、家族がつくったり、セルフヘルプグループが製作したもの（MEMO）がある（写真3-2、3-3）。なるべく子どものサイズに合った服を着せ、服やおむつ、おくるみが汚れたら交換するなど、亡くなった子どもを1人の人間として扱うことが大切である。

（2）亡くなった子どもと家族との同室、安置について

　洋服を着た子どもは、できるだけ赤ちゃん用のコットに寝かせる。家族が亡くなった児とともに過ごすことを希望した場合、できるだけ実施できるようにする。室温で過ごすことで、亡くなった子どもの皮膚は乾燥し、色が変化するなど、状態の変化が進む。状態の変化を最小限にするために、保冷剤などを児のそばに置き、保冷性を保つ方法もある。女性が同室を希望しない場合は霊安室などで児を安置する。亡くなった子どもの状態が変化することを、女性や家族が確認することで、子どもが亡くなっていることの認識が進み、子どもを側に置くことをあきらめ、別れることの受け入れが進む。容貌が変わるなどの変化は、生と死を分けるものであり、そのプロセスを間近に見ることが死の受容に重要不可欠[6]とされている。

（3）亡くなった子どもの思い出の品を残すこと

　子どもの写真、手形・足形（写真3-4）、髪の毛、へその緒（写真3-5）などは、子どもが確かに存在したことの証であり、亡くなった子どもを思い起こすことを促す。また亡くしたことをより現実のものとすることを助けるとされている。子どもの写真や手形・足形などは、子どもの姿があるときしか残すことができないため、看護職は、女性や家族の希望に添ってこれらの思い出の品をできるだけ残し、手渡すことができるようにする。

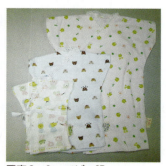
写真3-2　ベビー服

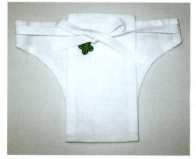
写真3-3　手づくりのおむつ

> **MEMO**
> ペリネイタルロスを経験した母親と子どものために、子どもを亡くした体験者らがベビー服を製作し病院に配布するセルフヘルプグループ、「天使のブティック」がある。ペリネイタルロスを経験し、孤独の最中にある母親が、同じ経験をした母親らが思いを込めて製作した肌着を手に取ることで、自分ひとりではない、同じ体験をした母親もいるというメッセージを受け取り、安心感を得ることを目的に活動を行っている。

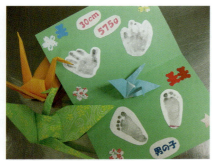
写真3-4　手形・足形

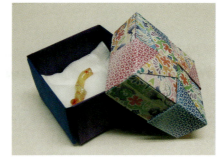
写真3-5　へその緒

5 母親になること、新しい家族になることへの支援

(1) 亡くなった子どもへのケア

　看護職は亡くなった子どものことをできるだけ命名された名前で呼び、やさしく抱っこをし、おむつと洋服を着せ、沐浴、母児同室、母乳を口に含ませる、家族で写真やビデオをとるなど、生きて産まれてきた赤ちゃんと同じように、ケアを行う。これらのケアは、女性や家族の希望を尊重しながら、女性や家族がともに行えるように支援をしていく。子どもへのケアを行うことで、子どもの母親としての自分を認識することにつながる。また女性は、亡くなった子どもの母親として赤ちゃんにケアをすることができたという、母親役割への達成感を得ることにもつながる。

　亡くなった子どもへのケアをどれだけ行うかは、個人差がある。また亡くなった子どもへのケアを行うことを医療者が女性に強いることで、できない自分を責める女性もいる。大切なのは、子どもを亡くした女性の感情を理解し、女性や家族の希望を受け止め、寄り添いながら子どもへのケアを進めていくことである。

(2) 亡くなった子どもとのお別れへのケア

　妊娠12週以降に子どもが亡くなった場合、納棺、火葬をして埋葬をする必要がある。納棺や火葬を行ううえでは、納棺のための物品が必要である。具体的には赤ちゃんを安置する棺、赤ちゃんの洋服、おむつ、布団などである。また母親や家族の希望に応じて、家族の写真や手紙、おもちゃ、お花、絞った母乳などを準備することもある。

　子どもを亡くした女性や家族が納棺や火葬に立ち会うことは、わが子が棺に入り、姿が変わることを確認することであり、子どもを亡くした事実を受け止めることへのきっかけをもたらすとされている。しかし、火葬に立ち会うことは、強い悲しみが伴うことであり、出産後早期に斎場に外出することは、身体的に負担となることもある。看護職は、納棺や火葬についての女性や家族の希望を聞き、身体的、精神的負担に配慮しながら、女性や家族が決めた納棺や火葬の方法ができるだけ実現できるように支援を行う。

6 子どもを亡くした女性の身体へのケア

　胎児と胎盤が娩出した後、子宮は復古し、退行性変化が進む。看護職は子宮の復古が順調に進んでいるか、確認をしていく。また妊娠12週以降のペリネイタルロスの

場合、胎児と胎盤が娩出することで、胎盤から分泌されていたエストロゲンとプロゲステロンが減少し、乳汁の分泌抑制がとれ、母乳の分泌が始まる。母乳が分泌することは、その母乳を飲む子どもがいない悲しみを増強させる。一方で、亡くなった子どものために産生された母乳を、できるだけ搾乳して、子どもの棺に入れた後に停乳することを希望する母親もいる。停乳の方法には、高プロラクチン治療薬であるブロモクリプチン製剤（パーロデル）やテルグリド（テルロン）などの薬剤の内服、乳房の血流を抑える乳房の冷罨法などがある。これらの停乳の具体的方法や、そのメリット・デメリットについて母親にインフォームドコンセントを行い、母親の希望を尊重しながら乳房のケアを行う。

7 ペリネイタルロスに伴う手続き

妊娠12週以降に胎児が亡くなった場合、死産証書（図3-17）が発行され、新生児死亡の場合は出生証明書と死亡診断書が発行される。死産証書と死亡診断書は7日以内、出生証明書は14日以内に役所に提出する必要がある。死産証書が受理されると埋葬（火葬）許可証が交付されるため、火葬をする斎場を予約し、火葬を行う。看護職はこれらの手続きについて女性や家族に説明する。なお、これらの手続きは、業者が代行することもある。

また妊娠12週以降であれば死産であっても加入している健康保険組合に出産育児一時金が申請可能であり、産後休暇（産後8週間）も取得可能であることから、女性や家族にこれらの手続きについて情報提供を行う。

8 子どもを亡くした女性や家族のグリーフワークへのケア

ペリネイタルロスの悲嘆プロセスについて、クラウスやケネルは、ショック、否認、悲しみや怒り・不安、適応、再起の5段階があることを報告している[5]。しかし、この5段階を必ずしもたどることはなく、明確な段階はないとの考えがあり、近年はこのような情緒面の悲嘆プロセス以外に、新たな悲嘆概念が報告されている。ニーメヤーは、悲哀を意味の危機ととらえ、故人との関係性を断絶するのではなく、故人との関係を実質的な交流から象徴的な交流へと再構成し新しい関係性を育みながら、新しい役割・アイデンティティ・関係性のなかで新たな自己の創造をする悲嘆の仕事（グリーフワーク）を提唱している[7]。つまり、悲嘆はただ受身の反応、悲しみ、苦しむ過程ではなく、1つの仕事であると報告している。

ウォーデンは喪失に順応するための仕事として、①喪失の現実を受け入れる、②喪失による痛みを経験する、③その人の亡き後の環境に順応する、④自分の生活に故人を位置づけ直し、故人を記念する方法を考える、としている[8]。

子どもを亡くした母親がこのようなグリーフワークを行うためには、まず、喪失による痛みを経験し、開放することが重要である。感情表出へのケアにおいては、女性自身が感情を表出しても大丈夫と思うことができるような環境が必要である。それには、入院している感情を整えるだけでなく、聞く側である医療者、看護職が心を開き、

死　産　証　書（死胎検案書）

記入の注意

この死産証明書（死胎検案書）は、我が国の死産統計作成の資料としても用いられます。かい書で、できるだけ詳しく書いてください。

死産児の男女別	1. 男 2. 女 3. 不詳	母の氏名	
		妊娠週数	満　　週　　日
死産があったとき	平成　年　月　日　午前・午後　時　分		
死産児の体重及び身長	体重　　グラム	身長　　センチメートル	
胎児死亡の時期（妊娠満22週以後の自然死産に限る）	1. 分娩前　2. 分娩中　3. 不明		
死産があったところ及びその種類	死産があったところの種別	1. 病院 2. 診療所 3. 助産所 4. 自宅 5. その他	
	死産があったところ		
	（死産があったところの種別1～5）施設の名称		
単胎・多胎の別	1. 単胎　2. 多胎（　子中第　子）　3. 不祥		
死産の自然人工別 ◆胎児を出生させることを目的として人工的処置を加えたにもかかわらず死産した場合は「自然死産」とします。	1. 自然死産 2. 母体保護法による人工死産 3. 母体保護法によらない人工死産 4. 不明		

←妊婦週数は、最終月経、基礎体温、超音波計測等により測定し、できるだけ正確に書いてください。

←夜の12時は、「午前0時」昼の12時は「午後0時」と書いてください。

自然死産の原因若しくは理由又は人工死産の理由	自然死産の場合		胎児の側	母の側	人工死産の場合		
◆Iの(ア)欄には直接原因又は理由を胎児の側か母の側のいずれかに分けて書き、さらにそれと因果関係のある原因又は理由があれば(イ)欄(ウ)欄と続けて、それぞれ胎児又は母の側に分けて書いてください。ただし、胎児又は母の側いずれか決めかねる場合は、母の側に書いてください。◆自然死産か人工死産か不明の場合は、自然死産の欄に書いてください。	I	ア 直接原因又は理由			母体保護法による場合	1 母体側の疾患による	疾患名
		イ (ア)の原因				2 その他	理由
		ウ (イ)の原因					
		エ (ウ)の原因			母体保護法によらない場合	1 母体側の疾患による	疾患名
	II	直接には死産に関係しないが、I欄の経過に影響を及ぼした傷病名等				2 その他	理由

胎児手術の有無	1. 無　2. 有	（部位及び主要所見）
死胎解剖の有無	1. 無　2. 有	（主要所見）
1. 医師 2. 助産婦	上記のとおり証明(検案)する　証明(検案)年月日　平成　年　月　日 本証明書(検案書)発行年月日　平成　年　月　日 （病所院診療所若しくは助産所の名称及び所在地又は医師若しくは助産婦の住所） (氏名)　印	

←I欄及びII欄に関係した手術について、術式又はその診断名と関連のある所見等を中心に書いてください。

図3-17　死産証書

気にかけ、その人とともにいる姿勢が大切である。女性の言動を批判せずに受け止め、理解しようとすることが重要である。

亡くなった子どもに会うことや、ともに過ごすこと、ケアをすることは、喪失の現実を認識し、受け入れるうえで重要である。納棺や火葬に立ち会い、遺品が手元に残ることで、亡くなった児は新しい家族として位置づけられる。しかし、女性が亡くなった子どもと会うことやともに過ごすことは、喪失した現実と向き合い、大きな悲しみが伴うものでもあるため、ときにはグリーフから気を紛らわすことや、回避することも必要である。そのため看護職は女性の希望を尊重しながら、女性のペースでグリ

ーフワークができるように支援をしていく。

　子どもを亡くしたことを受容し、亡くした意味を見いだすプロセスは、長期間に渡る。このプロセスをたどるためには、臨床心理士や地域の看護職など、専門職者によるケアの継続の調整や、ペリネイタルロス経験者のセルフヘルプグループの紹介を行うなど、長期的、包括的なケアが必要である。セルフヘルプグループは喪失体験や感情を共有する場であり、他の喪失体験者の体験を聞きながら、自らの体験を位置づけ、確認できる場でもある。女性や家族が必要だと思ったときにアクセスできるよう、事前に情報提供を行う。

　子どもを亡くした女性の家族は、女性の支援者であるとともに、家族もまた喪失体験者である。そのため、看護職は女性だけでなく、家族も含めて支援を行うことが重要である。

> **事例**
>
> ### 死産であってもわが子を抱くことの意味とバースプラン
>
> 　Aさん、32歳、初産婦。夫33歳。20週0日。外来で胎児奇形と診断され、中期中絶目的に入院。隣の分娩室で元気な産声を耳にしながら、Aさんはわが子を出産した。妊娠20週で産まれた児の心臓は強く拍動し、一生懸命に肺を膨らませ、生きていた。
>
> 　そのとき分娩を扱った医師が「今、赤ちゃんは生きています。お母さんの胸にのせて抱っこしてあげませんか」と母親に問いかけた。すると、母親は涙を流しながら「はい」と答え、夫とともに児を囲むようにして抱っこし、「あたたかい」「かわいいね」「○○に似てるね」「ごめんね」などと児に話しかけていた。医師は、児とAさん夫婦にしっかりと向き合っているからこそ、わが子の生きた証を両親が目に焼き付け、親として愛情を与える機会を促していた。
>
> 　その後、産後数時間で児の心臓は止まった。医師は時計を確認し、両親の見守りのもと、聴診器を使用し丁寧に児を診察し、死亡を確認した。両親は「ありがとうございました」と笑顔で話され、その後も児とともに時間を過ごされた。
>
> 　退院に至るまでのほとんどの時間を、Aさんは児と家族とで過ごされた。退院日には児のために用意した可愛い服を着せ、家族は花を手向け、病棟スタッフに見守られながら退院した。退院後1週間ほど経ったころ、電話訪問を行った際には、児のことを想う気持ち、児と落ち着いて過ごせたことへの達成感や感謝の言葉を述べられた。

● 不妊、生殖補助医療、出生前診断、人工妊娠中絶

引用文献
1) K.F. Schulz, et.al., Measures to Prevent Cervical Injury During Suction Curettage Abortion, The Lancet, 1182-1184, May 28, 1993.

参考文献
1) 伸銅洋司、岡本裕子：不妊の女性を対象とした臨床心理学研究の動向と展望、広島大学心理学研究、4：173〜183、2004
2) 水野真希：人工妊娠中絶ケアの実態及び看護者のケアに対する認識、母性衛生、57(1)：166〜173、2016
3) 水野真希：人工妊娠中絶ケアに携わる看護者のトラウマによる心理的反応とその関連要因、女性心身医学、20(3)：294〜301、2016
4) 杵淵恵美子：バランスシートとうつ尺度からみた人工妊娠中絶術を受ける女性のアンビバレンス、女性心身医学、13(3)：115〜126、2008

● ペリネイタルロス

参考文献
1) 厚生労働省政策統括官：平成29年我が国の人口動態、平成27年までの動向、http://www.mh.w.go.jp/toukei/list/dl/81-1a2.pdf
2) 星信彦ほか：産と婦、66：894〜900、1999
3) Cunningham, F.G., et.al.：Williams Obstetrics 23rd edition, p.631, McGraw-Hill Medical, 2010
4) 浮田昌彦：死産後の産褥のケア．周産期医学、14(11)：39〜41、1984
5) Klaus M.H., Kennell J.H.(竹内徹訳)：親と子のきずな、医学書院、1985
6) 寺崎明美：対象喪失の看護―実践の科学と心の癒し、p.25、中央法規出版、2010
7) ロバート．A．ニーメヤー、鈴木剛子訳：「大切なもの」を失ったあなたに―喪失をのりこえるガイド、p.67〜82、春秋社、2006
8) ロバート．A．ニーメヤー、鈴木剛子訳：「大切なもの」を失ったあなたに―喪失をのりこえるガイド、p.298、春秋社、2006

看護の視点 バースプラン

　Aさんは、バースプランを出産前に意思表示していなかったが、妊娠期から継続看護が行えている場合や信頼関係がある場合には、バースプランを受け入れておくことが望ましい。

　バースプランは正常な経過をたどる妊婦だけに必要なものではない。何かしらの理由で分娩後早期に児が亡くなる分娩や死産であっても、生まれてきたわが子とかぎられた時間のなかでどのように過ごしたいか、分娩を迎える前から、母親や家族がどのように死に向かうわが子を受け止めているのかを知り、ともに寄り添いながら分娩を迎える「準備」が大切であり、母子だけでなく家族を含めた継続的なかかわりが大切である。

　このようなかかわりを行うことで、死産を経験した母親やその家族の喪失体験が将来的にはわが子を受け入れ、心のなかに生き続けていくことができるといえる。

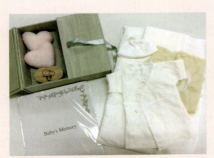

写真3-6　事前に準備したベビー服など一式

B がん妊孕

　医学の進歩は、新たな抗がん剤の開発などがんに対する治療手段を拡大させ、その結果、治療成績は著しく向上した。以前は長期生存が望めなかった小児がん患者においても長期生存が見込めるようになり、近年では、がんサバイバーの生活の質（QOL：quality of life）の向上に関心が集まるようになった。小児がんサバイバーには大関節置換術や二次がんなどの晩期合併症が知られているが、性腺機能の低下もQOLを著しく損なう事象として対策が求められている。

　また、その生命予後は比較的良好な乳がんも近年増加しており、昨今の晩婚化・晩産化と少子化の流れのなかで、治療後の妊孕性温存に注目が集まっている。

　一方、1978年に英国で世界初の体外受精胚移植ベビーが誕生して以来40年の歴史のなかで、排卵のコントロール、配偶子のハンドリング、受精卵の培養や凍結保存など、生殖補助医療技術の改良も進んできた。現在では、精子や受精卵の凍結保存はすでに一般的となり、これまで困難とされてきた人体最大の細胞である卵子や多様な構成成分からなる卵巣組織も凍結保存が可能となってきている。

　がん妊孕（oncofertility）とは、こうしたがんサバイバーのQOL向上への関心と、とくに凍結に関する生殖医療補助技術の進歩が相まって誕生した、がんサバイバーの生殖機能温存に関する新たな診療領域をいう。

1 がん治療と性腺機能

　がんの集約的治療は、手術療法、薬物療法、放射線療法などを組み合わせて行われる。婦人科臓器以外に発生するがんなど、手術療法では子宮や卵巣が摘出されなかったとしても、必ずしも妊孕性が温存されるわけではない。その前後で使用される抗がん剤には性腺に対する悪影響を有するものがあり、多剤併用療法などのキードラッグとして知られているシクロホスファミドを代表とするアルキル化剤はリスクが高く、シスプラチンなどの白金製剤もリスクがあるといわれている。

　また、放射線治療による性腺の被爆は、男性では3.5Gyを超えると精原細胞が破壊され、卵巣の場合は成人で2.5Gy、小児で10Gyを超えると機能が廃絶する可能性があるとされる。全脳照射の場合は成人で40Gy、小児では18～30Gy以上で視床下部-下垂体系からのホルモン分泌が低下する恐れがあるとされている。

2 対象となるがん腫

　小児では、髄芽腫や胚細胞腫などの脳腫瘍、神経芽腫、横紋筋肉腫、骨肉腫、ユーイング肉腫のほか、白血病、ホジキンリンパ腫などがあげられる。また、成人では乳がんのほか、急性白血病などの造血器悪性腫瘍、悪性骨軟部腫瘍、神経鞘腫などの脳腫瘍などが代表的なものである。

　ただし、後述するように、最近の考え方では生殖年齢に治療を開始するすべてのがんにおいて、妊孕性温存の可能性を考慮すべきとされている。

3 妊孕性温存の方法（表3-3）

1 受精卵の凍結

　通常の体外受精凍結胚移植では、カップルの配偶子（精子および卵子）を受精させて得た受精卵を培養後凍結保存し、後日時期を選んで胚移植するという流れをとる。がん妊孕において、当事者がすでにカップルを形成していれば、がん治療前に配偶子を採取して体外受精を実施し、受精卵を凍結保存するという通常の不妊治療と同じ方法で対応することができる。ただし、女性の場合には、排卵直前の成熟卵を入手するには排卵誘発剤などの投与による2週間程度の時間が必要であり、そのためにがん治療の開始が遅れるというマイナス要因がある。

2 配偶子の凍結

　未婚、独り身の場合には、受精卵を手に入れることはできないので、配偶子の凍結保存が必要となる。男性の場合には、射出精子の凍結は男性不妊患者などを対象にすでに技術は確立されているが、卵子は細胞質が豊富であり、凍結融解時の細胞損傷を制御することが困難であった。しかしながら、最近の技術の進歩は、この困難を克服し、凍結融解後の生存率は80％を超え、現実的に実施できるレベルに到達したとい

表3-3　妊孕性温存方法の比較

	受精卵	未受精卵子	卵巣組織
パートナー	要	不要	不要
温存に必要な期間	2～12週以内	2～12週以内	1～2週以内
保存される卵子（胚）数	少	少	多
費用	低	低	高
対応可能施設	多	中	少
融解後生存率	95％以上	80％以上	不明
妊娠率	胚あたり30％	卵子あたり10％	不明
留意事項	パートナーシップの解消で使用不可	成功率は低い	卵巣組織内にがん細胞混入の可能性

える。ただし、通常は単一排卵なので、やはり排卵誘発剤などの投与を必要とする。

3 性腺の凍結

　未成熟な男子では射精による精子の獲得ができず、精巣組織の凍結が必要となるが、現在のところその技術は確立していない。これに対して女性の卵巣凍結では、未だ研究段階の方法と位置づけられてはいるものの、すでに世界では60人以上が出生している。

4 対象となる年齢

　上述のように、がん妊孕診療の本質は配偶子や胚の凍結保存である。日本産科婦人科学会は「ヒト胚および卵子の凍結保存と移植に関する見解」において、「未受精卵子・胚の凍結保存期間は当該女性の生殖年齢の範囲とする」と規定している[1]。これに基づき、日本がん・生殖医学会編「乳がん患者の妊娠・出産と生殖医療に関する診療の手引き2017年版」では、「凍結時点の年齢が40歳以上では一般に将来妊娠を望むことが難しく、45歳以上ではほぼその可能性はなくなることを患者に説明する」ことを推奨している[2]。すなわち、女性の場合、現在のところ、原則40歳未満で治療を開始した患者を対象とすることが想定されている。なお、下限については、研究段階とはいえ卵巣の凍結が実施されており、思春期前にも対応できる状況にある。

5 今後の対応

　2017年に刊行された日本がん治療学会のガイドラインでは、がん治療医の役割として、「がん治療を最優先としつつ、生殖可能年齢内に不妊となる可能性およびそれに関する情報を伝え、希望があれば可能な限り早期に生殖医療を専門とする医師を紹介し、生殖医療専門医と密な連携のもと妊孕性温存療法の有無やその時期を考慮する」ことが明示された[3]。がん妊孕の診療の入口はがん治療医にあることを周知し、その役割を果たすことを求める内容となっている。
　しかしながら、アメリカ臨床腫瘍学会の声明では、「ヘルスケアプロバイダは、生殖年齢のがん治療の前に、説明と同意の一環として不妊となる可能性に言及すべきであり、妊孕性温存の方法について相談し生殖医療の専門家に紹介することを準備するべきである」と謳われている[4]。ヘルスケアプロバイダとは、医師のみならずこの医療にかかわるすべての人たちを意味しており、がん治療にあたっては、関係する者すべてにがん治療と妊孕性に関する注意を払うことを求めていることは注目に値する。

病者にとって、がんという生命を脅かす病の告知を受けて間もない時期に、治療により不妊になる可能性も指摘されることは、二重のストレスとなることは想像に難くない。しかしながら、性腺機能の温存は、がんに対する集約的な治療を開始する前に考える必要があり、のちのちに後悔しない選択を熟慮して決断ができるように、がん診療に当たる者すべてが病者に寄り添い援助を行う必要があるといえよう。

6 おわりに

　WHOによれば、「緩和ケアとは、生命を脅かす疾患による問題に直面している患者とその家族に対して、疾患の早期より痛み、身体的問題、心理社会的問題、スピリチュアルな問題に関して、きちんとした評価を行い、それが障害とならないように、予防したり対処したりすることで、QOLを改善するためのアプローチである」とされる[5]。

　本項で述べたがん妊孕の問題はまさしく緩和ケアの概念と一致する。がん治療後の性腺機能の温存は、がんと診断されたそのときから考え始める必要があることに留意する必要がある。

参考文献
1) 日本産科婦人科学会：ヒト胚および卵子の凍結保存と移植に関する見解、http://www.jsog.or.jp/ethic/hitohai_201406.html、2017年7月23日検索
2) 日本がん・生殖医学会編：乳がん患者の妊娠・出産と生殖医療に関する診療の手引き2017年版、第2版、金原出版、2017
3) 日本癌治療学会編：小児、思春期・若年がん患者の妊孕性温存に関するガイドライン2017年版、金原出版、2017
4) Fertility Preservation for Patients With Cancer：ASCO Clinical Practice Guideline Update. J Clin Oncol 31：2500-2510, 2013
5) WHO Definition of Palliative Care. http://www.who.int/cancer/palliative/definition/en/、2017年7月23日検索

C 出産と社会

1 出産の疫学的背景

1 わが国の出生の動向

　昭和20年代初頭、第2次世界大戦終結直後から結婚や出産が増加し第1次ベビーブーム（昭和22〜24年）が起こった。この時期の出生数は毎年260万人台を超えていた。昭和40年代に入ると、第1次ベビーブーム期に生まれた人たちが出産適齢期となり、昭和46〜49年には年間200万人を超える出生数となり、第2次ベビーブームとなった。昭和50年以降は毎年減少し続け、近年の出生数は100万人台で緩やかな減少傾向にある。2015（平成27）年の出生数は100万5677人であり、2014年（平成26年）よりわずかながら増加に転じた（図3-18）。しかし、2016（平成28）年には97万6979人と最低の出生数となった。2015年の出生率（人口1000対）は8.0 であった。

　1人の女性が一生に生む子どもの数としての一般的な指標である合計特殊出生率（total fertility rate）は、第1次ベビーブームの昭和20年代前半は4.0 を超えていたが、昭和20年代後半に入ると低下傾向となり、昭和31年に2.22 となって、初めて人口置換水準を下回ることになった。昭和40年代は、第2次ベビーブーム期を含めほぼ2.1台で推移し、1975（昭和50）年に1.91 と2.0 を下回ってからは低下傾向が続いている。1989（平成元）年にはそれまで最低であった1966（昭和41）年（丙午：ひのえうま）の数

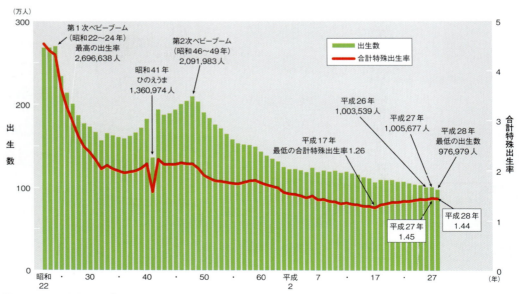

図3-18　出生数および合計特殊出生率の年次推移
（厚生労働省：人口動態統計）

値を下回る1.57を記録し「1.57ショック」として社会的関心を集めた。さらに、2005（平成17）年には過去最低である1.26まで落ち込んだ。以降は緩やかな増加傾向にあったが、2013（平成25）年には1.43、2014（平成26）年には1.42と前年より0.01減で9年ぶりにマイナスに転じている。2016（平成28）年には1.44となった（図3-18、図3-19）。

　わが国の人口を維持するには、合計特殊出生率を2.07に引き上げる必要がある。2015（平成27）年の都道府県別出生率をみると、沖縄県の1.94がトップで、東京都の1.17が最低である。

（1）少産化の背景

女性の社会進出に伴う晩婚・晩産化

　2015（平成27）年の平均初婚年齢は、男性が31.1歳、女性が29.4歳まで上昇している。第1子出生時の母の平均年齢は1975（昭和50）年には25.7歳であったのが、2011（平成23）年には30.1歳、2015年で30.7歳である。女性の結婚年齢が高くなることにより、第1子の出産年齢が上がり、必然的に第2子以降の出産も減る傾向にある。1970（昭和45）年には第2子出生数が75万1665人であったが、2015年には36万3225人にまで減少している。

高度生殖医療の発展

　40歳以上の出生数が増加傾向にある。40〜44歳の母親による出生率は1980（昭和55）年は1.7（日本人女性人口1000対）であったのが、2015（平成27）年には11.1まで増加している。2015年の40〜44歳の出生数は5万2558人、45〜49歳で1256人、50歳以上で52人であった。逆に2015年の15〜19歳の出生率は4.2（出生数1万1890人）と、2010（平成22）年4.6（出生数1万3495人）から横ばい傾向である。

　出生数と合計特殊出生率から、わが国の出産について理解しておく必要がある点は、合計特殊出生率の低下が抑えられてはいるが、実際の出生数は減少しており、出生数が最も多い30〜34歳層の人口が急速に減少しているということである。毎年、30〜34歳層の人口は10万人ずつ減少していて、出産の中心となる15〜49歳の女性の人口

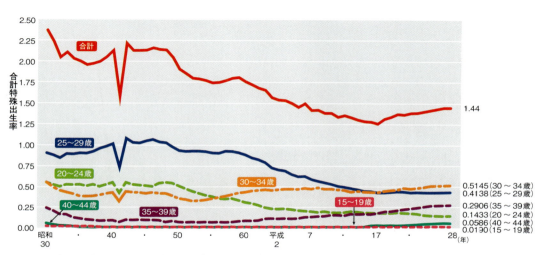

図3-19　合計特殊出生率の年次推移（年齢階級別内訳）　　　　　　　　　　　（厚生労働省：人口動態統計）

は、2014（平成26）年には2566万7165人で前年より1.0％減っている。出生率の低下が抑えられているようにみえるが、実際の出産数は年々大きく減少しており、2016（平成28）年に100万人を割り込んだ。少子化はさらに深刻化していくと考えられる。

2 周産期における死亡率の動向

近年の医療水準の向上に伴い、わが国では周産期における死亡率は減少傾向にあり、各母子保健指標を国際的に比較しても、その水準は上位である（図3-20）。

（1）妊産婦死亡の動向

1960（昭和35）年に117.5（出産10万対）であったわが国の妊産婦死亡率は、その後大きく低下し、1990（平成2）年に8.2（出産10万対）となって、以後緩やかに低下している。2014（平成26）年では2.8となっている。日本産婦人科医会の報告によれば、2010（平成22）年から2013（平成25））年までの4年間で発生した妊産婦死亡のうち、症例検討を実施した146事例での原因として多かったものは、産科危機的出血（弛緩出血、常位胎盤早期剥離など）26％、肺疾患（肺血栓塞栓症など）21％、脳出血・梗塞18％であった[1]。

（2）死産の動向

人口動態統計での死産は、「死産の届出に関する規程」に基づいて「妊娠満12週以後の死児の出産」と定義されている。自然死産と人工死産に分けられ、「人工死産とは、胎児の母体内生存が確実なときに人工的処置を加えたことにより死産に至った場合をいい、それ以外はすべて自然死産となる」[2]。

2014（平成26）年の死産数は、23,524胎であった。その原因としては、胎児側病態では「周産期に発生したその他の障害」が多く、母側病態では、記載のあったものでは「現在の妊娠とは無関係の場合もありうる母体の病態」が多く、その内訳は、母体

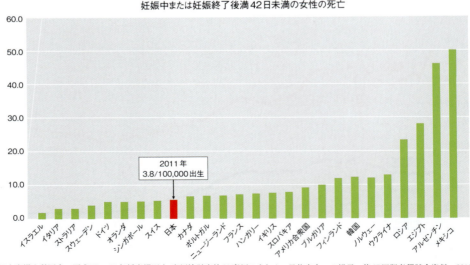

（日本産婦人科医会：平成22〜24年妊産婦死亡 症例検討実施83事例のまとめ－母体安全への提言、第67回記者懇談会資料、2013）

図3-20　妊産婦死亡率の国際比較

の感染症および寄生虫症、母体の高血圧性障害によるものが多かった[2]。

（3）周産期死亡の動向

妊娠満22週以後の死産と生後1週未満の早期新生児死亡を合わせたものを周産期死亡という[3]。周産期死亡率は、1980年ごろは出産1000に対して約20人の死亡であったが、2010（平成22）年には4.2人と一貫して減少している（図3-21）。2015（平成27）年は3.7であった。諸外国と比較しても低率となっているが、わが国の周産期死

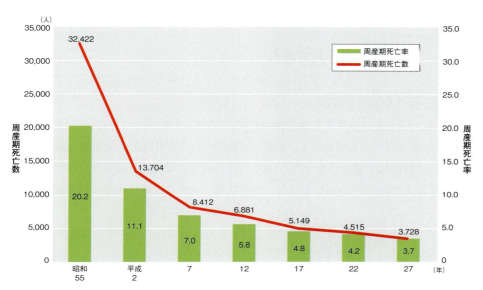

図3-21　周産期死亡　　　　　　（母子衛生研究会：母子保健の主なる統計、平成28年度刊行より作成）

MEMO
出産の疫学的・統計学的用語の理解

指　標	定　義
出生率	出生数／人口×1,000
合計特殊出生率	（母の年齢別出生数／年齢別女子人口）の15～49歳までの合計 ＊1人の女性が一生に生む子どもの数として一般的に用いられる
経産婦死亡率	妊産婦死亡数／出産（出生＋死産）数×1,000
死産率	死産数／出産（出生＋死産）数×1,000 ＊死産とは妊娠満12週以後の死児の出産をいう
周産期死亡率	周産期死亡（妊娠満22週以後の死＋早期新生児死亡）数／出産（出生＋妊娠満22週以後の死産）数×1,000
早期新生児死亡率	早期新生児死亡数／出生数×1,000 ＊早期新生児死亡とは、生後1週未満の死亡をいう
新生児死亡率	新生児死亡数／出生数×1,000 ＊新生児死亡とは、生後4週未満の死亡をいう
乳児死亡率	乳児死亡数／出生数×1,000 ＊乳児死亡とは、生後1年未満の死亡をいう
婚姻率	婚姻率／人口×1,000
離婚率	離婚率／人口×1,000

亡における特徴は、早期新生児死亡に比べ、満28週以後の死亡が多いことである。

2014（平成26）年の周産期死亡において、児側病態からの原因は、「周産期に発生した病態」が84.8％、「先天奇形、変形及び染色体異常」が14.3％であった。一方、母側病態からの原因は、「母体に原因なし」が40.4％、「現在の妊娠とは無関係の場合もありうる母体の病態」が25.6％、「胎盤、臍帯および卵膜の合併症」が24.5％となっている[3]。

2 出産場所の選択

1 出産場所の歴史的変化

わが国では、第2次世界大戦以前は自宅出産が大半を占めていた。しかし、1950年代から施設での出産が急増し、1960（昭和35）年に自宅出産が49.9％、施設内出産が50.1％とほぼ同じ割合になった。1967（昭和42）年には施設内出産が90％台となり、1990（平成2）年には99.9％になった。それ以降、施設内出産は99.8～99.9％を維持している（図3-22）。

施設内出産が急速に拡大した背景として、家族と地域の変貌、産科医療の進歩があげられる。しかし、1980年代後半より医師中心の管理的な出産から、不必要な医療介入を受けない産婦主体の出産へと再度移行をみせている。

2 出産場所

施設内出産の内訳は、病院、診療所（クリニック）、助産所である。各施設での出生数の割合は、2015（平成27）年で、病院53.7％、診療所45.5％、助産所0.7％、自宅・その他0.1となっている。病院が診療所の割合をやや上回って推移している（図3-22）。

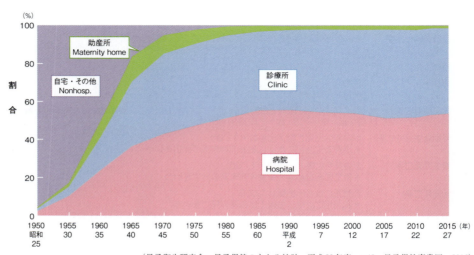

（母子衛生研究会：母子保健の主なる統計　平成28年度、p.48、母子保健事業団、2016）

図3-22　出生の場所別、出生割合（昭和25年～平成27年）

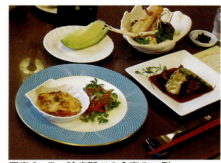
写真3-7　診療所での食事の一例

（1）病院

　一般的に、病院とは病床数20床以上の入院施設（病棟）をもつものを指す（医療法第1条の5第1項）。病院では他科が併設されていることが多く、合併症妊娠などリスクのある妊婦に適している。デメリットとして、医師が多く、担当医が決めにくいこと、分娩の際にどの医師になるかわからないことがあげられる。高度な産科医療が提供できる総合周産期母子医療センター、比較的高度な医療の提供ができる地域周産期母子医療センターがある。

（2）診療所

　19床以下のものは診療所となる。全出生の約50％が診療所での出産となっており、リスクのない正常分娩が多く行われている。産科医師については、1人有床診を堅持されており、医師1人の施設でも分娩取り扱い可能であること、またその場合、医療安全に対する十分な配慮がなされていることが最低条件である。

　助産師主導での正常分娩が多いことから、アットホームな出産体制をめざす施設が多い。最近では食事や出産準備クラスに特性をもたせ、サービスの高さをアピールする診療所もある（**写真3-7**）。しかし、正常な分娩経過からの突発的な逸脱により施設内で対応できないケースは、総合病院や機関病院に搬送となることがある。

　最近では、オープンシステム、セミオープンシステムを行う診療所も増えている。妊婦健診は診療所で行い、分娩は診療所の医師が連携病院に出向いて行うシステムのことである。

　女性の出産場所の選択と出産満足度には、強い関連性があることから、女性が主体的に出産場所を選択できるよう、看護師・助産師は正しい知識をもって出産場所に応じた適切な看護支援を行っていく必要がある。

3 出産をとりまく法律

1 周産期に関する法律

　近年、共働き世帯は増加傾向にあり[4]、就労と妊娠・出産・育児を両立させる女性も増えている。働く女性の母性保護に関する法律には、労働基準法、男女雇用機会均

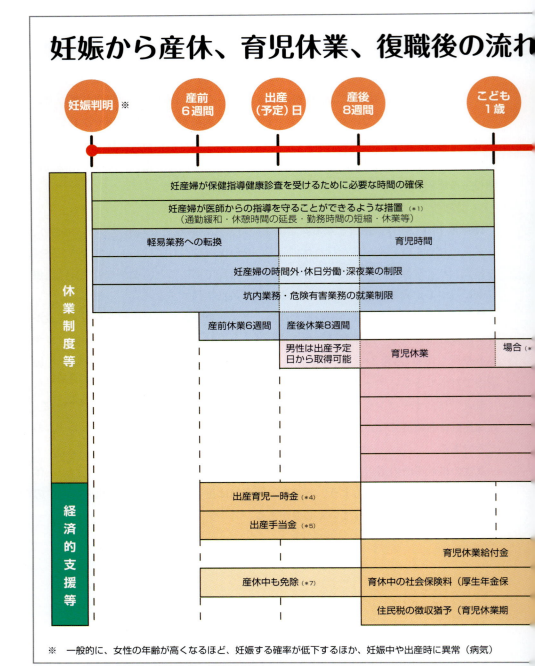

図3-23　妊娠から産休、育児休業、復職後の流れ

等法、育児・介護休業法がある。妊娠中から出産後も快適に職場で働くためには、妊婦自身の周囲への積極的な働きかけと職場の理解が大切であり、女性自身が活用できるよう支援することが必要である。妊娠から産休、育児休業、復職後の流れ（図3-23）と各種法律について表3-4～3-6にまとめる。

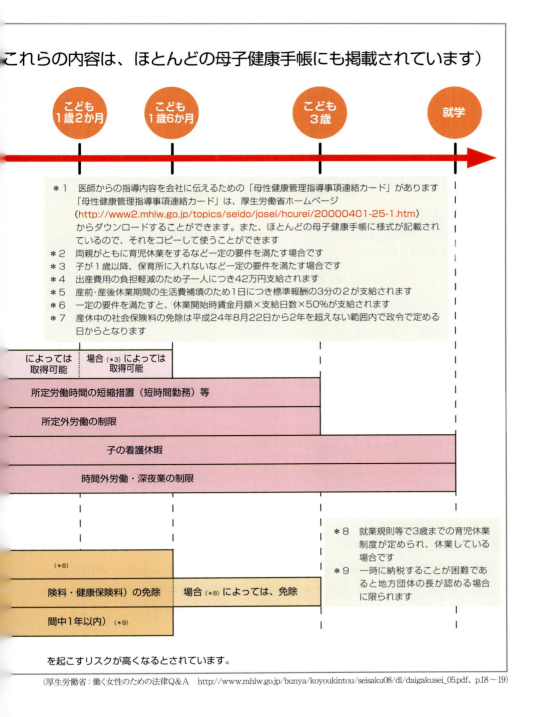

（厚生労働省：働く女性のための法律Q&A　http://www.mhlw.go.jp/bunya/koyoukintou/seisaku08/dl/daigakusei_05.pdf, p.18～19）

表3-4 男女雇用機会均等法による母性健康管理の措置

規則事項	条項	規則の内容
妊娠・出産等を理由とする不利益取り扱いの禁止	9条	事業主は、女性労働者が妊娠・出産・産前産後休業の取得、妊娠中の時差通勤など男女雇用機会均等法による母性健康管理措置や深夜業免除など労働基準法による母性保護措置を受けたことなどを理由として、解雇その他不利益取り扱いをしてはならない。
保健指導または健康診査を受けるための時間の確保	12条	事業主は、女性労働者が妊産婦のための保健指導または健康診査を受診するために必要な時間を確保することができるようにしなければならない。 ※ 健康診査等を受診するために確保しなければならない回数 【妊娠中】 ・妊娠23週までは4週間に1回 ・妊娠24週から35週までは2週間に1回 ・妊娠36週以後出産までは1週間に1回 【産後（出産後1年以内）】 医師等の指示に従って必要な時間を確保する。
指導事項を守ることができるようにするための措置	13条	妊娠中および出産後の女性労働者が、健康診査等を受け、医師等から指導を受けた場合は、その女性労働者が受けた指導を守ることができるようにするために、事業主は勤務時間の変更、勤務の軽減等必要な措置を講じなければならない。 ※ 指導事項を守ることができるようにするための措置 ○妊娠中の通勤緩和（時差通勤、勤務時間の短縮等の措置） ○妊娠中の休憩に関する措置 　（休憩時間の延長、休憩回数の増加等の措置） ○妊娠中または出産後の症状等に対応する措置 　（作業の制限、休業等の措置）

（厚生労働省：働く女性の母性健康管理措置、母性保護規定について　http://www.mhlw.go.jp/bunya/koyoukintou/seisaku05/01.html より作成）

表3-5 労働基準法による母性保護規定

規則事項	条項	規則の内容
妊産婦等の危険有害業務の就業制限	第64条の3	妊産婦等を妊娠、出産、哺育等に有害な業務に就かせることはできない。
産前休業	第65条第1項	6週間（多胎妊娠の場合は14週間）
産後休業	第65条第2項	8週間 （ただし、産後6週間を経過後に、女性本人が請求し、医師が支障ないと認めた業務については、就業させることはさしつかえない）
妊婦の軽易業務転換	第65条第3項	妊娠中の女性が請求した場合には、他の軽易な業務に転換させなければならない。
妊産婦に対する変形労働時間制の適用制限	第66条第1項	変形労働時間制がとられる場合であっても、妊産婦が請求した場合には、1日および1週間の法定時間を超えて労働させることはできない。
妊産婦の時間外労働、休日労働の制限	第66条第2項	妊産婦が請求した場合には、時間外労働、休日労働をさせることはできない。
妊産婦の深夜業の制限	第66条第3項	妊産婦が請求した場合には、深夜業をさせることはできない。
育児時間	第67条	生後満1年に達しない生児を育てる女性は、1日2回各々少なくとも30分の育児時間を請求することができる。

（厚生労働省：働く女性の母性健康管理措置、母性保護規定について　http://www.mhlw.go.jp/bunya/koyoukintou/seisaku05/01.html より作成）

（1）男女雇用機会均等法

「母性健康管理指導事項連絡カード」の活用について

　主治医などによる指導事項の内容を、従業員である妊産婦から事業主へ明確に伝えるために用いるカード（図3-24）である。主治医が記入し、事業主は従業員からこのカードを提出された場合、その記載内容に応じて適切な措置を講じる必要がある。

マタニティハラスメントについて

　「職場において妊娠・出産した女性に対して、妊娠や出産をしたことが業務上支障をきたすという理由で、精神的・肉体的な嫌がらせを行う（ひどい場合には退職にま

表3-6　育児・介護休業法

規則事項	条項	規則の内容
育児休業制度	第5条	子が1歳に達するまでの間（保育所に入所できない等の場合には子が1歳6か月に達するまでの間）は、事業主に申し出ることにより、父親・母親のいずれでも育児休業をとることができる。
子の看護休暇	第16条の2・3	小学校入学までの子を養育する男女労働者は、1年につき子が1人なら5日、子が2人以上なら10日まで、病気やけがをした子の看護、予防接種、健康診断のために休暇をとることができる。
所定外労働の制限	第16条の8第1項	3歳未満の子を養育する男女労働者は、事業の正常な運営を妨げる場合を除き、事業主に請求することにより、所定外労働が免除される。
法定時間外労働の制限	第17条	小学校入学までの子を養育する男女労働者は、事業の正常な運営を妨げる場合を除き、事業主に請求することにより、1年につき150時間、1か月につき24時間を超える時間外労働が免除される。
深夜業の制限	第19条	小学校入学までの子を養育する男女労働者は、事業の正常な運営を妨げる場合を除き、事業主に請求することにより、深夜業（午後10時から午前5時までの間の労働）が免除される。
短時間勤務制度	第23条	事業主は、3歳未満の子を養育する男女労働者について、短時間勤務制度（1日6時間）を設けなければならない。

（厚生労働省：働く女性の母性健康管理措置、母性保護規定について　http://www.mhlw.go.jp/bunya/koyoukintou/seisaku05/01.htmlより作成）

母性健康管理指導事項連絡カード

平成　　年　　月　　日

事　業　主　殿

医療機関等名 ………………

医師等氏名 ……………… 印

下記の1の者は、健康診査及び保健指導の結果、下記2～4の措置を講ずることが必要であると認めます。

記

1. 氏　名　等

氏　名		妊娠週数	週	分娩予定日	年　月　日

2. 指導事項（該当する指導項目に○を付けてください。）

症　状　等			指導項目	標　準　措　置
つわり	症状が著しい場合			勤務時間の短縮
妊娠悪阻				休業（入院加療）
妊婦貧血	Hb9g/dℓ以上11g/dℓ未満			負担の大きい作業の制限又は勤務時間の短縮
	Hb9g/dℓ未満			休業（自宅療養）
子宮内胎児発育遅延		軽　症		負担の大きい作業の制限又は勤務時間の短縮
		重　症		休業（自宅療養又は入院加療）
切迫流産（妊娠22週未満）				休業（自宅療養又は入院加療）
切迫早産（妊娠22週以後）				休業（自宅療養又は入院加療）
妊　娠　浮　腫		軽　症		負担の大きい作業、長時間の立作業、同一姿勢を強制される作業の制限又は勤務時間の短縮
		重　症		休業（入院加療）
妊　娠　蛋　白　尿		軽　症		負担の大きい作業、ストレス・緊張を多く感じる作業の制限又は勤務時間の短縮
		重　症		休業（入院加療）
妊娠高血圧症候群（妊娠中毒症）	高血圧が見られる場合	軽　症		負担の大きい作業、ストレス・緊張を多く感じる作業の制限又は勤務時間の短縮
		重　症		休業（入院加療）
	高血圧に蛋白尿を伴う場合	軽　症		負担の大きい作業、ストレス・緊張を多く感じる作業の制限又は勤務時間の短縮
		重　症		休業（入院加療）
妊娠前から持っている病気（妊娠により症状の悪化が見られる場合）		軽　症		負担の大きい作業の制限又は勤務時間の短縮
		重　症		休業（自宅療養又は入院加療）

母性健康管理指導事項連絡カード

平成　　年　　月　　日

事　業　主　殿

医療機関等名 ………………

医師等氏名 ……………… 印

下記の1の者は、健康診査及び保健指導の結果、下記2～4の措置を講ずることが必要であると認めます。

記

1. 氏　名　等

氏　名		妊娠週数	週	分娩予定日	年　月　日

2. 指導事項（該当する指導項目に○を付けてください。）

症　状　等			指導項目	標　準　措　置
つわり	症状が著しい場合			勤務時間の短縮
妊娠悪阻				休業（入院加療）
妊婦貧血	Hb9g/dℓ以上11g/dℓ未満			負担の大きい作業の制限又は勤務時間の短縮
	Hb9g/dℓ未満			休業（自宅療養）
子宮内胎児発育遅延		軽　症		負担の大きい作業の制限又は勤務時間の短縮
		重　症		休業（自宅療養又は入院加療）
切迫流産（妊娠22週未満）				休業（自宅療養又は入院加療）
切迫早産（妊娠22週以後）				休業（自宅療養又は入院加療）
妊　娠　浮　腫		軽　症		負担の大きい作業、長時間の立作業、同一姿勢を強制される作業の制限又は勤務時間の短縮
		重　症		休業（入院加療）
妊　娠　蛋　白　尿		軽　症		負担の大きい作業、ストレス・緊張を多く感じる作業の制限又は勤務時間の短縮
		重　症		休業（入院加療）
妊娠高血圧症候群（妊娠中毒症）	高血圧が見られる場合	軽　症		負担の大きい作業、ストレス・緊張を多く感じる作業の制限又は勤務時間の短縮
		重　症		休業（入院加療）
	高血圧に蛋白尿を伴う場合	軽　症		負担の大きい作業、ストレス・緊張を多く感じる作業の制限又は勤務時間の短縮
		重　症		休業（入院加療）
妊娠前から持っている病気（妊娠により症状の悪化が見られる場合）		軽　症		負担の大きい作業の制限又は勤務時間の短縮
		重　症		休業（自宅療養又は入院加療）

図3-24　母性健康管理指導事項連絡カード（母健連絡カード）

で至る）行為」[4)]をマタニティハラスメント（マタハラ）という。2012年のある調査では、マタニティハラスメントについて「セクシャルハラスメントされた経験（17.0%）」を大きく上回る25.6%が被害を受けたとの結果がある。さらに別の調査では、妊娠経験者316人のうち9.5%が「妊娠中や産休明けなどに、心ない言葉を言われた」と答え、他にも「妊娠・出産がきっかけで、解雇や契約打ち切り、自主退職への誘導等をされた」（7.6%）、「妊娠を相談できる職場文化がなかった」（7.0%）、「妊娠中・産休明けな

どに、残業や重労働などを強いられた」(4.7％)という回答が続いており、深刻な問題となっている。2017（平成29）年1月、育児・介護休業法が改正され、マタハラ・パタハラなどの防止措置が新設された。

(2) 労働基準法

産前・産後休業取得者割合について

　厚生労働省「平成19年度雇用均等基本調査」をみると、単胎妊娠の場合、産前休業の取得日数は、「42日以内」72.2％、「43〜98日」26.0％、「99日以上」1.8％、平均産前休業日数は42.1日であった。また、産後休業の取得日数については、「56日」77.2％、「57日以上」12.9％、「42〜55日」9.9％、平均産後休業日数は54.5日であった[5]。

(3) 育児・介護休業法

育児休業者割合について

　厚生労働省による「平成27年度雇用均等基本調査」[6]の結果、育児休業取得者の割合は、女性で81.5％（平成26年度調査より5.1ポイント低下）、男性で2.65％（平成26年度調査より0.35ポイント上昇）であった。男性の利用率は低調だが、育児休業の取得日数はやや長期化しているとの報告[7]がある。

介護休業者割合について

　厚生労働省による「平成27年度雇用均等基本調査」[6]の結果、常用労働者のうち介護休業者の割合は、0.06％（平成25年度0.06％）、男女別では、女性0.11％（平成25年度0.11％）、男性0.03％（平成25年度0.02％）であった。また、男女比は、女性70.4％（平成25年度82.4％）、男性26.0％（平成25年度17.6％）であった。

「パパ・ママ育休プラス」について

　父親と母親がともに育児休業を取得する場合は、休業可能期間が延長され（）、子が1歳2か月に達するまでの間に父親母親それぞれ1年間まで育児休業を取得できる（ただし、出産した母親の場合は、産後休業期間と育児休業期間を合わせた1年間となる）。復職するにあたり、保育園の確保は必須の問題である。少子化にもかかわらず、共働き世帯は増加しているため保育所の需要は高く、認可保育所に申請しても入れない待機児童がいる。2015（平成27）年4月時点での全国の待機児童数は厚生労働省の調べで、全国に2万3167人。6年連続で2万人を超えている[8]。自治体ごとに対策は講じられてはいるが、待機児童の大幅な減少はみられていない。

　厚生労働省では「待機児童解消加速化プラン」を策定し、平成29年度末までの待機児童解消に向けて実施されている。このプランは、平成25年度と26年度の2年間で約20万人分の保育の受け皿を整備し、平成27年度から29年度末までの3年間でさらに約20万人分、合計で約40万人分の保育の受け皿を整備することを目標としている。

> **NOTE**
> **育児休業の延長**
> 　子どもが1歳6か月に達するまで育児休業ができるのは、以下の条件がある場合。
> ①保育所等の入所を希望しているが、入所できない場合。
> ②子どもの養育を行っている配偶者であって、1歳以降子どもを養育する予定であった者が、死亡、負傷、疾病などの事情により子どもを養育することが困難になった場合

2 出産をめぐる制度

子どもを産み育てる家庭に経済的支援を行うため、国や自治体、社会保険からさまざまな給付制度がある。

妊婦健診の助成：各市区町村の自治体が妊婦健診の費用を最高14回分助成する。金額は各市区町村の自治体により異なる。表3-7に滋賀県守山市の例をあげる。

妊娠高血圧症候群等の療養援護：訪問指導のほか、入院して治療する必要のある妊産婦（低所得者層）に対しては、早期に適正な治療を受けるための医療援助を行っている。

未熟児養育医療：低出生体重児（2,000g以下）では、医師が入院養育を必要と認めた場合、その養育に必要な医療に対する費用が一部公費負担されている。

出産一時金：妊娠4か月（85日）以上の者が出産した場合、1児につき42万円（産科医療補償制度の対象外の場合は39万円）、多胎児の場合は人数分が支給される。

出産手当金：出産のため会社を休み給料の支払いを受けないとき、分娩日の以前42日間と、分娩日の翌日以降56日目までの期間支給。1日当たりの支給日額は［支給開始日以前の継続した12か月間の各月の標準報酬月額を平均した額］÷30日×2／3（※支給開始日とは最初に給付金が支給される日のこと）。

出産扶助：生活保護法にて、出産費用について定められた範囲内で実費が支給される。分娩介助料、出産に伴う入院費、衛生材料費などが対象となる。

育児休業給付金：被保険者が1歳または1歳6か月未満の子を養育するために育児休業を取得した場合に、休業開始時賃金日額×支給日数の67％が支給される（就業期間等に条件あり）。

3 産科医療保障制度

分娩に伴って重度脳性麻痺となった出生児と、その家族の経済的負担を速やかに補

表3-7 滋賀県守山市の妊婦健診助成額

検査項目	助成額 守山市
基本健診	3,300円／回 ただし、上限回数は14回
超音波検査	5,300円／回 ただし、上限回数は4回
血液検査（妊娠初期）	11,600円 HTLV-1を含めると12,450円
血液検査（妊娠中期）	3,130円 HTLV-1を含めると5,420円
血液検査（妊娠後期）	1,580円
子宮がん検診	3,360円
B群溶血性レンサ球菌	3,100円
クラミジア検査	2,100円

（守山市妊娠健康診査実施要綱：http://www.city.moriyama.lg.jp/reiki_int/reiki_honbun/i400RG00001834.html）

償するとともに、原因を分析し、再発防止に役立つ情報を提供し、医療紛争の防止・早期解決および産科医療の質の向上をはかることを目的としている制度[9]である。日本医療機能評価機構が運営組織となり、2009（平成21）年に補償制度が開始された。

　補償対象となる脳性麻痺の基準、補償水準、掛け金の水準、剰余金の使途などについて見直しの議論が行われ、2015（平成27）年1月に制度の改定が行われた。2015年1月1日に出生した児より一般審査基準が、以前の在胎週数33週以上かつ出生体重2,000g以上から、在胎週数32週以上かつ出生体重1,400g以上に引き下げられた。

　この制度では、分娩機関の医学的管理下において出生した脳性麻痺児に対して、運営組織が補償対象として認定した場合に、過失の有無を問わずに補償金（一時金と20年の分割金）が支払われる。なお、補償申請期限は5歳の誕生日までとなっている。

4 特定不妊治療費助成制度

　不妊治療の経済的負担の軽減をはかるため、配偶者間の不妊治療に必要な費用の一部を助成する制度であり、2004（平成16）年より開始されている。

　2016年4月に助成内容が変更となり、対象年齢は43歳未満になり、年間の助成回数は限度を設けず、治療開始年齢が40歳未満の場合は通算6回、40～42歳の場合は通算3回の助成を受けられることになった。また、初回治療の助成額が15万円から30万円に拡充され、不妊の原因が女性でなく男性にある場合の精子回収を目的とした手術を行った場合にも15万円を上限に上乗せして助成されるようになった。助成対象は、従来どおり既婚夫婦のみで、所得制限は夫婦合算で730万円である。

引用文献
1）日本産婦人科医会：平成22～25年妊産婦死亡報告事業－妊産婦死亡146例の解析結果、http://www.jaog.or.jp/all/document/80_141015_b.pdf
2）厚生労働統計協会：死産、国民衛生の動向、厚生の指標増刊、63（9）：74～75、2016
3）厚生労働統計協会：周産期死亡、国民衛生の動向、厚生の指標増刊、63（9）：76、2016
4）小畑泰子：マタニティハラスメントについて、http://www.bosei-navi.mhlw.go.jp/colum/colum20.html
5）厚生労働省：平成19年度雇用均等基本調査、第2章 調査結果の概要、http://www.mhlw.go.jp/toukei/list/dl/71-19a.pdf
6）厚生労働省：平成27年度雇用均等基本調査、結果概要、http://www.mhlw.go.jp/toukei/list/dl/71-27-07.pdf
7）厚生労働省：平成25年度育児休業制度等に関する実態把握のための調査研究事業報告書、http://www.mhlw.go.jp/file/06-Seisakujouhou-11900000-Koyoukintoujidoukateikyoku/tyousakekka-matome.pdf
8）朝日新聞デジタル：待機児童問題、http://www.asahi.com/special/taikijido/
9）厚生労働省：産科医療補償制度について、http://www.mhlw.go.jp/stf/seisakunitsuite/bunya/kenkou_iryou/iryou/i-anzen/sanka-iryou/index.html

参考文献
● 1 出産の疫学的背景
・母子衛生研究会：母子保健の主なる統計　平成28年度、母子保健事業団、2017
● 2 出産場所の選択
・小林正子、渡邊典子：初経産婦別の出産場所別にみた産む人の意識・行動と選択基準、新潟青陵大学紀要、8：9～20、2008
・母子衛生研究会：母子保健の主なる統計　平成28年度、p.47、母子保健事業団、2017
・遠藤里美他：出産場所としての助産院（所）助産院（所）での出産が増えるために何が必要か？　助産院（所）へのアンケート調査報告. ペリネイタルケア、30（3）：278～282、2011
● 3 出産をとりまく法律
・厚生労働省：女性労働者の母性健康管理のために、http://www.mhlw.go.jp/bunya/koyoukintou/seisaku05/pdf/seisaku05e.pdf
・厚生労働省・女性労働協会：妊娠・出産をサポートする女性にやさしい職場づくりナビ　http://www.bosei-navi.go.jp/より検索
・日本医療機能評価機構：産科医療補償制度　http://www.sanka-hp.jcqhc.or.jp/より検索
・厚生労働省：不妊治療への助成の対象範囲が変わります、http://www.mhlw.go.jp/file/04-Houdouhappyou-11908000-Koyoukintoujidoukateikyoku-Boshihokenka/0000039732.pdf

D 女性と遺伝

1 遺伝学

　遺伝学（genetics）とは、遺伝子に関する科学であり、生物のもついろいろな形質が、どのような機構で子孫に伝わり（形質の伝達）、あるいは伝わる際にどのように変化するか（形質の変化）、またその形質は各個体において、どのように発現するか（形質の発現様式と機構）を究明するする学問である。

　人類が遺伝現象や動植物の交配について関心をもった記録は、紀元前にさかのぼることができるが、現代遺伝学は1866年のオーストリアの遺伝学者メンデルがエンドウに背の高いものと低いものがあることに着目して研究を重ねた結果の論文「植物雑種の研究」のなかの遺伝の基本原則を述べている「メンデルの法則（優性の法則、分離の法則、独立の法則）」が始まりである。

　しかし、当時この論文の重要性に気づくものはなく、35年後の1900年にドイツのコレンス、オーストリアのチェルマク、オランダのド・フリースの3人の独立した研究によりメンデルの法則の普遍性が確認されて日の目を浴びるようになり、遺伝学の分野での研究も盛んに進められた。そして、1953年にアメリカのワトソンとイギリスのクリックが遺伝子の本体であるデオキシリボ核酸（Deoxyribonucleic acid、DNA）の構造模型（二重らせんモデル）を提唱した。その後、分子遺伝学の分野が急激に発展し、遺伝学は遺伝子という生物の基本的な要素につながっているため、現在ではあらゆる分野と結びついている。

1 遺伝子と染色体

　ヒト遺伝子の全貌を明らかにするプロジェクトであるヒトゲノム解析計画は1985年に米国で開始されて以来、各国で開始され、わが国では1988年度から文部省が1991年から科学技術庁が開始した。これら各国の取り組みを調整するために、1988年にヒトゲノム解析機構が発足し国際協調の大プロジェクトとなった。ヒトのゲノム解読は2001年2月に概要配列が決定し、1953年のDNAの二重らせん構造の発見から50周年となる2003年4月には約32億の全塩基配列が決定し、約25,000の遺伝子が同定された。

　ヒトゲノムはヒト1人の個人（生物）をつくる設計図であり、個人にとって必要なワンセットの全遺伝情報である。つまり、精子や卵に含まれる親から子へ伝えられるすべての遺伝情報に相当する。このゲノムの本体はDNA（デオキシリボ核酸）とよばれる遺伝情報を記録しているひも状の物質である。DNAはヌクレオチドとよばれ

る分子単位に、A（アデニン）、G（グアニン）、T（チミン）、C（シトシン）の4種類の塩基（文字）から成り、長い鎖状に連なっている（図3-25）。

　ヒトゲノムは30億個の文字から成っており、この4文字の「ならび方（塩基配列）」によってすべての生命の営みの基である遺伝子が決められる。DNAから転写・翻訳という過程を経て、どんなタンパク質をつくるかが決まる。転写に必要なRNAの塩基は、Tに代わってU（ウラシル）で構成される。このゲノムDNAのすべてがタンパク質をつくる情報を担っている遺伝子であるわけではない。この領域は長いDNAのごく一部で所々に存在し、大部分は遺伝子外配列であり、ヒト全ゲノムの5％に過ぎない。遺伝子はタンパク質の設計部分であるエクソンと、これらのたんぱく質の合成を管理・制御する部分であるイントロンから構成され、ヒトの遺伝子は2万〜3万個あるとされている。

　この長い1本の二重鎖DNAを細胞核内に収めるために、ヒストンに巻きつくことによって何段階にも折り畳まれており、これが染色体である。1本の染色体には約1,000個の遺伝子が存在し、バンド1本には約50個の遺伝子が存在する。ヒトの染色体は国際ヒト染色体名規約に基づき22対（1〜22番）の常染色体と1対（XとY）の性染色体からなり、総数は46本である（図3-26）。各染色体には顕微鏡下で1個の動原体（セントロメア）が顕著なくびれとして認められる。このセントロメアを中心に短いほうを短腕（p）、長いほうを長腕（q）で表す。

　体細胞の基本染色体数が46本と確定したのは1956年であり、先天異常の原因として染色体の量的不均衡があることが判明してからは、染色体検査は遺伝学的検査として臨床応用された。染色体検査には最初に染色体タンパク質を分解するためにトリプシン処理を行い、その後ギムザ染色を行い、淡染されるバンドと濃染されるバンドが交互に現れる特徴的なパターンで染め分けられるG分染法を用いる。

　染色体は、その長さとセントロメアの位置を基準にして、A群（1〜3番染色体）、

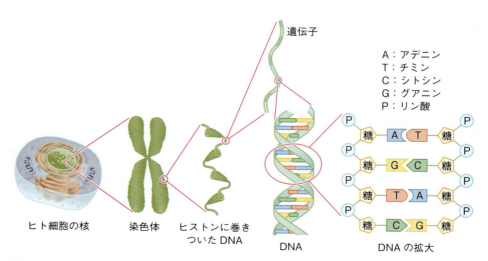

図3-25　DNAと遺伝子と染色体

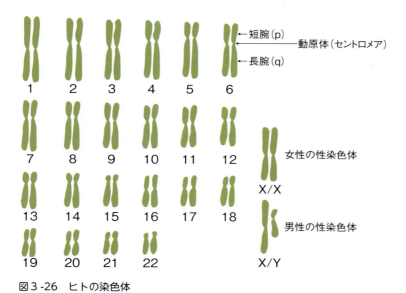

図3-26 ヒトの染色体

B群（4、5番染色体）、C群（6～12番、X染色体）、D群（13～15番染色体）、E群（16、18番染色体）、F群（19、20番染色体）、G群（21、22番、Y染色体）群に区別されている。

2 染色体異常

　情報の源である遺伝子を載せた染色体は、娘細胞に間違いなく分配されなければならない。真核生物であるヒトの体細胞における細胞分裂（体細胞分裂）には有糸分裂とよばれるプロセスがあり、この結果、2つの娘細胞が生じるが各娘細胞にその親細胞がもつすべての染色体のコピーを確実に受け取らせているのでこの各娘細胞の染色体や遺伝子は分裂前の親細胞と同一である。体細胞分裂では染色体数は変わらないが、生殖細胞が配偶子に分化する際などにみられる減数分裂では染色体数が半減する。ヒトでは配偶子は23本の染色体しかもっていない（常染色体を各1本ずつと、X染色体あるいはY染色体のいずれか1本）。出生時の3～5％に先天性疾患があり、先天性疾患の原因内訳は多因子遺伝（50％）、次が染色体疾患（25％）、単一遺伝子の変異（20％）、環境・催奇形因子（5％）の順と報告されている[1]。

(1) 数的異常と構造異常

　染色体異常には染色体の数的異常と構造異常があり、数的異常は母親由来であり全体の84％を占める。数的異常で最も多いのが21トリソミーで53％、次に18トリソミーの13％、13トリソミーの5％の順である[2]。出生の可能性があるものは染色体数の異常のなかで1～2本の増減を伴う異数性異常であり、染色体が1本多いものをトリソミー、1本少ないものをモノソミーという。これは減数分裂時に、染色体の不完全な分離により相同染色体がそれぞれ細胞の反対側に移動せず同極に移動して起こる。モノソミーはXモノソミー（ターナー Turner 症候群）以外出生の可能性は通常ない。

　構造異常は父親由来であり、染色体の構造に異常を伴うもので、交叉の失敗によっ

て引き起こされることが多い。遺伝子の量の過不足を伴う不均衡型が表現型に影響を及ぼす。相互転座、ロバートソン Rovertson 転座、挿入、欠失、逆位などがある。

(2) 染色体異常と流産

ヒトの出生までの各段階での染色体異常の割合は、卵子では約25％、精子では約15％、受精過程では8％、受精卵においては約45％、着床時には約25％、胎嚢確認以降の妊娠初期で約15％、出生時には約0.6％と報告されており[3]、ヒトは出生までに自然淘汰され、染色体疾患をもつ胎児の大部分は流産に終わり、出生できるのは氷山の一角でダウン Down 症候群、ターナー Turner 症候群、18トリソミー、13トリソミーなどがある[4]。

3 染色体異常疾患

表3-8に染色体異常が原因の先天性の遺伝子疾患を示す。もし、遺伝子疾患を全く気に留めてなく、分娩前に染色体異常のトリソミーを診断していない場合、妊娠26週頃に胎児心拍異常を認めると胎児の救出のために、入院後緊急帝王切開術（古典的帝王切開術）を行って児はNICUに入室し蘇生処置されるも死亡することがあり、この場合両親は死亡新生児には会えないことが多い。

また、この場合には次回妊娠時に子宮破裂の危険性が生じる。しかし染色体異常を出生前に診断できた場合にはその後の妊娠中の対応（胎児適応の帝王切開の有無等）を検討することができ、分娩後早期の対応（NICUにすぐに児を連れて行くかどうか、人工呼吸管理をするかどうかなど）も検討することができる。本稿では代表的な染色体異常疾患について述べる。

(1) 21トリソミー（ダウン Down 症候群）

21番染色体が1本全部あるいは部分的に余分が存在することにより起こる先天形態異常（頸部浮腫、心奇形、十二指腸閉鎖、高輝度腸管像、大腿骨短縮）、成長障害、精神遅滞を有する染色体異常症候群である。大部分は標準トリソミー型であるが、転座型やモザイク型もある。特徴的顔貌（吊り上った小さい目を特徴とする顔貌、舌がやや長い、耳介低位）手に猿線、翼状頸、筋緊張低下などの身体的特徴を有し、心疾患、

表3-8　染色体異常が原因の先天性の遺伝子疾患

常染色体数的異常
・21トリソミー（ダウン Down 症候群）
・18トリソミー（エドワーズ Edwards 症候群）
・13トリソミー（パトウ Patau 症候群）
性染色体数的異常
・ターナー Turner 症候群
・クラインフェルター Klinefelter 症候群
染色体構造異常
・均衡型相互転座
・ロバートソン Robertson 転座
・過剰マーカー染色体
・正常変異
・22q11.2欠失症候群
・染色体逆位

消化管奇形（鎖肛、先天性食道閉鎖）、白血病などの合併症を有することもある。600〜700人に1人の出生頻度であり、母体年齢とともに出生率は上昇する。胎児期の21トリソミーの約80％が流産・死産の転機をたどる。21トリソミーあるいはその他のトリソミーが家系に1人みられる場合の再発率は全体で1％である。21トリソミー出産歴のある母親の場合の再発率は、母親が30歳未満の場合は母体年齢相当リスクの8.2倍であり、30歳以上では2.2倍になる。

　非侵襲的遺伝学的検査に属する非確定的スクリーニング検査である母体血清マーカー検査が診断に用いられている。妊娠15週以降の妊婦血清中のαフェトプロテイン、ヒト絨毛性ゴナドトロピン、エストリオール、インヒビン-Aのクワドロプル検査が現在主流である。検出率は80％程度、偽陽性率は5％以上である。もう1つは妊娠11〜13週に超音波で胎児正中断を描写し、胎児後頸部の皮下浮腫（NT）の厚さを測定し、4.0 mm以上では染色体異常をもつ確率は20％となる（図3-27）。NT値と母体年齢から21トリソミーの可能性を推定することも可能である[5]。

　母体血中には、細胞に入っていないcell-free DNAが存在していて、そのうちの約10％が胎児由来である。NIPT（non-invasive prenatal genetic testing、非侵襲的出生前遺伝学的検査）は母体血中のDNA断片の量の比から、胎児が13番、18番、21番染色体の数的異常をもつ可能性の高いことを示す非確定的検査が開発され、臨床応用されている。もし、児がダウン症候群の場合には、正常核型の児の場合に比べ多くの21番染色体由来の断片が母体血中に循環するので、このDNA断片の由来染色体を母体血胎児染色体検査（massively parallel sequencing法）で同定する。しかし、診断を確定させるためには、さらに羊水検査などによる染色体分析を行うことが必要である。

(2) 18トリソミー（エドワーズ Edwards 症候群）

　身体的特徴は胎児期からの著しい成長障害（胎児発育不全）、呼吸障害、摂食障害をもたらし、合併症としてイチゴ型頭蓋、脈絡叢のう胞、小脳低形成、大脳槽拡大、小顎症、心疾患、消化管奇形（食道閉鎖、羊水過多）、横隔膜ヘルニア、臍帯ヘルニア、口唇口蓋裂、手足の異常〔手関節屈曲、折り重なり指（overlapping finger）、関節拘縮、内反足〕があり、超音波検査で出生前に診断が可能である。発達予後としては運動面・

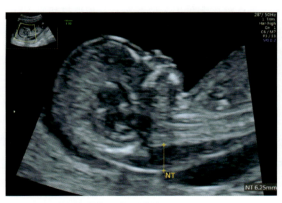

図3-27　胎児後頸部の皮下浮腫

神経面ともに強い遅れを示し、4,000～10,000人に1人の出生頻度であり、生命予後は50％が胎児死亡で出生後1か月以内に50％が死亡し、1年を迎えられるのは10％に過ぎない。

（3）13トリソミー（パトウ Patau 症候群）

13番染色体の過剰による。5,000人に1人の出生頻度であり、子宮内胎児死亡が高頻度に起こる。重度奇形（胎児発育不全、全前脳症、小脳症、頸部浮腫、顔面異常、心奇形、腎奇形、臍帯ヘルニア、単一臍帯動脈、多指症）を複数合併しており、生命予後はきわめて不良である。本症例も超音波検査で出生前に診断が可能である。

（4）ターナー Turner 症候群

染色体核型は45, Xを示すものが50％であとはモザイク型である。98％は胎児の段階で自然流産となり、出生頻度は2,500人の女児に1人であるが、軽度の表現型の違いしかないターナー女性は損断されていない可能性があるため、本当の頻度はもう少し多い可能性がある。

低身長、性腺機能不全、第二次性徴の欠如に伴う小児様外性器が身体的特徴である。外反肘、翼状頸、盾状胸、毛髪線の低位などもみられるがこれらの症状はそれほど著明ではないので、思春期に至って低身長や二次性徴の欠如が目立つようになるまでは気づかれないことも多い。大動脈縮窄症、大動脈弁閉鎖不全症、大動脈弁狭窄症などの左心系の心奇形、馬蹄腎などの腎奇形をしばしば合併する。腫瘍・糖尿病の危険性が高い。通常知的発達は正常であり社会適応は良好だが、対人ストレスを強く感じることがある。また、多くのターナー女性は不妊の問題を抱えている。

出生後の治療として、低身長に対する成長ホルモン投与や性腺機能不全に伴う2次性徴の欠如や骨量減少に対するホルモン補充療法が行われる。Y染色体の一部を保有する場合は、性腺腫瘍や予防的性腺摘出術が行われる。循環器疾患および他の合併症の早期発見と治療も重要である。再発率は極めて低い。胎児期の特徴的な超音波所見として水滑性のう腫（cystic hygroma）、胎児水腫、短い大腿骨、大動脈狭窄、左心形成不全、腎奇形がある。

（5）クラインフェルター Klinefelter 症候群

男性の性染色体にX染色体が1つ以上多いことで生じる一連の症候群で染色体核型は主に47, XXYであるが、モザイク型もある。頻度は男性500～1,000人に1人であるが、ターナー Turner 症候群と同じで社会生活へ支障はほとんどなく、軽度の表現型の違いが含まれていない可能性があり、真の頻度は不明である。過剰なX染色体が多いほど障害の傾向も強いが、多くは思春期以降の小さく硬い精巣や不妊（無精子症）が契機となって診断に至る。身体的特徴は比較的高身長で小さく硬い精巣を有し、女性化乳房がある場合乳癌の発生リスクも高い。性欲は一般的に低いが、射精や通常の性行為は問題なくできる。治療は思春期にテストステロン投与を開始する。不妊に対しては精巣や精液に精子が認められる場合は顕微授精などが行われることもある。

（6）ロバートソン Robertson 転座

13、14、15、21、22番染色体（端部着糸点型）の短腕同士が接合する形で、遺伝子

の過不足は事実上生じず、均衡型であれば染色体数は減るものの、保因者はそれによる症状はない。配偶子形成時に3価染色体を形成しさまざまな分離を起こすために、流・死産が増える可能性がある。習慣流早産夫婦の染色体分析で染色体異常は2.1%であり、一般集団の転座保因者の0.2%の約10倍高い。染色体異常のなかで最も多いのが相互転座の1.25%でロバートソン転座は0.57%である[6]。13番と14番染色体のつながったロバートソン転座の場合、出生する児のほとんどの表現型は正常で13トリソミーは1%以下である。また、14番と21番染色体がつながったロバートソン転座の保因者の場合、出生時が不均衡転座になる可能性は母親が保因者の場合で10%、父親が保因者の場合は2.4%である。

(7) 単一遺伝性疾患(メンデル遺伝病)

単一遺伝性疾患はメンデルの法則にそって発症する遺伝性疾患で発症にかかわる責任遺伝子が1個である。常染色体優性遺伝、常染色体劣性遺伝、X連鎖性優性遺伝、X連鎖性劣性遺伝がある。

①常染色体優性遺伝

染色体と同様に遺伝子も対になっており、個人の形質を左右するのはアレル(対立遺伝子)という1組の遺伝子である。アレルは父・母から1つずつ受け継ぐ。その遺伝子の一方に特徴が出やすい優性遺伝子があり、その遺伝子に何らかの変化(遺伝子変異)があれば通常と違ったタンパク質がつくられ個体に症状が出る。これが常染色体優性遺伝形式であり、その特徴は多くの世代が性差なく罹患し、50%の確率で次世代へ伝達される。

代表的な疾患としてはハンチントン病、筋強直性ジストロフィー、家族性大腸ポリポーシス、結節性硬化症、トリーチャーコリンズ Treacher-Collins 症候群、マルファン Marfan 症候群がある。

②常染色体劣性遺伝

我々は誰でも何らかの変異遺伝子を数個もっているが、これら1個では身体症状に影響を及ぼすことはない。アレルの1つに変異があるとしても、もう片方の遺伝子がカバーして正常なタンパク質をつくり身体に影響は出ない。しかし、同じ部分に変異がある劣性遺伝子(特徴が出にくい遺伝子)をもつ両親の間の子では、変異アレルをもつ可能性があり、この場合正常なタンパク質がつくられないので症状が出る。これが常染色体劣性遺伝形式であり、その特徴は保因者同士の子孫が性差なく罹患し25%の確率で症状が出る。両親と他の親族に同じ症状をもつ者がいない場合でも、生まれてくる子どもだけが遺伝性疾患による症状をもつことがある。人種的背景および血族婚が特殊な劣性遺伝性疾患の発症率に影響を与える。常染色体劣性遺伝疾患の子が生まれたら次世代へのリスクは25%が罹患児、50%が保因者、50%が正常である。

代表的な疾患としては白皮症、骨形成不全、フェニルケトン尿症、ガラクトース血症、ヒスチジン血症、テイ-サックス Tay-Sachs 病、ハーラー Hurler 症候群、重症先天性魚鱗癬、ウイルソン Wilson 病がある。

③X連鎖性劣性遺伝

X連鎖性とは、変異遺伝子がX染色体の1本にのっているものをいい、女性はXを1本、男性はXを1本もっているので、変異遺伝子を母親からもらった男性は、50％で症状が出現する可能性がある。父親から息子に遺伝することはなく、父親から娘を介して、孫へ遺伝する。孫が男子なら、50％で症状をもつ可能性がある。男性が主に罹患し、罹患男性の娘はすべて保因者になる。女性保因者は症状がないことがほとんどである。
　代表的な疾患としては血友病、色覚異常、デュシェンヌ型筋ジストロフィー、ベッカー型筋ジストロフィー、脆弱X症候群、ハンター Hunter 症候群である。

④X連鎖性優性遺伝
　X染色体上の変異遺伝子を受け継いだ男女ともに症状が出現する。症状が出現した男性はその変異を娘には伝えるが、息子には伝えない。症状が出現した女性で変異遺伝子を1つだけもつ者は50％の確率で子どもに変異を伝える。
　代表的疾患としては色素失調症、ビタミンD抵抗性クル病がある。

（8）非メンデル遺伝病

　非メンデル遺伝病には多因子遺伝病、ミトコンドリア遺伝病、ゲノムインプリンティングがある。多因子遺伝病は発症に多数の遺伝子因子の関与が考えうる疾患群をいい、口唇口蓋裂、ヒルシュスプルング Hirschsprung 病、母親の葉酸欠乏症が発症に関与する神経管閉鎖障害（無脳症や脊髄髄膜瘤などの二分脊椎）など多くの単発奇形性疾患が考えられている。ミトコンドリアは細胞の核外に存在する細胞内構造物であり、そのなかにDNAが存在し、卵細胞を介して細胞質遺伝する。ミトコンドリア遺伝形式は母系遺伝のみであり、罹患もしくは保因女性はこの疾患を次世代に伝達する可能性があり、罹患児が出現する可能性がある。しかし、罹患男性は次世代にこの疾患は伝達しない。インプリンティングに関与する遺伝子のメチル化異常が先天性異常を引き起こす一因と考えられるゲノムインプリンティング異常は顕微授精時のマニピュレーションや培養操作、培養液の影響などがその成因ではないかと推定されており[7]、プラダー・ウィリ Prader-Willi 症候群、アンジェルマン Angelman 症候群、網膜芽細胞腫、ベックウィズ-ヴィーデマン Beckwith-Wiedemann 症候群などが代表的な疾患である。

2 遺伝カウンセリングと看護

1 看護師に求められる遺伝カウンセリング

　1986年4月に男女雇用機会均等法が施行され働く女性が増加し、2016年4月からは女性活躍推進法が施行された。こうした国の政策のもとに女性の社会進出は著しく、2016年の人口動態統計特殊報告によれば、女性の平均初婚年齢は30.0歳で第一子を出生したときの母親の平均年齢は30.7歳となった。

このように最近の女性のライフサイクルは20歳代には仕事に全力を注ぎ、30歳代で妊娠・出産を考えるようになって来ている。その一方で、妊娠することに苦労したり、児の染色体異常に悩んでいる女性が多くなっているのも事実である。表3-9に示すように35歳を境に卵子の増加が加速し、不妊、流産、染色体異常が増加することを一般女性に啓発することが重要となってきている[8]。

ゲノム遺伝子領域の研究・医療応用の進歩は目覚ましく、周産期領域においてもシークエンスの技術を応用し、母体血中のcell-free DNAを用いた非侵襲的出生前遺伝学的検査（NIPT）が、わが国でも2014年4月より臨床研究として開始されている。

また、超音波画像診断能力も著しく発展してきた。このような状況下で遺伝子診断や超音波検査結果がもたらす、妊娠夫婦に対する影響は多大なことがうかがえる。この妊娠継続の判断において、遺伝カウンセリングは必須のものとなっている[9]が、そのニーズが爆発的に増加して来ている現在、医療機関を訪れるクライアントの相談相手を医師だけで当たることには限界が出てきた。

遺伝カウンセリングには高度な倫理観と幅広い心理的・社会的支援の知識が必要であり、日本遺伝カウンセリング学会と日本人類遺伝学会が共同で認定する「認定遺伝カウンセラー」制度が2005年にスタートし、医師以外の職種での遺伝カウンセリングが施行されつつある。

この人手不足解消の人材として、常日頃から患者に接している看護職の必要性は必然である。日本看護協会は専門看護師制度のなかに対象者の遺伝的課題を見極め、診断・予防・治療に伴う意思決定支援とQOL向上をめざした生涯にわたる療養生活支援を行い、世代を超えて必要な医療・ケアを受けることができる体制の構築とゲノム医療の発展に貢献することを目的とした遺伝看護の分野を2016年11月に特定し、2017年12月には認定開始予定としている[10]。

また、日本遺伝看護学会のホームページをみてみると看護の役割として、心身の安寧をめざし、症状のコントロールなどの直接的なケアを提供し、遺伝にかかわる専門的な医療の活用に関して、意思決定のプロセスを支えていき、家族の個々の意思を尊重しながら、遺伝情報を共有することについて支援し、安定した社会生活が送れるように、社会資源の活用について支援すると書かれている。そして、あらゆる領域、あらゆる人々が看護師に遺伝学の知識に基づいた説明・アドバイスを求めるようになる

表3-9　卵子の老化

年齢	1回の性交渉での自然妊娠率	流産率	何らかの染色体異常発生率	21トリソミー発生率
25歳	30%	10%	1：300	1：1000
30歳	25〜30%	10%	1：300	1：700
35歳	18%	25%	1：134	1：300
40歳	5%	40%	1：40	1：90
45歳	1%	50%	1：11	1：22

(Nikkei Woman Online：働く女性が知っておきたい「女性ホルモンケア」7つの心得、http://wol.nikkeibp.co.jp/atcl/trend/15/105974/041200091/?SS=zoom&FD=-648178125、2017年8月検索)

だろうから、看護職は遺伝学の進歩した背景をよく理解し、遺伝医療が人々の幸福に寄与できるように活用しなければならない。そのためには看護職は相談者の一人ひとりの決定を支えるための倫理的感受性を養う必要があると看護職への期待を述べている[11]。

クライアントが自分たちの妊娠における遺伝的リスクについて十分理解できるように、時間をかけ、わかりやすく説明をすることが重要である。自分たちの妊娠について自律性をもってどのような選択を行っていくかの意思決定のサポートが看護職に求められる遺伝カウンセリングの基本である。また、遺伝性疾患患者をはじめとする種々の遺伝的問題を抱える患者とその家族には彼らのもつ思い・悩みなどを傾聴し、コミュニケーションを取りながらともに考えることが重要である。そしてよりよいヘルスケアを提供するためには、遺伝の基礎知識に基づく適切なアセスメントが必要である。

2 NIPTの誤解

NIPTは2013年4月に臨床研究としてわが国で開始された。その結果をマスコミはキャッチフレーズとして「99％ダウン症候群がわかる」と不適切な新聞報道をした。一般の人たちはこれを聞いてNIPT検査で陽性であればほぼダウン症候群であると誤解したのである。NIPTのreviewデータ[12]を用い統計解析を行ってみる。

594人のダウン症候群患者でこの検査を施行すると590人が陽性となり正しく診断することができたので感度は99.3％となる。また、ダウン症候群ではない5745人のうち、この検査で陽性となりダウン症候群と診断されたのは9人で特異度99.8％である。また、本検査で陽性を示した599人のうち、ダウン症候群であったものは590人で陽性的中率は98.5％となる。同様に本検査で陰性を示した5740人のうち、ダウン症候群ではなかったものは5736人で陰性的中率は99.9％となる（表3-10）。

ダウン症候群は卵の老化に伴い卵子形成時の染色体不分離の頻度の増加し、出産年齢が高齢になるほどその罹患率は増加することがわかっている。つまり、40歳の罹患率（1/100）と30歳の罹患率（1/1,000）とは全く異なるという事である。このことを考慮して、100万人の40歳の婦人で計算するとダウン症候群は10,000人発症する確立となる。このなかで検査陽性は9,930人、検査陰性は70人となる。また、ダウン症候群でない者は990,000人でこのなかで検査陽性は1,980人、検査陰性は988,020人出る確率となる。したがって、陽性的中率は9,930/11,910＝83.4％となり、陰性的中率は

表3-10 NIPTの感度、特異度、陽性的中率、陰性的中率

	ダウン症候群(＋)	ダウン症候群(－)		
陽性	590	9	599	陽性的中率98.5％
陰性	4	5736	5740	陰性的中率99.9％
	594	5745		
	感度99.3％	特異度99.8％		

表3-11　30歳の婦人の場合のNIPTの陽性的中率、陰性的中率

30歳1,000,000人の場合　罹患率1/1000

	ダウン症候群　1,000人	ダウン症候群の頻度が0.1％なので999,000人が正常
検査陽性	感度が99.3％なので、 検査陽性となるのは993人	999,000 − 997,002 ＝ 1,998人はダウン症候群でなくても検査陽性と出る
検査陰性	残りの7人は検査陰性と出る	特異度が99.8％なので、999,000人のうち 999,000 × 0.998 ＝ 997,002人は陰性と判定される

検査が陽性と出た993人＋1,998人＝2,991人の
実際のダウン症候群の頻度（陽性的中率）は、993 ÷ 2,991 ＝ 33.2％
検査陰性は、997,002人 ÷ 997,002人 ＝ 99.999％正常

988,020/988,090＝99.999％となる。30歳の婦人では同様に計算すると陽性的中率は993/2,991＝33.2％となり、陰性的中率は987,002/987,009＝99.999％となる（表3-11）。

　このように出産年齢の高齢化に伴い、染色体疾患の頻度は増加することを必ず忘れないでおくことが重要であり、NIPTはあくまでも陰性ならばダウン症候群の可能性は極めて低く、それ以上の検査はしなくてもよいという指標であり、陽性ならばダウン症候群が判る検査方法ではない事を肝に銘じるべきである

引用文献

1) Nussbaum R, et al. Thompson & Thompson Genetics in medicine 7 th ed. Saunders：2007. P 421
2) Wellesley D. et al. Rare chromosome abnormalities, prevalence and prenatal diagnosis rates from population-based congenital anomaly registers in Europe. Eur J Hum Genet. 20：521-526, 2012
3) 付録：遺伝カウンセリング資料．A-6　染色体異常と流産．周産期遺伝カウンセリングマニュアル（関沢明彦、佐村　修、四元淳子編），p.6, 中外医学社，2014
4) Gardner RJM. Chromosome abnormalities and genetic coundeling 4 th ed. Oxford University Press. 2011. p.378
5) Snijders RJ, et al. First-trimester ultrasound screening for chromosomal defects. Ultrasound Obstet Gynecol 7：216-226, 1996
5) De Braekeleer M, et al. Cytogenetic studies in couples experiencing repeated pregnancy losses. Hum Reprod. 5：519-528, 1990
7) Society of Obstetricians and Gynecologists of Canada. Okun N, Sierra S. Pregnancy outcomes after assisted human reproduction. J Obstet Gynecol Can. 36：64-83, 2017
8) Nikkei　Woman　Online 働く女性が知っておきたい「女性ホルモンケア」7つの心得 http://wol.nikkeibp.co.jp/atcl/trend/15/105974/041200091/?SS=zoom&FD=-648178125 より8月6日検索
9) 周産期遺伝カウンセリングマニュアル（関沢明彦、佐村　修、四元淳子編）中外医学社，2014
10) 日本看護協会　資格認定制度　専門看護師・認定看護師・認定看護管理者．http://nintei.nurse.or.jp/nursing/qualification/cn より8月6日検索
11) 日本遺伝看護学会　看護の役割．http://idenkango.com/01/03/ より8月6日検索
12) Benn P, et al. Non-invasive prenatal testing for aneuploidy：current status and future prospects. Ultrasound Obstet Gynecol. 42：15-33, 2013

E 性同一性障害

1 性同一性障害とは

「性」は図3-28に示すように大きく2つの性、生物学的性（sex）と社会的性（gender）から構成されている[1]。

そして、それぞれを決定するものは表3-12に示すとおりである。

性同一性障害（GID：gender identity disorder）とは、生物学的性と社会的性が一致しない状態である。アメリカ精神医学会の『精神障害の診断・統計マニュアル第5版（DSM-5）』では、性同一性障害という疾患名から「性別違和：gender dysphoria」に変更しているように、「身体の性」と「心の性」とが一致しない状態では、自分自身の身体に対して違和感をもつ。そして、その反対の性に強くひかれる心理状態が続くことで苦痛や障害を引き起こしている疾患である。身体の性は女性だが、心の性は男

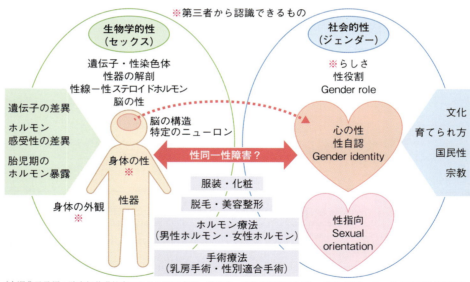

（吉沢豊予子編：助産師基礎教育テキスト2015年版、第2巻、女性の健康とケア、p.218、図5-1、日本看護協会出版会、2015から引用）

図3-28 性を構成する要素

表3-12 生物学的性と社会的性の決定因子

生物学的性 (sex)：身体の性	社会的性 (gender)：心の性
①性染色体 (男性型XY、女性型XX) ②内性器・外性器の解剖 (乳房やペニスなど外陰部の形状や子宮、卵巣、精巣) ③性ホルモンのレベル	①性の自己認識 (性自認、「自分は男である」という認識) ②性役割 (男性、女性として果たしている役割) ③性指向 (恋愛や性交の対象となる性別)

性であることをFTM（female to male）、身体の性は男性、心の性は女性であることをMTF（male to female）と分類されている。

社会的性の形成に関係が深いといわれる脳の分界条床核の体積について、死後の脳を調査したところ、MTFの体積は男性よりも有意に小さく、女性とほぼ等しいものであった[2]。神経細胞群がすでに社会的性の形成に影響していることが報告されている。また、性ホルモンに関して、量的異常は明確ではないが、性ホルモンに関する遺伝子の研究が取り組まれており、アンドロゲンの受容体遺伝子の長さがMTFと男性とでは異なっていることが明らかとなっている。このように、性同一性障害は、文化や育てられ方に関係なく、身体的にすでに身体の性と心の性が一致していない状態である。

性同一性障害当事者数は、海外ではFTM当事者が3万400～20万人に1人、MTF当事者は1万1,900～4万5,000人に1人と報告されている[3]が、文化や時代によってこの推計値は異なる。わが国において医療施設を受診した当事者数の調査となるが、約2,800人に1人といわれている。違和感を感じながらも受診に至っていないケースも考えられるため、実際にはさらに多いと推測されているのが現状である。

（1）診断と治療

診断と治療の指針については、「疾病及び関連保健問題の国際統計分類（ICD：International Statistical Classification of Diseases and Related Health Problems）」や「精神障害の診断・統計マニュアル（DSM：Diagnostic and Statistical Manual of Mental Disorders）」の診断基準を参考に、2012年に日本精神神経学会が「性同一性障害に関する診断と治療のガイドライン（第4版）」を改訂している[4]。

診断のガイドラインには、まずジェンダーアイデンティティの判定を詳細な養育歴・生活史・性行動歴について聴取し、性別違和の実際を明らかにしたうえで行うことが書かれている。そして、身体的性別について、泌尿器科医、婦人科医、精神科医によって染色体検査、ホルモン検査、診察などを行い判定する。ガイドラインには除外基準も設けており、以上を総合して、診断を確定することが示されている。

治療に関しては、精神科領域の治療と身体的治療に分けている（図3-29）。精神科領域では、精神的サポートと実生活経験を行う。実生活経験とは、どのような生活様式が患者自身にふさわしいか、部分的に患者が望む生活様式で行うことである。これにより、希望する性別の選択がゆるぎないものであり、生活面での困難を明らかにし、判断の資料とする。これらを行ったうえで慎重に、ホルモン療法、FTMの乳房切除術、性別適合手術などを討議・決定する。"身体的治療に移行するための条件"、"ホルモン療法を施行するための条件"、"乳房切除術を施行するための条件"、"性別適合手術を施行するための条件"についてもガイドラインに示されている。診断については、2名の精神科医が行い、診断が一致した場合に性同一性障害としている。

また、身体的治療に関しては、2名の精神科領域の治療者の意見書をもとに、それぞれの専門領域の医師を加えた医療チームで適応について検討することになっている。患者本人の希望があれば、精神科主治医と婦人科医もしくは泌尿器科医が作成し

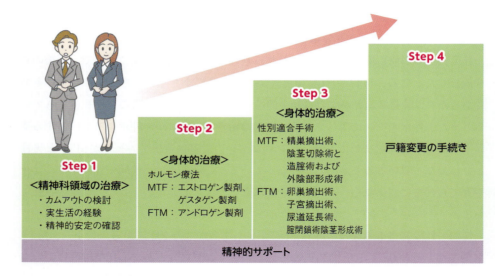

図3-29　性同一性障害者の診断後の治療

た診断書を家庭裁判所に提出し、2003年に成立した「性同一性障害者の性別の取扱いの特例に関する法律」に基づき、戸籍の性別変更の手続きを行うことができる。

上述のガイドラインは、日本精神神経学会ホームページ上で、見解・提言・情報・資料において全文を入手可能となっている。

（2）子どもの性同一性障害

近年の動向として、就学前から小学生までの子どもの性同一性障害の受診例が増加してきている。それに伴い、2年以上ジェンダークリニックで経過を観察し、とくに必要を認めた者に限定し、性ホルモン療法の開始年齢を15歳に引き下げたり、二次性徴抑制治療を可能とするなどといった内容に改訂されている。これらの特例に関しては、報告書を日本精神神経学会・性同一性障害に関する委員会に提出することになっている。

性同一性障害当事者の子どものころに感じた性別違和感については、小学校入学以前からが半数以上、中学生までが約9割もっているという。性同一性障害の子どもたちにとって、制服などの男女の区別を感じる機会が増えることで、自殺念慮、自傷行為、不登校などの問題を抱えることにつながる。成人と異なり、自己のアイデンティティの確立が未完成な時期に、性別違和を感じる自分自身を受け止められず、また周囲からの否定などにより、社会生活への適応が困難となっていく。このような学童期・思春期の問題に対して、文部科学省では、2015年「性同一性障害の児童生徒へきめ細かな対応を」と通知をし、教育現場での教員の対応やチームでの支援、医療機関との連携などを考慮した対応の取り組みが始まっている。

2 リプロダクティブヘルスへの影響

　リプロダクティブヘルス／ライツとは、妊娠・出産に関して女性自身が選択する基本的人権のことであり、この権利の維持・行使のため、さまざまな支援・サービスを受けることができるというものである。

　性同一性障害の当事者にとって、このような人権が守られるということは非常に重要である。身体の性が女性であるからといって、心の性が男性である者が男性と結婚し、性生活を営み、子どもを産むよう強制された場合、人権が侵害されていることにつながると容易に想像できる。

　また、幼少期から性同一性障害当事者になった場合、本人への精神的フォローも必要であり、両親に対するケアも重要である。本人と家族に対して、正確な情報提供を行うこと、教育現場において子ども本人の選択したジェンダーが優先されるような環境を整えていくこと、治療においても正確にインフォームドコンセントを行うこと、以上のようなことをチームで取り組んでいくことで、幼少期から性同一性障害当事者となった者のリプロダクティブヘルス／ライツを守ることができる。

　さらに、性同一性障害当事者が家族を形成し、子どもをもつためには「養子」「子どもをもつパートナーとの結婚」「第三者の関与した生殖医療」などの選択肢があり、2013年には性別適合手術を受け戸籍上男性となり、結婚したFTM当事者が妻との間に非配偶者間人工授精により生まれた子どもについて、父子関係を認める判決を最高裁が下している。

　このように、わが国でも国際的にも、多様な性に対して徐々に対応が始められている現状がある。今後も、さまざまな性に関する問題に関して、正しい知識をもち、限定された価値観に縛られず、相手の人権を尊重したかかわりができるよう、最善の道を常に模索していくことが重要である。

引用文献
1）吉沢豊予子編：助産師基礎教育テキスト2015年版、第2巻、女性の健康とケア、日本看護協会出版会、2015
2）神庭重信、加藤忠史編：専門医のための精神科臨床リュミエール16、脳科学エッセンシャル‐精神疾患の生物学的理解のために、中山書店、2010
3）中塚幹也：性同一性障害－子どもの頃の当事者と診療の実際、外来小児科、19（1）：70～75、2016
4）塚田攻：性同一性障害、臨床精神医学、第44巻増刊号：535～541、2015

参考文献
1）高橋真理、村本淳子編：ウイメンズヘルスナーシング、女性のライフサイクルとナーシング、第2版、女性の生涯発達と看護、ヌーヴェルヒロカワ、2011
2）高橋準：ジェンダー学への道案内、北樹出版、2011
3）齊藤万比古、笠原真理：子どもの心の診療シリーズ6、子どもの人格発達の障害、中山書店、2011
4）高橋三郎監：DSM-5 スタディガイド　1冊で身につく診断と面接の技法、医学書院、2016
5）大平光子、齋藤いずみ他編：看護学テキストNiCE、母性看護学Ⅰ概論・ライフサイクル　生涯を通じた性と生殖の健康を支える、南江堂、2014
6）我部山キヨ子、武谷雄二編：助産学講座2、基礎助産学［2］、母子の基礎科学、医学書院、2015
7）中塚幹也：性同一性障害と思春期、小児保健研究、75（2）：154～160、2016

F 性産業とリプロダクティブヘルス

1 性産業の歴史

1 古代から中世

　売春は太古の昔に各地で自然発生した女性最古の職業ともいわれるが、近年の研究によると、古代の日本社会ではまだ売買春は成立していなかったという。芸能を披露した女性が客と共寝をしていたようだが、性の規範や夫婦関係も緩やかで、性的関係は対価を要求するような時代ではなかった。しかし、9世紀後半後期（平安時代）ころから芸能を専門とする女性による共寝が売春の色を帯び始め、14世紀後半以降（室町時代）は都市や経済の発展に伴い買春男性も増加して、売買春は地方へ広がっていった[1]（NOTE）。

2 近世から近代

（1）公娼制

　16世紀後半より、公に認められた売買春制度である「公娼制」が登場し、各地に遊郭ができて売買春が大衆化・多様化していった。遊女は生活苦から親に売られた娘たちで、年季明けまで自由を奪われて客に性的サービスを提供したが、公娼制は犯罪や違法行為の温床となりやすい遊所を取り締まり、非公認の売買春を摘発し、貧しい人々を助けるものとして正当化されていた[3]。

（2）近代公娼制

　1872（明治5）年には「芸娼妓解放令」が交付され、娼妓・芸妓などの奉公人を解放し借金返済の義務をなくす対策が施された。しかし解放後の女性への保護策はなく、彼女らが経済的に困窮して売春に戻り、裏売春が横行した。その後「この法令は奉公人の解放を謳っているが売春営業自体を禁止していない」という解釈のもと、自由意思で売春営業を願う女性に「営業許可」を与え、遊所には「貸座敷免許」を与えて地域限定で営業を許可する「近代公娼制」が成立した。これにより女性が自由意思で売春を行うかたちになり、遊所のみでなく娼妓個人の登録により政府が納税や性病検査の義務を課しやすくなった[3]。

> **NOTE**
> 売春とは、「女性が報酬を得ることを目的として不特定の相手と性交すること」である。「春」の1文字は人生の「最盛期」「青春」の他「愛欲」をも意味し、これを売る行為である。しかしこれを買うほうにも問題があるとして、昨今では「買春」という言葉も用いられている[2]。

（3）廃娼運動

キリスト教の影響

　明治時代には、開国による欧米思想の流入、とくにキリスト教的一夫一婦制に基づく婚外性的関係への批判や、娼妓の人権侵害への非難もあり、わが国で公娼制廃止への機運が高まった。そして1893（明治26）年、群馬県でキリスト教徒の県議会議員らの運動で公娼制が廃止されたのを機に廃娼運動は全国へ広がった。しかし運動はキリスト教的な人間解放にとどまり、純潔でない娼妓への蔑視も強かったため、国家公認の公娼制は存在し続け、売春が行われる社会の仕組みは根本的には変わらなかった[3]。

自由廃業運動

　1900（明治33）年に北海道の娼妓が廃業を求めて楼主と法廷で争ったのを機に、「芸娼妓解放令」が定める売春稼業の「自由意思」が廃業にも適応されると確認された。そして政府も同年、府県ごとに異なる取締規則に代わり全国共通の「娼妓取締規制」を制定し、廃業などの自由を大幅に認めるようになった。売春の根本には女性の経済的困窮が存在し続け、廃業が自由になっても雇い主との金銭貸借やこれに伴う人身拘束の問題は残っていた。しかし、このような法廷論争を機に、人々が公娼制に伴う社会問題に目を向けるようにもなっていた[3]。

3 現代

　公娼制は、1956（昭和31）年の売春防止法（売防法）の成立によって正式に廃止された（MEMO）。実に、第二次世界大戦後まで長く続いていたことになる。しかし、売防法の第2条で売春は「対償を受け、又は受ける約束で、不特定の相手方と性交すること」と定義されたため、「有償」「不特定の相手方」であっても性交ではない「性交類似行為」なら合法との解釈が生まれ、わが国ではこうした営業を行う「風俗店」が誕生するに至った[4]。風俗店は法の網目をくぐり抜けながらその営業形態やサービス内容を時代の流れに応じて柔軟に変化させ、拡大・発展していっている。

> **MEMO**
> 売春防止法が1956（昭和31）年5月に制定された後、同年12月に日本の国連加盟が認められ、わが国はようやく国際社会の一員となった。

2 性産業と女性の人権：制度と倫理・道徳

1 風俗営業等の規制及び業務の適正化等に関する法律（風営法）

　本法律は1948（昭和23）年に「風俗営業取締法」として制定されたが、1984（昭和59）年に大幅改正のもと現法律名となり、その後も時代の要請に応じて改正を重ねている。風営法は、都道府県公安委員会への「届出」により表3-13に示すような「性風俗関連特殊営業」を合法としている。公安委員会への「届出」より厳しい「許可」の手続きが必要な営業には、キャバレーやホストクラブ（接待飲食）、パチンコ店やゲームセンター（遊技場）などがある[4]。

　最近では情報通信技術の発達により、店舗型営業のみならずインターネットや携帯電話を用いた無店舗型サービスも出現し、風俗営業が多様化・複雑化している。サービス内容も、男性と「手をつなぐ」「散歩する」「カラオケをする」「食事をする」など、性的なものとはわからず女性がアルバイト感覚で始められるようなものが出現しているが[5]、これらを「有償」で楽しむ「不特定の相手方（男性）」に性的サービスへの期待が潜んでいることは否定できない。このように、女性の労働としては割高の賃金と引き換えに無意識のまま性産業の入口に立つ者が増えてきている。

● 風俗営業等の規制及び業務の適正化等に関する法律（昭和23年7月10日法律第122号）

　第一条（目的）：善良の風俗と清浄の風俗環境を保持し、及び少年の健全な育成に障害を及ぼす行為を防止するため、風俗営業及び性風俗関連特殊営業等について、営業時間、営業区域等を制限し、及び年少者をこれらの営業所に立ち入らせること等を規制するとともに、風俗営業の健全化に資するため、その業務の適正化を促進する等の措置を講ずることを目的とする。

2 売春防止法（売防法）と婦人補導院法

　売防法の「刑事処分」の章では、売春を助長する行為をする側を「人」「者」と表記して性別を明らかにしていないものの、次章の「補導処分」では「売春目的での勧誘を行った満20歳以上の女子」を処分の対象とし、補導処分に付された者は「婦人補導院」に収容されて必要な指導を受けることが明記されている。1956（昭和31）年の売防法立法時にはまだ買春という概念や買春男性への問題意識がなく、売春が女性の責任と考えられており、なぜ女性が売春でしか生計を立てられないのかという貧困問題

表3-13　性風俗関連特殊営業の例

	性風俗特殊営業	電話型異性紹介営業
店舗型	ソープランド、個室マッサージ、ストリップ劇場 ラブホテル、アダルトショップ、出会い系喫茶	テレフォンクラブ
無店舗型	派遣型ファッションヘルス アダルトビデオ等の通信販売	ツーショットダイヤル 伝言ダイヤル
映像送信型	アダルト画像通信販売	

*「出会い系喫茶」は2011（平成23）年に風営法の対象になった。
（「角田由紀子：性と法律、岩波書店、2013」および「兵庫県警HP（各種手続き）http://www.police.pref.hyogo.jp/tetuduki/yoshiki/index.htm」をもとに作成）

については何も切り込まれていなかった。その意味で、明治の廃娼運動の失敗となんら変わりはなく、このように女性の人権を軽視した法律が現代もわが国で施行されていることを十分に認識しておく必要がある[4]。

● 売春防止法（昭和31年5月24日法律第118号）

　第一条（目的）：売春が人としての尊厳を害し、性道徳に反し、社会の善良の風俗をみだすものであることにかんがみ、売春を助長する行為等を処罰するとともに、性行又は環境に照して売春を行うおそれのある女子に対する補導処分及び保護更生の措置を講ずることによって、売春の防止を図ることを目的とする。

● 婦人補導院法（昭和33年3月25日法律第17号）

　婦人補導院は、売春防止法の規定により補導処分に付された者を収容して、これを更生させるために必要な補導を行う施設とする。ここでは生活指導（家事その他の基礎的教養）及び職業の補導、並びにその更生の妨げとなる心身の障害に対する医療が行われる。

3 世界の中の日本

（1）人身売買及び他人の売春からの搾取の禁止に関する条約（人身売買禁止条約）への加入

　本条約は、売春とこれを目的とする人身売買を禁止するために1949年12月2日に国際連合総会で採択された国際人権条約である（1951年7月25日発効）。わが国は国会承認を経て1958年5月1日に加入し、同年7月30日に効力が発生したため[6]、売春やこれを目的とする人身売買を禁止する国であることを国際社会に宣言していることになる。しかし、売防法や風営法などの国内法や、次に記す国際社会での評価を鑑みると、この条約を履行できているのかは疑問が残るところである。

（2）アメリカ国務省の人身取引報告書での評価

　アメリカでは2000年に人身取引被害者保護法（TVPA：Trafficking Victims Protection Act）を制定して以来、毎年国務省が「人身取引の予防」「被害者保護」「加害者の訴追」の視点で各国の取り組みを総合的に評価して報告書を発行している[7]。評価は**表3-14**の基準で行われ、わが国は毎年Tier 2の評価を得ている。報告書では、性的搾取に関して「援助交際」「JK（女子高生）ビジネス」「国際偽装結婚による外国人女性入国と売春の強要」「日本人男性によるアジアなどへの児童買春旅行」などが取り上げられ

表3-14　アメリカ国務省による各国の人身取引対策に対する評価

評価	内容
Tier 1	TVPAが求める最低基準を完全に満たしている国
Tier 2	最低基準を満たしていないが人身取引対策の努力をしている国
Tier 2 watching list（監視国）	最低基準を満たさず対策強化の努力をしているが、国内に極めて多くの人身取引被害者がいる、または増加傾向にあり、前年より対策の強化が確認できない国
Tier 3	最低基準を満たさず、努力が全く見えない国

* TVPA：Trafficking Victims Protection Act（人身取引被害者保護法）
* Tier：階層

(Source: Trafficking in persons report 2017.)

ており、わが国は性的搾取の人身取引被害者が送られてくる国、そして被害者を供給する国、被害者が通過する国と認識されている。搾取される側の多くが女性・女児であることに注目すべきである。なお、ほとんどの欧米先進国はTier 1の評価を受けている。

（3）人身取引議定書の未締結

性的搾取を含むあらゆるかたちでの国際組織犯罪防止条約を補完する議定書として「人身取引議定書」が2000年の国連総会で採択されたが、わが国では条約が定める組織犯罪に対する国内法整備が進んでおらず、条約・議定書の締結には至っていない。わが国は、G8諸国中で唯一議定書を締結していない国であり[7]、こうした日本の位置を今一度しっかりと認識しておく必要がある。

3 性産業と女性の健康への影響

1 リプロダクティブヘルスへの影響

看護職として最も注目すべきは、性産業に従事する女性の身体的・精神的健康の阻害である。「有償」とはいえ「不特定の相手方」と「性交類似行為」を行う仕事では、客とのさまざまなかたちでの身体的接触があり、性交類似行為からの逸脱の強要（実際の性交）が起こる可能性は否定できない。

まず危惧すべきは、性感染症である。女性には骨盤腔内に存在する内性器が腟を通して外部と接するとともに性周期をもつという解剖生理学的特徴がある。この特徴により、男性と比べてホルモンや生殖器に関する疾患が起こりやすく、性感染症のリスクが高いにもかかわらず、症状が自覚症状として現れにくくなっている[8]。受診への羞恥心に併せて、性産業従事者であるという引け目や、健康保険証の不保持、仕事を休めない、病気が経営者にわかれば就労できず収入が減る、などの諸事情があればさらに受診は遅れるであろう。

また適切な避妊が行われないままの性交があれば妊娠の可能性もあり、人工妊娠中絶を受けるか出産するかの選択を迫られることになる。「産む」選択の場合、妊婦健康診査未受診の可能性も高く、十分な準備や摂生のもとで出産に臨めず、産後には乳幼児虐待のリスクも高くなることが推察される。

こうして、性産業に従事する女性には心身・社会的にさらなる負担がのしかかり、生涯にわたって健康的な日常生活が保障されない状況に陥りやすく、リプロダクティブヘルスを損なうリスクが高くなっている。

2 その他の健康障害

密室で男性客と1対1になる場合には、暴力を受ける可能性も否定できない。女性たちの立場では、客の要求を断ることも強姦や暴力を警察に訴えることも難しい

(MEMO)。

　また、さまざまな私的事情や健康障害のリスクを抱えながらの従事は、精神的健康にも悪影響を及ぼす。荻上が2011年に行った売春（ワリキリ）経験者に行ったアンケートによれば、100人中30人が精神疾患をもっていた[9]。精神的に病んだ末に性産業に入ったのか、または性産業に従事してから精神的に病んだのかという因果関係は不明であるが、多くの女性が精神的疾患と向き合いながら性産業に従事していることは特筆すべきである。

3 国際社会の取り組み

　女子に対するあらゆる形態の差別の撤廃に関する条約（女子差別撤廃条約：日本の締結は1985年）の第12条は、保健分野での女性に対する差別をなくすために、女性に対し適切な保健サービスを享受する機会を確保することが締結国の義務であるとしている[10]。また、第12条への一般勧告（1999年）では「脆弱で不利な立場に置かれたグループに属する女性」の1つとして「売春にかかわっている女性」が明記され、彼女らへの特別な注意を促している[11]。角田が「売春が禁じられていることと、それで生活を立てている人の健康を守ることは別問題である」[4]と述べているように、こうした女性の健康問題への取り組みはあらゆる国において重要なのである。

　昔も今も女性が性産業に従事する最たる動機は経済的なもので、他の職業を選べなかった結果として業界入りをしているといわれている[4]。また性産業は一般的に裏社会であり、従事する女性を意識的に理解しようとすることなしには彼女たちが抱える問題はみえてこない。

　看護職には、わが国の国内法による矛盾や女性差別と国際社会の現状を理解し、性産業に身を置く女性に対して偏見なく暖かい看護ケアを行う姿勢が求められている。

> **MEMO**
> 2017年6月23日に性犯罪の厳罰化が規定された改正刑法が公布され、7月13日から施行された。1907年の制定以来、実に110年ぶりの刑法改正で、主な改正点は以下のとおりである。
>
> **・強姦罪の構成要件や法定刑の見直し**
> 　旧法では加害者は男性・被害者は女性と限定される表現であったが、性別の規定をなくす表現となった。罪名も「強姦罪」から「強制性交等罪」に改められ、「おんなへん」のない漢字が適用されるようになった。また法定刑が「3年以上の有期懲役」から「5年以上の有期懲役」に引き上げられた。
>
> **・監護者わいせつ罪及び監護者性交等罪の新設**
> 　18歳未満の者の「監護者」であるという地位や関係性を利用した者（たとえば実親や養親など）によるわいせつな行為や性交等については、暴行や脅迫がなくても処罰の対象とすることとなった。
>
> **・性犯罪の非親告罪化**
> 　被害者からの告訴がなくても加害者を起訴できるようになり、改正法施行前に起きた事件にもこれを適用できることとなった。告訴手続きにかかわる被害者の精神的負担を懸念した改正である。

参考文献

1) 服藤早苗：日本における買売春の成立と変容―古代から中世へ、服藤早苗、三成美保編著、権力と身体、p.192～210、明石書店、2011
2) 小学館：デジタル大辞泉（goo国語辞書）、http://dictionary.goo.ne.jp/jn/ より2017年7月
3) 曽根ひろみ他：日本における買売春の成立と変容―古代から中世へ、服藤早苗、三成美保編著、権力と身体、p.211～236、明石書店、2011
4) 角田由紀子：性と法律―変わったこと、変えたいこと、岩波書店、2013
5) 仁藤夢乃：女子高生の裏社会―「関係性の貧困」に生きる少女たち、初版、光文社、2014
6) 外務省：条約検索「人身売買及び他人の売春からの搾取の禁止に関する条約」http://www.mofa.go.jp/mofaj/gaiko/treaty/pdfs/B-S38-C1-427-3_1.pdf より2017年7月15日検索
7) 米国大使館・領事館（日本・東京）：2016年人身取引報告書（日本に関する部分）（参考英文：U.S. Department of State：Trafficking in Persons Report 2016 – Country narratives (Japan). June 2016. https://www.state.gov/documents/organization/258876.pdf) より 2017年7月15日検索
8) 医療情報科学研究所編：病気がみえる、vol.10　産科、第3版、メディックメディア、2013
9) 荻上チキ：彼女たちの売春―社会からの排斥．出会い系の引力、扶桑社、2014
10) 内閣府男女共同参画局：女子に対するあらゆる形態の差別の撤廃に関する条約http://www.gender.go.jp/international/int_kaigi/int_teppai/joyaku.html より2017年7月15日検索
11) 内閣府男女共同参画局：女子差別撤廃委員会による一般勧告（内閣府訳）、女子差別撤廃条約一般勧告第1号 – 第25号
http://www.gender.go.jp/international/int_kaigi/int_teppai/pdf/kankoku1-25.pdf より2017年7月15日検索
12) 日本経済新聞：改正刑法施行 性犯罪厳罰化、対象も拡大 法定刑引き上げ、日本経済新聞電子版 2017年7月13日、http://www.nikkei.com/article/DGXLASDG12H3W_S7A710C1CR8000/2017年7月15日検索
13) 国立国会図書館：性犯罪規定に係る刑法改正案の概要、調査と情報 – ISSUE BRIEF – No.962（2017.5.22）

第4章

女性と社会

A 女性と暴力
B 女性の社会進出
C 女性と国際社会
D 女性と法律と施策・事業
E 女性と災害
F 女性と家族

A 女性と暴力

女性に対する暴力・性暴力は、わが国では1990年代より社会問題化され、暴力被害女性の身体的健康・心理的健康への影響が大きな問題として取り上げられている。国際連合は、女性に対する暴力を「性別に基づく暴力行為であって、女性に対して身体的、性的、もしくは心理的な危害または苦痛となる行為、あるいはそうなるおそれのある行為であり、さらにそのような行為の威嚇、強制もしくはいわれのない自由の剥奪をも含み、それらが公的生活で起こるか私的生活で起こるかを問わない」(United Nations Declaration on the Elimination of Violence Against Women) と定義している。また、1993年に世界人権会議で採択された、ウィーン宣言および行動計画 (The Vienna Declaration and Programme of Action) のなかで、女性に対する暴力を、あらゆる所に蔓延している人権侵害の1つと認め、公的な場でも私的な場でも、女性に対する暴力を根絶することを求めている (NOTE)。

内閣府男女共同参画局による「女性への暴力を根絶するためのシンボルマーク」

1 DV (domestic violence)

ドメスティックバイオレンス (DV：domestic violence) とは、夫や恋人など親密な関係にあるパートナーからの暴力であり、多くは社会的に優位な立場にある男性から女性に対して権力や支配力を行使する暴力をいう。DVは、最も信頼し親密であるはずの相手による度重なる身体的暴力、精神的暴力、経済的暴力、社会的暴力、性的暴力が複合的に、他者には見えにくいかたちで振るわれる。家庭などのプライベートな場所で日常的に存在するこの種の暴力は、他者が介入しないかぎり自然になくなることはなく、暴力行為や脅迫、威嚇、支配が繰り返される。

とくに、わが国では夫が妻に暴力を振るうのはある程度は仕方がないといった社会通念、妻に収入がない場合が多いといった男女の経済的格差など、個人の問題として片づけられないような構造的問題が複雑に絡み合っている。

1 暴力の形
（1）身体的暴力

平手で打つ、足で蹴る、殴る、刃物などの凶器を身体に突き付ける、髪を引っ張る、首を絞める、引きずり回す、たばこの火を押し付ける。

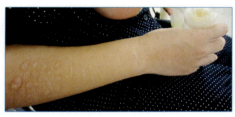

写真4-1　夫からの身体的暴力
出産後、搾乳する母親の腕にたばこの火を押し付けられた跡を発見し、夫からの身体的暴力が発覚したケースである。

このような行為が、日常的に男性から女性に対して行われ、女性の身体のみならず精神的・社会的状態が壊れていく。

（2）精神的暴力

心無い言動により、相手の心を傷つけるもの。精神的な暴力については、その結果、心的外傷後ストレス障害（PTSD：post traumatic stress disorder）に至る女性が多く、刑法上の傷害とみなされるほどの精神障害に至れば、傷害罪として処罰される。

（3）経済的暴力

仕事を制限したり、生活費を渡さない、家のお金を持ち出す、無計画な借金を繰り返すといった、女性に対し経済的な自由を与えない状況をいう。

このような経済的自立を妨げている行為が、女性のDV被害から脱却できない状況に陥る原因につながっている。

（4）社会的暴力

近親者を実家や友人から隔離したがる、電話の発着歴やメールの送受信歴・内容を執拗に知りたがる、外出を妨害するといった、社会から隔離させようとする状況をいう。

（5）性暴力

WHOによる性的暴力の定義

（性的暴力とは）性的な行動、不快な性的発言や誘惑、性的売買、もしくは性に対する威圧的な管理をするなど、性に関するいかなる行為を示す。

これは、被害者とは関係なくどんな人によっても企てられ、また家庭や職場だけにかぎらずあらゆる状況下で引き起こされるものである。

女性が不快に思ったり、恐怖や脅威を感じるいかなる性的行動であり、身体的・情緒的な力を出そうとも、合意しない性的な行為であると理解されている。

2　DVに関係する法律

（1）性犯罪と法律・刑罰

性犯罪といわれる犯罪行為は、「刑法（明治40年4月24日法律第45号）」の罪の規定以外にも、「職業安定法（昭和22年11月30日法律第141号）」に有害業務紹介、「児童福祉法（昭和22年12月12日法律第164号）」に児童に淫行をさせる行為を禁止する規定があり、「売春防止法（昭和31年5月24日法律第118号）」、「児童買春、児童ポルノに係る行為等の規制及び処罰並びに児童の保護等に関する法律（平成11年5月26日法律第52号）」といった法律にも禁止行為、罰則規定が定められている。

表4-1　母体保護法上の暴行脅迫（第14条1項の二）による人工妊娠中絶件数

	15年度		17年度		19年度		21年度		23年度	
	中絶数	割合	中絶数	割合	中絶数	割合	中絶数	割合	中絶数	割合
総　数	534	100%	213	100%	119	100%	141	100%	178	100%
15歳未満	3	0.6%	2	0.9%	1	0.8%	5	3.5%	1	0.6%
15〜19歳	159	29.8%	31	14.6%	31	26.1%	39	27.7%	37	20.8%
20〜24歳	113	21.2%	42	19.7%	21	11.8%	27	15.2%	35	19.7%
35〜29歳	86	16.1%	37	17.4%	19	10.7%	20	11.2%	28	15.7%
30〜34歳	74	13.9%	43	20.2%	13	7.3%	22	12.4%	36	20.2%
35〜39歳	70	13.1%	30	14.1%	24	13.5%	15	8.4%	28	15.7%
40〜44歳	24	4.5%	22	10.3%	10	5.6%	12	6.7%	10	5.6%
45〜49歳	5	0.9%	6	2.8%	−		1	0.6%	3	1.7%

（衛生行政報告例）

（2）母体保護法第14条

　性暴力により妊娠した女性には、医師の認定による人工妊娠中絶が母体保護法により認められている。

母体保護法（第14条1項の二）：暴行もしくは脅迫によってまたは抵抗もしくは拒絶することができない間に姦淫されて妊娠したもの。

　緊急避妊薬が2011（平成23）年に承認され、望まない妊娠を避ける方法として性交後72時間以内に2錠服用することが医師の処方により可能である。妊娠を100％回避できるわけではなく、服用した女性の84％程度が望まない妊娠を避けることができるといわれている。

（3）配偶者からの暴力の防止及び被害者の保護等に関する法律（平成25年7月改正）

> 平成25年の改正内容の概要
> ①「配偶者からの暴力」は、婚姻関係にある間柄の暴力だけではなく、婚姻の届出をしていない「事実婚」の関係にある相手からの暴力も含まれる。また、今回の改正により、離婚後（事実婚状態の解消後）も引き続いて暴力を受ける場合も対象となる。
> ②殴る、蹴るといった身体的な暴力のみが対象となっていたが、今回の改正により、身体的な暴力だけでなく、身体的な暴力に準ずる心身に有害な影響を及ぼす言動も対象となる。
> ③都道府県だけでなく、市町村においても配偶者暴力相談支援センターの機能を果たす。

　また、配偶者暴力相談支援センターの役割の拡充についても、改正により次の点が認められるようになった。

①相談または相談機関の紹介
②カウンセリング
③被害者および被害者の同伴者の一時保護(一時保護については、婦人相談所または婦人相談所から委託された者が行う)
④被害者の自立生活促進のための就業促進、住宅確保、援護等に関する制度の利用についての情報提供、助言、関係機関との連絡調整その他の援助
⑤保護命令制度の利用についての情報提供、助言、関係機関への連絡その他の援助
⑥被害者を居住させ保護する施設の利用についての情報提供、助言、関係機関との連絡調整その他の援助

また、配偶者暴力相談支援センターは、その業務を行うにあたっては必要に応じ、民間団体との連携に努めることが新たに規定された。

2 疫学的背景

1 暴力行為に関する相談件数

表4-2 相談の種類別相談件数

| | 総数 | 女 | 男 | 総数 | 加害者との関係 | | | | | |
| | | | | | 配偶者 | | | 離婚済 | 生活の本拠を共にする(した) | |
					届出あり	届出なし	届出有無不明		交際相手	元交際相手
総数	99,961	98,384	1,577	99,961	79,359	4,945	2,541	12,508	470	138
来所	30,060	29,784	276	30,060	23,537	1,666	588	4,082	151	36
電話	64,797	63,708	1,089	64,797	52,400	2,990	1,933	7,081	298	95
その他	5,104	4,892	212	5,104	3,422	289	20	1,345	21	7

※「生活の本拠を共にする(した)交際相手・元交際相手」については、改正DV法の施行(平成26年1月3日)より集計開始。
(内閣府男女共同参画局:配偶者暴力相談支援センターにおける配偶者からの暴力が関係する相談件数等の結果について、平成25年度分)

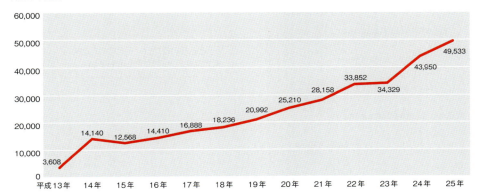

図4-1 警察における暴力相談等の対応件数

2 DV被害の実態 (平成25年度　内閣府　配偶者による暴力の実態調査より)

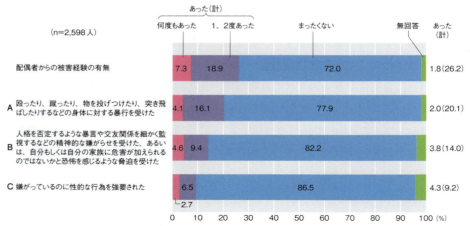

図4-2　約4人に1人は配偶者から被害を受けたことある

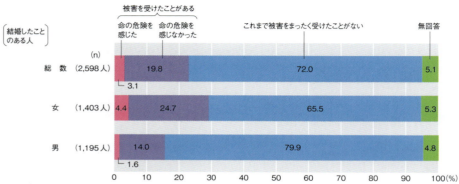

図4-3　女性の約20人に1人は命の危険を感じたことがある

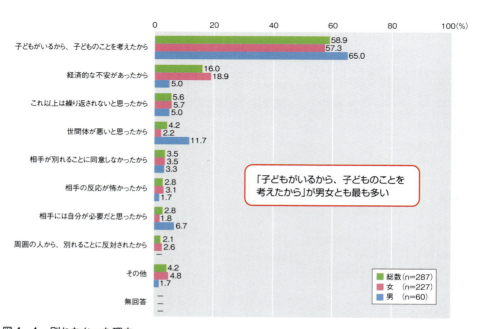

図4-4　別れなかった理由

3 性暴力（平成24年度　内閣府　性暴力の実態調査より）

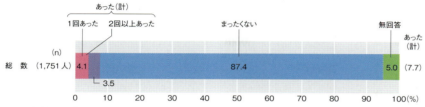

図4-5　異性から無理やりに性交された経験（女性のみ）

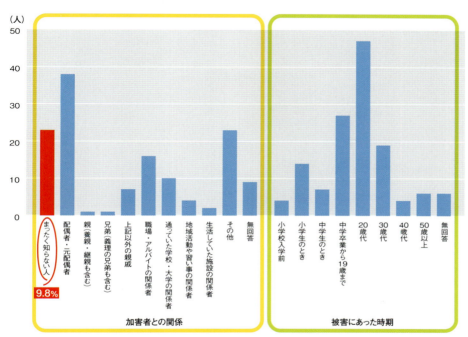

図4-6　男性から無理やりに性交された経験をもつと回答した女性（134人）の内訳

（内閣府男女共同参画局「男女間における暴力に関する調査」）

4 デートDV（平成24年度　内閣府　性暴力の実態調査より）

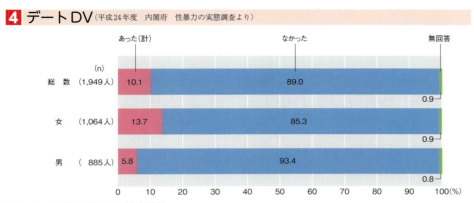

図4-7　交際相手からの被害経験

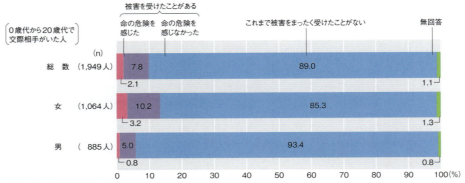

図4-8　交際相手からの被害により命の危険を感じた経験

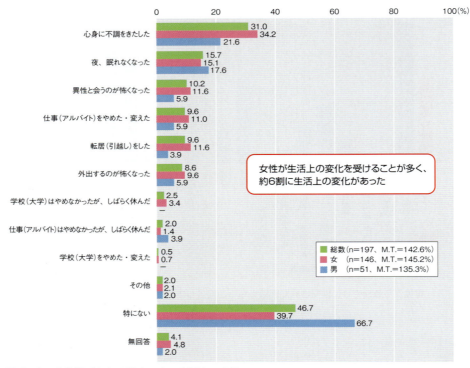

図4-9　交際相手からの被害による生活上の変化

3 暴力が女性の健康に与える影響と看護

1 被害女性の特徴

　DV被害女性は、身体的暴力・精神的暴力・性的暴力を重複して受けること、そして女性の心の健康に長期にわたる深刻な影響を及ぼすこと、とくに強姦被害女性の約半数以上にPTSDの発症や複雑性PTSDが認められ、その発症率は地震や火災などの災害と比較しても高率である。さらに、性暴力被害の女性は、うつ病や自殺願望といった精神症状を生じることも多い。

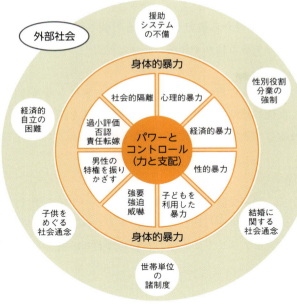

図4-10　パワーとコントロールの車輪

注）この図は、米国ミネソタ州ドゥールース市のドメスティック・バイオレンス介入プロジェクト作成の図を引用した『夫（恋人）からの暴力』調査研究会著『ドメスティック・バイオレンス』（有斐閣発行）に掲載されている図を、著者の許可を得て、神奈川県立かながわ女性センターが加筆修正したものです
（同センター『女性への暴力に関する調査研究報告書』より）

被害女性の暴力のとらえ方、認識にも問題がある。親密な関係にある男性からの暴力行為をプライベートなこととして受け止めることで、問題の本質や犯罪性を表面化しようとせず、深刻さが現れにくいようにしてしまっている。継続的に振るわれる暴力行為から、女性の人としての自尊感情が次第に低下していき、暴力を振るわれる自分が悪いといった自己非難過程に陥り、罪悪感さえ覚えるようになってしまうケースが多くなる。

2 被害女性の医療機関への受診状況

　DVによりケガで治療を受けた女性のうち、ケガの原因を医療関係者に話したのはわずか17％であるという[1]。これは、DV被害について、女性が安心して話せる、あるいは話したいと思えるような環境になっていない実情を反映していることが課題となっている。医療機関受診時、医師に対してDV被害女性は身体的症状の原因についてはっきりと問診などで情報を伝えていない。明らかにDV被害女性は潜在化しており、度重なる暴力により自身が被害者であるという感覚が麻痺することや、エンパワーメントが低下すること、自己開示や自己主張する能力が低下することもあるが、医療機関でDV被害者がDV被害の現状について語ることができないことが原因である（図4-10）。医師主導である診療環境に、1人あたりの診療時間が短く、身体的症状を簡潔に要領よく伝えることが求められ、ゆっくりと語ることができない。また、診察室自体がプライバシーを保つ構造になっていないことが多く、個人的な話をすることは難しい。DV被害を受けた女性が医療機関に受診したとしても、DVであることを報告せずに診察を終了している現状がある。したがって、報告書などで示されているDVデータは、氷山の一角にすぎないのである。

3 被害女性の健康への影響

暴力は、社会的に優位な立場にある男性から権力や支配力を行使されていることで、女性の人権を基本として人としての生きる権利や尊厳、心身の健康へと多岐にわたる影響を与えている（図4-11、図4-12）。

大切なことは、女性の心身の見える被害だけでなく、見えない被害にも看護の目を向けていくことが必要である。女性の感情のコントロール、日常生活を送るための経済状況、人間関係にも影響を及ぼしていくことを忘れてはならない。

4 被害女性と看護職の関係

暴力被害を受けた女性のなかで、病院受診時に看護職によって心のケアを受けた者はほとんどなく、診療の介助や外傷のケアが行われているにすぎない。本来、看護職には、女性の健康状態を統合的にアセスメントする能力を有しており、被害女性にと

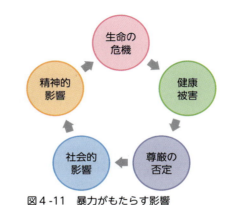

図4-11　暴力がもたらす影響

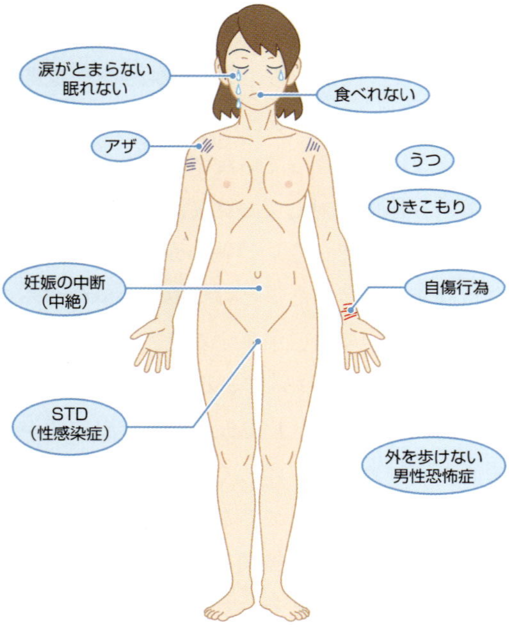

図4-12　暴力・性暴力による女性への心身への影響

って重要な存在であるはずである。受診時の女性の表情や傷の状態、問診内容、付き添っている夫の様子から、DV被害であることを推察することができる最も身近な存在が、看護職であることを認識することが必要である。

しかし、性暴力被害女性に対する社会のスティグマや誤解、偏見が、看護職の心にも存在していることが懸念され、積極的な看護介入に弊害が生じていることが危惧されている。性暴力に臆病にならず、逃げることなく、被害女性に寄り添う看護が行える力量を身につけていくことが求められている。寄り添う看護が行えるようになることで、被害女性のへの医療現場でのセカンドレイプが回避されていくといえる。

(1) セカンドレイプとは

性的二次被害のことであり、レイプや性犯罪、性暴力の被害者が、その後の経過において、さらなる心理的・社会的ダメージを受けることである。

セカンドレイプになり得る用語
- 大丈夫、よくなりますよ
- つらいのはあなただけじゃない
- 時にあることですよ、気にしないで
- がんばって！しっかり
- 早く忘れたほうがいいよ
- 思ったより元気そうだね
- これくらいですんでよかった
- ～よりまだましですよ
- なぜ、〇〇したの
- こんなひどい被害にあった人もいる
- しっかりしているから大丈夫
- 私だったら気が狂ってしまう
- こうすればよかったのに……
- なぜ、もっと早くに話さなかったの
- 何をやっていたの
- どうして逃げなかったの
- なぜ、助けを呼ばなかったの

(2) 性暴力被害者支援看護職 (Sexual Assault Nurse Examiners)

アメリカで1976年に性暴力被害にあった方の心や身体のケアをすることを目的としてつくられ、アメリカやカナダで広がった専門職であり、性暴力被害によって生じた心身へのダメージを緩和・軽減するために適切な対応ができる資格である。

わが国では、公的に認められている資格ではない。しかし、DVや性暴力など身近に起こり得る事案は増える一途にあるため、このプログラムをわが国で広く普及させ、適切な知識を得ることで、女性の地位向上や社会復帰・家庭復帰などを女性とともにめざしていけるようになることが期待されている。また、医療現場での無配慮などからくるセカンドレイプ(二次被害)を防ぐ対応方法を身につけることができる。

(3) 看護師の役割

①DV被害女性は、生命の安全が守られサポートされていると感じたときにDVについて話そうと決心することを知る。
②まずは、DV被害女性には、安全の確保が最優先であることを実行する。
③DV被害女性に、暴力を介在しない人間関係・生活の可能性の気づきを知るかかわりをする。

④DV被害女性に、暴力のない生活を取り戻すための意思決定の過程を継続的に支援する。
⑤DV被害女性は、暴力行為でなく不定愁訴を訴えることが多いことを知る。
⑥DV被害女性をDV加害者から離す。
⑦「刑法第134条第1項」守秘義務を守る。

★「私はレイプされた……」と言ってきたら、

その女性を信じること：被害女性の経験を認めて、女性の話すことをよく聴く。
選択肢をみつけることを支援すること：被害女性のおかれた状況をコントロールしたり、こうするべきと看護職の考えを押しつけてはいけない。被害女性が自分自身で選択できるように時間と空間を提供することや被害女性とともに選択肢をみつけることができるように向き合うことが必要である。
傾聴すること：私情をはさまずに、被害女性が自分の経験を語ることができることを伝える。
責めない：性的暴力を受けるに値する人は決していないことを伝える。「あなたのせいではないのです」と気づかせるかかわりをする。
触れることをできるだけしない：被害女性にとって、抱擁が決して心地よくないことを理解する。軽い接触でさえも嫌がることを理解する。

　女性が健康で生きやすい社会をつくるためには、暴力の根絶が望まれるが、医療現場で被害女性が適切な看護援助を受けられるように、暴力と向き合う社会のなかで、看護職が被害女性の心身の健康への看護介入に必要なスキルを身につけていくことが求められているのである。

参考文献
1) 吉岡香：ドメスティック・バイオレンス被害女性が暴力関係を断つ要因についての臨床心理学的研究、人間心理学研究、24(1)：23〜33、2006
2) 立岡弓子、高橋真理：暴力を受けた女性のメンタルヘルスと看護にむけたフェミニスト・アクションリサーチ、文部科学省科学研究費補助金実績報告書（萌芽研究；課題番号18659670）、総67頁、2008年3月
3) 立岡弓子、高橋真理：暴力を受けた女性のメンタルヘルスにむけた看護介入実践モデルの開発、平成18年度財団法人社会安全研究財団助成研究（一般研究助成）成果報告書、総56頁、2008年10月
4) 八幡悦子：助産婦としてDVに取り組む、助産婦雑誌、54(7)：21〜25、2000
5) 友田尋子：病院におけるDVの認識・経験、助産婦雑誌、54(7)：27〜38、2000
6) 佐々木静子：性暴力と医療の役割、公衆衛生、63(8)：537〜544、1999
7) Clark, M. L.：Nurses, indirect trauma and prevention. Image, 30(1)：85〜87, 1998
8) Golding, J. M.：Intimate partner violence as a risk factor for mental disorders –a meta-analysis. J Fam, 14：99〜132, 1999
9) Damrosch, S. P.：Nurses' attributions about rape victims. Research in Nursing & Health, 10：245〜251, 1987
10) Ledray, L. E.：The sexual assault nurse clinician：A fifteen-year experience in Minneapolis, Journal of Emergency Nursing, 18(3)：217〜222, 1992

B 女性の社会進出

近年、男女雇用機会均等法や育児・介護休業法の施行により、女性が仕事を家庭の両立をめざすライフスタイルを選択するようになってきている。

1 女性と労働・経済

1 女性と労働

わが国の就業者数は、2015(平成27)年では女性2,754万人、男性3,622万人となっている。生産年齢人口(15～64歳)の男性は減少傾向にあるが、女性は平成25年度以降増加している。就業率についても、女性の上昇が著しく、15歳～64歳で64.6％、25～44歳で71.6％となっている(図4-13)。

これまでの女性の年齢階級別労働力率では、結婚・出産を機に就業から離れることが多いことから30歳代に落ち込みがみられる"M字カーブ"を描くのが特徴としてみられていた。

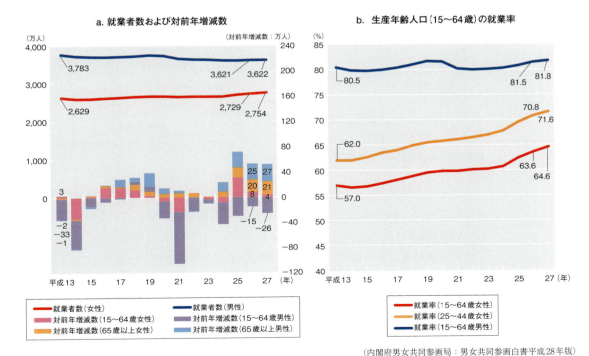

(内閣府男女共同参画局：男女共同参画白書平成28年版)

図4-13 就業者数及び就業率の推移

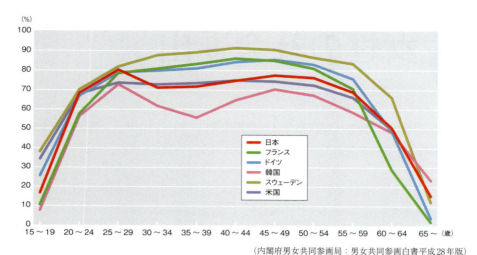

図4-14 主要国における女性の年齢階級別労働力率

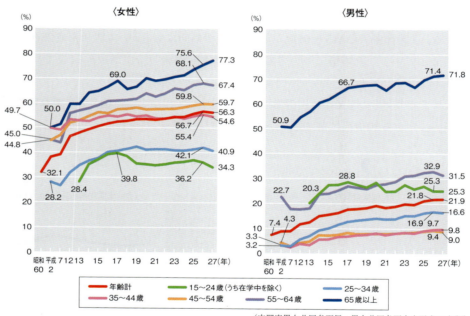

図4-15 年齢階級別非正規雇用者の割合の推移

　しかし、これまでは韓国同様に大きなM字を描いていたわが国は、緩やかなM字となっており、出産・子育て世代である30第でも就業を継続している傾向になってきている（図4-14）。

　非正規雇用者の割合は男女とも上昇傾向であったが、女性では2015（平成27）年に56.3％と前年の56.7％からわずかに減少となった（図4-15）。男性は2016（平成28）年度平均で、65歳以上が162万人と最も多く、次いで55〜64歳が150万人であり、女性は45〜54歳が342万人と最も多く、次いで35〜44歳が313万人であった。大学や大学院卒の場合には、正規雇用者としての形態が多いが、非正規雇用者には高校卒業の場合が多く、女性では28.1％と男性の19.1％に比べて多くなっている。

2 女性と経済（図4-16、図4-17）

　男性の正規職員・従業員は2016（平成28）年平均で年間収入が500〜699万円が22.9％と最も高く、次いで300〜399万円であった。非正規職員では、100〜199万円が30.3％と最も高く、次いで100万円未満が27.6％であった。

　女性の正規職員・従業員は2016（平成28）年平均で年間収入が200〜299万円が28.4％と最も高く、次いで300〜399万円が22.4％であった。一方で、非正規職員では100万円未満が45.1％と最も多く、次いで100〜199万円が39.5％であった。

男女間所定内給与格差

　男女の所定内給与額の格差は縮小傾向にあるが、一般労働者のうち、正社員・正職員の男女の所定内給与額は、男性の給与水準を100としたときの女性の給与水準は2015（平成27）年では74.4である（図4-18）。

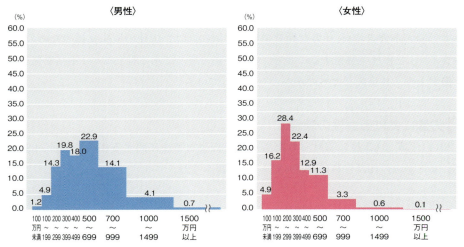

図4-16　正規雇用職員・従業員の年間収入段階別割合（2016年）

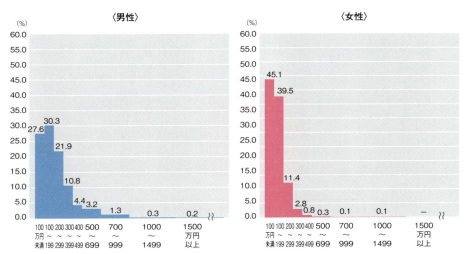

図4-17　非正規雇用職員・従業員の年間収入段階別割合（2016年）

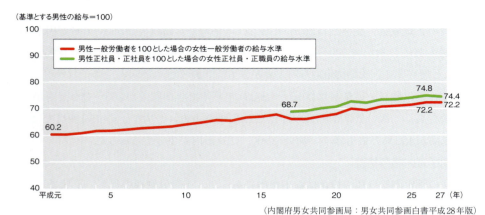

図4-18　男女間所定内給与格差の推移

わが国では、このような男女間の賃金格差の解消のため、2010（平成22）年8月に厚生労働省が公表した、「男女間賃金格差解消に向けた労使の取組支援のためのガイドライン」を普及・啓発することで、女性が働く場所である社会での「不当な気づき」を促すよう、各企業などへのかかわりを行っている。

3 労働における女性の環境

2014（平成26）年度に寄せられた男女雇用機会均等法に関する相談件数は24,893件で、女性からの相談件数は46.7％であった（図4-19）。

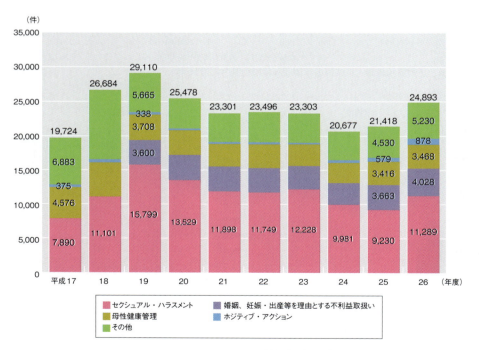

図4-19　男女雇用機会均等法に関する相談件数の推移と相談内容

マタニティハラスメント

　妊娠・出産を機に離職することなく、仕事と子育てを両立する女性が増加する社会において、マタニティハラスメントが起きている。マタニティハラスメントとは、"妊娠・出産に伴う労働制限・就業制限・産前産後休業・育児休業によって業務上支障をきたすという理由で、精神的・肉体的な嫌がらせを行う行為"であり、このハラスメントがきっかけで、女性が職を離れることになってしまう現実がある。

　妊娠・出産等を理由とする不利益取扱いの具体例として、①雇用、契約の打ち切り、雇止め、②労働契約内容の変更の強要（正社員を非正規社員にすること）、③降格、④就業環境を低下させる（雑務を押し付ける）、⑤自宅待機、⑥減給や賞与の不利益な算定、⑦昇進・昇格の不利益な評価、⑧同意のない配置転換、がある。

　このような妊娠や出産をしながらも仕事を続けようとする女性に対しては、以下の法律で就業環境が保障されている。

①産休中＋30日間の解雇は禁止

　雇用者は、産前産後休業中とその後30日間は女性労働者を解雇することはできない。この期間は経営上の都合などを含め、どのような理由があっても解雇は許されない（労働基準法第19条）。

②妊娠中・産後1年以内の解雇は無効

　妊娠を理由に解雇を言い渡したり、退職強要や自主退職へと誘導したりするような行為は違法となる。妊娠中や産後1年以内の解雇は、事業主が妊娠、出産、産休を取得したことなど以外の正当な理由があることを証明できない限り、無効となる（男女雇用機会均等法第9条第4項）。

③妊娠・出産等を理由とする不利益取扱いは禁止

　母性健康管理措置を理由とする不利益取扱いが該当する（男女雇用機会均等法第9条）（図4-20）。

④「通常の通勤が不可能である」ことを理由とする解雇は無効

　時差通勤や勤務時間の短縮、残業・夜勤・休日出勤の制限などの措置を実際に受けている、受けていないにかかわらず、「妊娠している状態で規定の通勤ができない」ことで解雇したり、退職を迫ることはしてはならない。契約社員などの契約の打ち切りや雇止めも違法となる（男女雇用機会均等法第9条第3項）。

　妊娠・出産等を理由とする不利益な扱いは、これまでも男女雇用機会均等法で禁止されていたが、直接の上司など（同僚も含む）からのハラスメントも表面化しているため、妊娠・出産などをした女性の就業環境が悪化することのないよう、事業主への雇用管理上の措置を義務づけた内容が2016（平成28）年3月に改正された〔2017（平成29）年1月1日施行〕。

⑤職場における妊娠、出産等に関する言動に起因する問題に関する雇用管理上の措置

　（男女雇用機会均等法第11条の2）

　事業主は、職場において行われるその雇用する女性労働者に対する当該女性労働者が妊娠したこと、出産したこと、労働基準法第65条第1項の規定による休業を請求し、

母性健康管理指導事項連絡カード

平成　年　月　日

事　業　主　殿

医療機関等名 ……………………

医師等氏名 …………………… 印

下記の1の者は、健康診査及び保健指導の結果、下記2〜4の措置を講ずることが必要であると認めます。

記

1. 氏 名 等

氏 名		妊娠週数	週	分娩予定日	年　月　日

2. 指導事項（該当する指導項目に○を付けてください。）

症状等			指導項目	標準措置
つわり	症状が著しい場合			勤務時間の短縮
妊娠悪阻				休業（入院加療）
妊婦貧血	Hb9g/dℓ以上11g/dℓ未満			負担の大きい作業の制限又は勤務時間の短縮
	Hb9g/dℓ未満			休業（自宅療養）
子宮内胎児発育遅延		軽症		負担の大きい作業の制限又は勤務時間の短縮
		重症		休業（自宅療養又は入院加療）
切迫流産（妊娠22週未満）				休業（自宅療養又は入院加療）
切迫早産（妊娠22週以後）				休業（自宅療養又は入院加療）
妊娠浮腫		軽症		負担の大きい作業、長時間の立作業、同一姿勢を強制される作業の制限又は勤務時間の短縮
		重症		休業（入院加療）
妊娠蛋白尿		軽症		負担の大きい作業、ストレス・緊張を多く感じる作業の制限又は勤務時間の短縮
		重症		休業（入院加療）
妊娠高血圧症候群（妊娠中毒症）	高血圧が見られる場合	軽症		負担の大きい作業、ストレス・緊張を多く感じる作業の制限又は勤務時間の短縮
		重症		休業（入院加療）
	高血圧に蛋白尿を伴う場合	軽症		負担の大きい作業、ストレス・緊張を多く感じる作業の制限又は勤務時間の短縮
		重症		休業（入院加療）
妊娠前から持っている病気（妊娠により症状の悪化が見られる場合）		軽症		負担の大きい作業の制限又は勤務時間の短縮
		重症		休業（自宅療養又は入院加療）

症状等			指導項目	標準措置
妊娠中にかかりやすい病気	静脈瘤	症状が著しい場合		長時間の立作業、同一姿勢を強制される作業の制限又は横になっての休憩
	痔	症状が著しい場合		
	腰痛症	症状が著しい場合		長時間の立作業、腰に負担のかかる作業、同一姿勢を強制される作業の制限
	膀胱炎	軽症		負担の大きい作業、長時間作業場所を離れることのできない作業、寒い場所での作業の制限
		重症		休業（入院加療）
多胎妊娠（　　胎）				必要に応じ、負担の大きい作業の制限又は勤務時間の短縮 多胎で特殊な例又は三胎以上の場合、特に慎重な管理が必要
産後の回復不全		軽症		負担の大きい作業の制限又は勤務時間の短縮
		重症		休業（自宅療養）

標準措置と異なる措置が必要である等の特記事項があれば記入してください。

3. 上記2の措置が必要な期間
（当面の予定期間に○を付けてください。）

1週間（　月　日〜　月　日）	
2週間（　月　日〜　月　日）	
4週間（　月　日〜　月　日）	
その他（　　）	

4. その他の指導事項
（措置が必要である場合は○を付けてください。）

妊娠中の通勤緩和の措置	
妊娠中の休憩に関する措置	

〔記入上の注意〕
(1)「4. その他の指導事項」の「妊娠中の通勤緩和の措置」欄には、交通機関の混雑状況及び妊娠経過の状況にかんがみ、措置が必要な場合、○印をご記入下さい。
(2)「4. その他の指導事項」の「妊娠中の休憩に関する措置」欄には、作業の状況及び妊娠経過の状況にかんがみ、休憩に関する措置が必要な場合、○印をご記入下さい。

指導事項を守るための措置申請書

上記のとおり、医師等の指導事項に基づく措置を申請します。

平成　年　月　日

所 属 ……………………

氏 名 …………………… 印

事　業　主　殿

この様式の「母性健康管理指導事項連絡カード」の欄には医師等が、また、「指導事項を守るための措置申請書」の欄には女性労働者が記入してください。

図4-20　母性健康管理指導事項連絡カード（母健連絡カード）

または同項若しくは同条第2項の規定による休業をしたことその他の妊娠又は出産に関する事由あって、厚生労働省令で定めるものに関する言動により当該女性労働者の就業環境が害されることのないよう、当該女性労働者からの相談に応じ、適切に対応するために必要な体制の整備その他の雇用管理上必要な措置を講じなければならない。

⑥職場における育児休業等に関する言動に起因する問題に関する雇用管理上の措置

（男女雇用機会均等法第25）

事業主は、職場において行われるその雇用する労働者に対する育児休業、介護休業その他の子の養育または家族の介護に関する厚生労働省令で定める制度または措置の利用に関する言動により当該労働者の就業環境が害されることのないよう、当該労働者からの相談に応じ、適切に対応するために必要な体制の整備その他の雇用管理上必要な措置を講じなければならない。

2 女性と教育・研究

1 教育

わが国の女性の大学への進学率は増加傾向にあり、高学歴化が浸透している。しかし、大学院等の教育課程の段階が上がると男性よりも、その進学率は低くなっている。

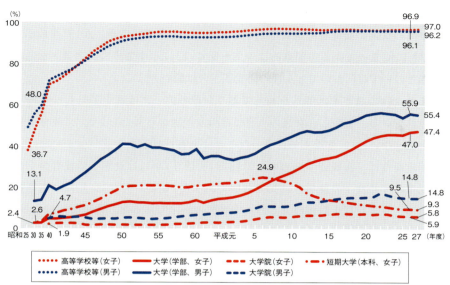

図4-21 学校種類別進学率の推移

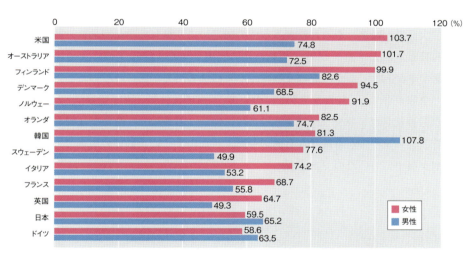

図4-22 高等教育在学率の国際比較

　2015（平成27）年度の女性の進学率では、高等学校へは97％と男性の96.2％よりも若干高く、大学への進学率は、女性47.4％、男性55.4％と男性よりも低い（図4-21）。また、大学卒業後にただちに大学院へ進学する割合は、女性で5.8％、男性で14.8％である。修士課程の社会人入学者に占める女性の割合では、2015（平成27）年度は48.6％を占めており、学びながら進学をして教育力を高めようとする傾向がある。しかし、国際的にみれば、女性の高等教育在学率は、未だ他の先進国と比べて低い水準となっている（図22）。

2 研究

　わが国の女性の研究者の割合は、少しずつ増えてきているが、2015（平成27）年では14.7％に留まっている。国際的にみても図4-23に示すように、企業・公的機関・大学などのいずれにおいても女性の研究職割合は低い。

　いまや女性の識字率は99％を超えており、そのデータは就学率をもって識字率とみなされている。しかし、女性の教育には男女差別からもたらされた"教育を受けることができない社会"が歴史的にあったことは事実である。

　明治維新後は、国民皆学をめざして1872（明治5）年には女児小学校もつくられたが、児童のうち女子の就学者は15％程度であった。1899（明治32）年には高等女学校令以降は、良妻賢母を教育理念とした中等教育が主であった。大正時代になっても、女子の高等教育振興への必要性が高まっていたが、以前大学教育から疎外されていた。その代わり、1890（明治33）年に女子高等師範学校が設立され、私立での女子専門学校が開設されるようになっていった（聖心女子学院専門学校・津田英学塾など）。

　このように戦前の学制において、女子が大学への進学課程と位置づけられた高等学校に入学できなかったため、女性が大学に進学するためには、女子高等師範学校や専門学校から進学する方法しかなく、遠回りを余儀なくされていた。

　第二次世界大戦後、やっと教育基本法の制定により男女共学化が進み、裁縫など女子の科目とされた家庭科が男女共通科目に変更された。1960年代に女子の高等教育への進学率が上昇したが、逆に就職戦線からの締め出しが起こっていた。さらにこのころ、中等教育でも「技術家庭科」において、"男子は技術、女子は家庭"という教育方針が明確化され、保育士や看護師（当時は保母　看護婦）の養成を目的とした家庭科・看護科・保育科が新設される動きも出た。このように、教育の現場でも男女間の性役割が根づいていたのである。

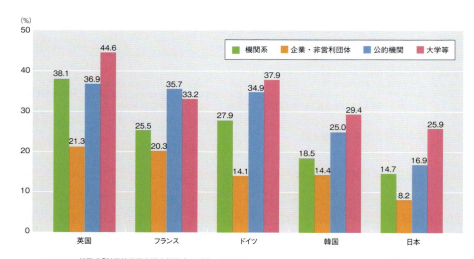

（備考）1. 総務省「科学技術研究調査」（平成27年）、OECD"Research and Development Statistics"より作成。
　　　　2. 日本の値は2015（平成27）年3月31日現在の値。韓国は2014（平成26）年の値、その他は2013（平成25）年の値。

（内閣府男女共同参画局：男女共同参画白書平成28年版）

図4-23　所属機関別に占める女性研究者割合の国際比較

1986（昭和61）年に施行された男女雇用機会均等法により、女性の教育のあり方が少しずつ変化してきている。これは女性が社会のなかで働く機会が増えたことに伴い、教育を受けることの必然性を身に染みて感じることになったものといえる。

3　婚姻と離婚

1　婚姻

　わが国の婚姻件数は2015（平成27）年で63万5156組であり減少傾向にあり、戦後最少となっているが、全婚姻に占める再婚の割合は上昇している（図4-24、図4-25）。国際的にみると、わが国に婚姻率は高い（図4-26）。

　婚姻時の年齢については、戦後から女性では20～24歳代の婚姻が多かったが、昭和50年ごろより減少し、25～29歳での婚姻が増加した。2015（平成27）年度でも25～29歳での婚姻が最も多く18万8801人と最も多く、次いで30～34歳の11万9022人、35歳以上の11万8048人となっている。

　夫・妻の平均初婚年齢は、1947（昭和22）年では夫26.1歳、妻22.9歳であったが、2015（平成27）年では夫31.1歳、妻29.4歳と上昇している。

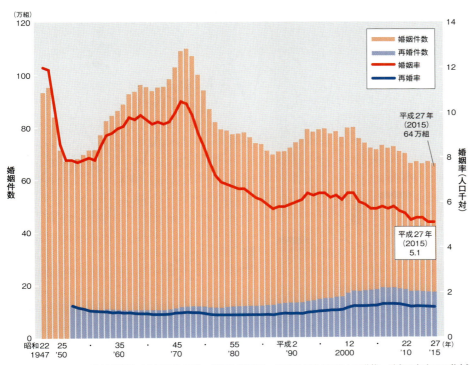

〔厚生労働省政策統括官（統計・情報政策担当）：平成29年我が国の人口動態―平成27年までの動向〕

図4-24　婚姻件数及び婚姻率の年次推移

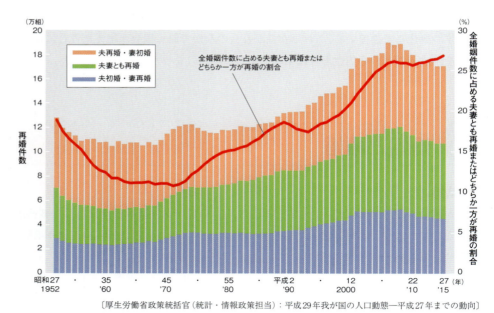

図4-25　再婚の婚姻件数の年次推移

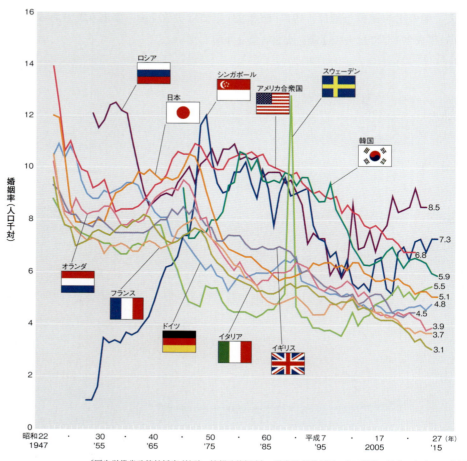

図4-26　婚姻率の国際比較

2 離婚

2015（平成27）年の離婚件数は22万6215組であり前年より4108組増加しており、2002（平成14）年には1899（明治32）年以降最多となったが、2003（平成15）年からは

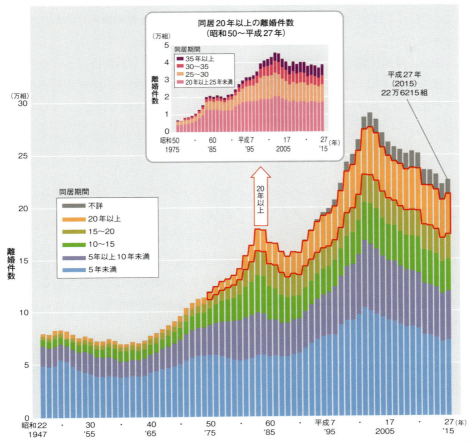

図4-27　同居別にみた離婚件数の年次推移

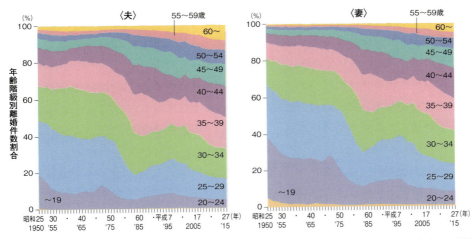

図4-28　年齢階級別離婚件数割合の年次推移

減少傾向が続いている（図4-27）。同居期間別離婚件数では、35年以上同居している夫婦での離婚割合が多くなっている。

　2015（平成27）年の離婚件数のうち、まだ未成年の子がいる離婚が58.4％を占めており、その子どもの数は22万9030人となっている。親権を女性が行うものの割合は84.3％となっており、離婚後、子育てをしながら就労する女性や増えていることが理解できる。

　年齢別の離婚件数では、20歳以下の女性の離婚で昭和50年以前は多かったが、大きく減少している。しかし、2005（平成17）年以降で40代、50代、60代の男女の離婚割合が増加しており、独居老人が今後増えていくことが浮き彫りになっている（図4-28）。

4　ワークライフバランス

　近年、男女雇用機会均等法や育児・介護休業法の施行により、男女ともに仕事と家庭の両立をめざすライフスタイルについての取り組みが積極的に行われている。女性の有業率や育児休暇取得率の上昇からも、育児をしながら仕事を続けたいという意識は女性のなかで確実に高まってきている。

　ワークライフバランスとは、仕事と家庭生活の調和であるが、育児をしながら勤務を続ける女性にとって家庭生活の中心は育児であり、ともに育児を担うパートナーの理解は欠かせない。

　しかし、子育て期にある30歳・40歳代の男性の週間就業時間が60時間以上である割合が非常に高く、また育児休業・年次有給休暇取得率も低い。平成26年度の調査では、民間企業に勤める男性の育児休暇取得率は2.3％であり、女性の86.6％に比べてからに低い状況である。

　1980（昭和55）年以降、共働き世帯が増え、1997（平成9）年以降は男性雇用者と無業の妻からなる世帯数を上回っている（図4-29）。女性は仕事をしながら家事・育児という役割を担い、両立をめざしている社会になっている。

　このワークライフバランスの実現のためには、家庭内での性別役割分担意識を変えていくことが求められており、"夫は外で働き、妻は家庭を守る"といった考え方に関する意識もこの20年で大きく変化した。2014（平成26）年には、この考え方に"反対"の女性が"賛成"または"どちらかといえば賛成"を上回ったが、男性は"賛成"と"反対"ともに46.5％である（図4-30）。家事労働時間についても、まだまだ女性任せであることが課題となっている。

　女性のワークライフバランスの実現のためには、家庭での育児環境の他に職場環境への満足感、充実感も大切な要因である。しかし、現実には正規雇用者であっても家事・育児に専念するために自発的に仕事を辞めている女性も約30％いるが、勤務先

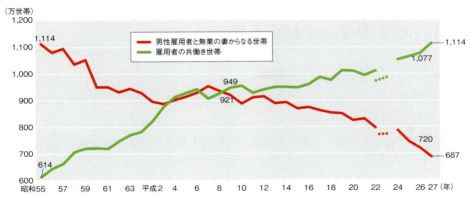

図4-29 共働き世帯数の年次推移

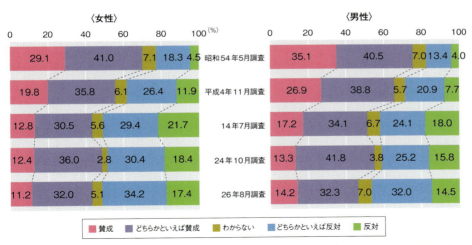

図4-30 「夫は外で働き、妻は家庭を守るべきである」という考えに関する意識の変化

の両立支援が不十分であったり解雇されたり、家族の協力が得られなかったこと、仕事にやりがいを感じられなくなって退職している女性も多いのが現実である。

5 女性のキャリア支援

　キャリアという言葉は最近よく使用されているが、一般的には仕事における経歴や職位に対する主観的評価といった意味で理解されている。しかし、厚生労働省によれば「時間的持続性ないしは継続性をもった概念」として定義されている。つまり、仕事での成果ではなく、働くことへの継続的な姿勢、働きながら生きる過程を意味している。

　女性がキャリアを積むうえで、結婚・妊娠・出産・育児というライフイベントは、大きな影響をもたらす。単に仕事を継続し、妊娠・出産・育児と両立することがキャリアを積むことではなく、仕事を通して知識や経験、そして人間性を高めていけること、自分の将来において、仕事に対し希望や生きがいを感じることができる過程、それがキャリアであるといえる。

　女性が自身のキャリアにおいて、コンセプショナルヘルスを整え、産みたいときに産むことができる身体的健康だけでなく、職場環境、家庭環境が整えておくこと、そんな人生プランが立てられるよう、社会的支援は欠かせないといえる。

参考文献
1）内閣府男女共同参画局：男女共同参画白書平成28年版
2）文部省教育調査部：高等女学校関係法令の沿革、1941
3）一番ヶ瀬康子：わが国における女子の大学卒業生の雇用状況について－資料紹介を中心に、中嶌邦監修、真橋美智子編、日本の女子教育、p.136-155、日本図書センター、1965
4）一番ヶ瀬康子：これからの女子教育、中嶌邦監修、真橋美智子編、現代女子教育批判、p.9～52、日本図書センター、1967
5）一番ヶ瀬康子：現代日本の婦人の地位－その主体的考察－、中嶌邦監修、真橋美智子編、現代女子教育批判、p.140～152、日本図書センター、1968
6）内閣府男女共同参画局：男女共同参画白書平成27年版
7）厚生労働省職業能力開発局：「キャリア形成を支援する労働市場政策研究会」報告書

C 女性と国際社会

1 リプロダクティブヘルス／ライツ獲得への歴史的変遷

　第二次世界大戦が終結し、世界平和の実現をめざして国際連合が設立されて以来、国際社会では人口問題についてのさまざまな議論が行われていった。人口爆発は、まずは経済成長や資源（水や食糧など）の問題とともに論じられながら、1970年代になると環境への配慮も加わる議論となっていった。また1970年代に欧米で起こったフェミニスト運動の影響も受けて、人口問題は次第に産む・産まないというような女性特有の機能や健康、またそれを遂行する権利とともに語られていくようにもなっていった（表4-3）。

　こうして1970年代以降、国際社会では女性（当初の和訳は「婦人」）に注目が集まるようになり、「国際婦人年」や「国連婦人の10年」における女性の地位向上に向けた各国・各機関の具体的行動計画策定などを踏まえ、1979年には「女子差別撤廃条約（1979年）」が採決されるに至った。また、一連の国際会議のなかで特筆すべきは1994年の「カイロ国際人口開発会議」で、人口政策の焦点が国から個人、とくに女性へと転換され、家族計画は人口調整のためではなく女性が自らの妊娠・出産の時期を決めるための手段だという「リプロダクティブライツ」の概念に注目があたり、人口問題は人権問題であることが確認された。

　さらに、人口問題の解決には男女平等の達成が不可欠という認識から、女性のエンパワーメントの必要性も謳われた。カイロ会議による行動計画は翌年の第4回世界女性会議（北京）にも影響し、リプロダクティブヘルス／ライツからさらに性暴力からの自由や性的志向による差別の禁止などセクシュアルライツに焦点が当たっていった[1]、[2]。

　ジェンダーと健康問題については、とくに世界保健機構（World Health Organization：以下WHO）が1972年以来継続してきたプログラムのなかで「リプロダクティブヘルス」の5概念（表4-3）を生み出していった。このなかの出生調節（fertility regulation）にはアメリカ人看護師のマーガレット・サンガー（Margaret Sanger：1879〜1966）が立ち上げて世界各国に広がった産児制限（birth control）運動の影響も大きかったと考えられる。また妊産婦死亡に対する関心の高まりを受けて、安全な母性のための国際会議（英語ではSafe Motherhood Initiative）が民間を含むさまざまな関連機関の参加によって立ち上げられることにもなった[1]、[3]。

　これらのリプロダクティブヘルスやライツに関する国際的な取り組みは、2000年制定のミレニアム開発目標（Millennium Development Goals：MDGs）に受け継がれ、

表4-3 リプロダクティブヘルス／ライツ獲得への歴史的変遷

リプロダクティブライツに関する動き		リプロダクティブヘルスに関する動き		その他の関連事項	
				1945	国際連合設立
1960's	フェミニズム運動（～1970's）			1969	国連人口活動基金（United Nations Fund for Population Activities：UNFPA）設立
1975	国際婦人年	1972～	リプロダクティブヘルスに関するWHOの概念	1974	世界人口会議（ブカレスト、ルーマニア）
	第1回世界女性会議（メキシコシティ、メキシコ）		・出生調節（fertility regulation）		
1976	国連婦人の10年（～1985）		・不妊（infertility）		
1979	女子差別撤廃条約採択（1981発効／1985日本締結）		・性に関する健康（sexual health）		
1980	第2回世界女性会議（コペンハーゲン、デンマーク）		・母性保護（safe motherhood）	1984	国際人口会議（メキシコシティ、メキシコ）
1985	第3回世界女性会議（ナイロビ、ケニア）		・乳幼児の生存・成長・発達（survival, growth and development of the infants）	1987	国連人口基金（United Nations Population Funds）となったが英語の略語はUNFPAのまま
1995	第4回世界女性会議（北京、中国）	1987	安全な母性のための国際会議（ナイロビ、ケニア）	1994	国際人口開発会議（カイロ、エジプト）
		1997	安全な母性のための国際会議（コロンボ、スリランカ）		
		1999	AMDD（Averting Maternal Death and Disability）プログラム*		
2000	ミレニアム開発目標（～2015）			2010	ジェンダー平等と女性のエンパワーメントのための国連機関（UN-Women）設立
2016	持続可能な開発目標（～2030）				

【参考】国井修：Safe Motherhoodの世界の動向と展望、日本助産学会誌、21（1）：68～74、2007
日本女性学習財団：http://jawe2011.jp/cgi/keyword/keyword.cgi?num=n000020&mode=detail&catlist=1&onlist=1&shlist=1（2017年7月23日検索）
国際協力事業団：第二次人口と開発援助研究－日本の経験を活かした人口援助の新たな展開－（要約版）、国際協力総合研修所、2003

＊コロンビア大学（アメリカ）を中心としたプログラムで、ビル・ゲイツ財団からの約50億円の予算（1999年から5年間）とUNICEF、UNFPA、Save the Childrenなどとの協力によるもの。妊産婦死亡の低減に向けて世界約50か国で80以上のプロジェクトが展開された。

2015年までの15年間にさまざまな取り組みが行われた。そして、2015年制定の持続可能な開発目標（Sustainable Development Goals）のなかに受け継がれて現在に至っている。

2 国連による開発目標

国際社会は、2000年という記念すべき年に国連ミレニアムサミットを開催し、国際社会が取り組むべき8つの開発目標（MDGs：Millennium Development Goals）（NOTE）を掲げ、1990年を基準値として2015年までに達成すべき具体的なターゲットや指標を設定した。

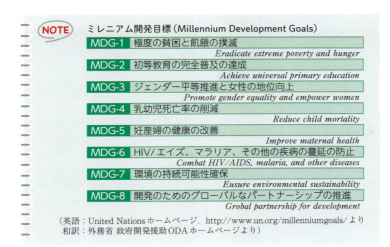

　どの開発目標にもジェンダーの視点は必要であるが、女性に注目したものととくに「目標3：ジェンダー平等推進と女性の地位向上」と「目標5：妊産婦の健康の改善」が掲げられた（表4-4）。2015年までに両目標ともに一定の達成を認めたが（表4-5）、依然、男女差や、国や地域、地方と都市などによる格差を認めるなど、課題は残った[4]、[5]。

　こうした15年間の取り組みを受け、2015年には数回の政府間交渉が行われ、MDGsで残された課題や新たに顕在化した課題の解決に向けて、2016年以降2030年までの国際開発目標である「持続可能な開発目標（Sustainable Development Goals：SDGs）」が採択された。女性に関する目標は、「目標5：ジェンダー平等を達成し、すべての女性及び女児の能力強化を行う」においてかなり具体的に提示されるようになった。健康に関する目標は「目標3：あらゆる年齢のすべての人々の健康的な生活を確保し、福祉を促進する」に集約され、そのなかで妊産婦死亡率の低減や性と生殖に関する保健サービスの利用について引き続き取り上げられている（表4-6）[6][7]。

表4-4　MDG 3／5の目標とターゲットおよび評価指標

目標とターゲット	評価指標
目標3：ジェンダー平等の推進と女性の地位向上（Promote gender equality and empower women）	
3.A 可能なかぎり2005年までに、初等・中等教育における男女格差を解消し、2015年までに全ての教育レベルにおける男女格差を解消する。	3.1 初等・中等・高等教育における男子生徒に対する女子生徒の比率 3.2 非農業部門における女性賃金労働者の割合 3.3 国会における女性議員の割合
目標5：妊産婦の健康の改善（Improve maternal health）	
5.A 2015年までに妊産婦の死亡率を1990年の水準の4分の1に削減する。	5.1 妊産婦死亡率 5.2 医師・助産師の立ち会いによる出産の割合
5.B 2015年までにリプロダクティブヘルスへの普遍的アクセスを実現する。	5.3 避妊具普及率 5.4 青年期女子による出産率 5.5 産前ケアの機会 5.6 家族計画の必要性が満たされていない割合

〔外務省：ミレニアム開発目標（MDGs）とは．政府開発援助ODAホームページ http://www.mofa.go.jp/mofaj/gaiko/oda/doukou/mdgs/about.html#goals より作成〕

表4-5　MDG 3／5の達成度（2015年におけるKey facts）

目標とターゲット
目標3：ジェンダー平等の推進と女性の地位向上（Promote gender equality and empower women）
開発途上国のうち2／3の国では、初等教育におけるジェンダーの平等を達成した。
世界的に、生産年齢男性の3／4が労働に従事しているが、生産年齢女性における従事者は半分である。
非農業部門における女性賃金労働者の割合は41％となった（1990年は35％）。
過去20年間で国会における女性議員の割合は倍となったが、依然、女性議員は5人に1人という状況である。
目標5：妊産婦の健康の改善（Improve maternal health）
1990年以降妊産婦死亡率はほぼ半減し（990→510 出生10万対）、そのほとんどは2000年以降に起こった。
2014年には全世界的に71％以上の出産に熟練した介助者が立ち会った（1990年は59％）。
開発途上国の都市部では87％の出産に熟練した介助者が立ち会っているが、地方では56％にとどまっている。
開発途上国では、妊婦の半数のみが最低限として推奨されている4回の妊婦健康診査を受けた。
妊産婦死亡原因に関するデータをもっているのは、全世界中約51％の国のみであった。

（United Nations：The Millennium Development Goals Reports 2015, United Nations, 2015 より作成）

表4-6　SDG 3／5の目標とターゲット

目標3：あらゆる年齢のすべての人々の健康的な生活を確保し、福祉を促進する	
3.1	2030年までに、世界の妊産婦の死亡率を出生10万人当たり70人未満に削減する。
3.7	2030年までに、家族計画、情報・教育及び性と生殖に関する健康の国家戦略・計画への組み入れを含む、性と生殖に関する保健サービスをすべての人々が利用できるようにする。
目標5：ジェンダー平等を達成し、すべての女性及び女児の能力強化を行う	
5.1	あらゆる場所におけるすべての女性および女児に対するあらゆる形態の差別を撤廃する。
5.2	人身売買や性的、その他の種類の搾取など、すべての女性及び女児に対する、公共・私的空間におけるあらゆる形態の暴力を排除する。
5.3	未成年者の結婚、早期結婚、強制結婚および女性器切除など、あらゆる有害な慣行を撤廃する。
5.4	公共のサービス、インフラおよび社会保障政策の提供、ならびに各国の状況に応じた世帯・家族内における責任分担を通じて、無報酬の育児・介護や家事労働を認識・評価する。
5.5	政治、経済、公共分野でのあらゆるレベルの意思決定において、完全かつ効果的な女性の参画および平等なリーダーシップの機会を確保する。
5.6	国際人口・開発会議（ICPD）の行動計画および北京行動綱領、ならびにこれらの検証会議の成果文書に従い、性と生殖に関する健康及び権利への普遍的アクセスを確保する。
5.a	女性に対し、経済的資源に対する同等の権利、ならびに各国法に従い、オーナーシップおよび土地その他の財産、金融サービス、相続財産、天然資源に対するアクセスを与えるための改革に着手する。
5.b	女性の能力強化促進のため、ICTをはじめとする実現技術の活用を強化する。
5.c	ジェンダー平等の促進、ならびにすべての女性および女子のあらゆるレベルでの能力強化のための適正な政策及び拘束力のある法規を導入・強化する。

（外務省：我々の世界を変革する：持続可能な開発のための2030アジェンダ、仮訳より作成）

> **MEMO**
>
> **性差医療**：これまで、診断や治療が男性を基準として行われてきたが、男女差をふまえて女性に適したアプローチを行う必要性もあるという「性差医療」の考えが注目されており、男女別にデータを吟味することはきわめて重要である。たとえばわが国では、2012（平成24）年の健康保険加入者や健診対象者は男性が多く、健診受診者も男性が2,991,242人、女性が1,735,915人と男性が圧倒的に多い[8]。おのずと、さまざまな参考データが多くの男性データに基づくことになる。医師についても、届出医師数のうち男性が79.6％を占めており[9]、医療のあらゆる場面で女性の視点を積極的に取り入れていかなければならないことがうかがえる。

3 妊産婦死亡

妊産婦死亡は女性にしか起こり得ない死亡であり、妊娠出産の最悪のアウトカムであるが、とくに開発途上国では出生や死亡の届出が不正確なため正しい数がわからず、一般的には表4-6の評価指標に示すような出産に関連する代替値をもって評価している（表4-7）。

世界の2015年の妊産婦死亡率は1990年値の56.8%に低下したが、依然MDGsのターゲットである。世界の2015年の妊産婦死亡率は1990年値の56.8%に低下したが、

表4-7 国連MDG地域における妊産婦死亡率・妊産婦死亡数の変化（1990〜2013）、および妊産婦死亡の生涯リスク（2013）

地域	1990		2015		
	妊産婦死亡率	妊産婦死亡数	妊産婦死亡率	妊産婦死亡数	妊産婦死亡の生涯リスク：何人中1人
世界	380	523,000	216	303,000	180
先進国	26	3,900	12	1,700	4,900
開発途上国	430	519,000	239	302,000	150
北アフリカ	160	5,900	70	3,100	450
サハラ砂漠以南アフリカ	990	222,000	546	201,000	36
東アジア	95	26,000	27	4,800	2,300
中国を除く東アジア	47	550	43	378	1,500
南アジア	530	202,000	176	66,000	210
インドを除く南アジア	450	54,000	180	21,000	190
東南アジア	320	39,000	110	13,000	380
西アジア	130	54,000	91	4,700	360
コーカサス諸国と中央アジア	70	1,300	33	610	1,100
ラテンアメリカとカリブ海沿岸諸国	140	17,000	67	7,300	670
オセアニア	390	780	187	500	150

（World Health Organization：Trends in maternal mortality：1990 to 2013. Estimates by WHO, UNICEF, UNFPA, the World Bank and the United Nations Population Division より作成）

表4-8 妊産婦死亡にかかわる4つの遅れモデル

1. Delay in recognition of danger signs：危険な徴候に気づくことの遅れ
- 妊産婦自身や家族が、現れている症状が異常であると気づかない
- 伝統的治療師が異常症状を問題ないと判断したため、など

2. Delay in deciding to seek care：ケアを受けることへの意思決定の遅れ
- 妊産婦を受診させるという決定が遅れる
- たとえば、夫が不在で許可が得られない、義父母の許可がいるなどの理由

3. Delay in reaching appropriate care：医療機関への到着の遅れ
- 受診するためのお金がない（交通費・医療費など）
- お金を工面できたとしても交通手段がない
- 車を手配できても、たとえば大雨で橋が流され、医療機関までの道が閉ざされている、など

4. Delay in receiving care at health facilities：適切なケアを受けることの遅れ
- 医療機関に到着しても、医師や助産師が不在
- スタッフはいても薬がない
- スタッフが産科救急の訓練を受けていないため処置ができない、など

（Ghebrehiwet, M. and R. Morrow：Delay in seeking and receiving emergency obstetric care in Eritrea. Journal of the Eritrean Medical Association, 2007, 2（1）：p. 8-13. より作成）

依然MDGsのターゲットである「妊産婦死亡率を4分の1に削減する」には届いていない。とくに懸念すべきは、妊産婦死亡の99％が開発途上国で起こっている現状であり、なかでも世界の妊産婦死亡の66.3％がサハラ砂漠以南アフリカで起こっているという地域格差である。開発途上国で妊産婦死亡率が高い要因としては「4つ（または3つ）の遅れモデル（Three / four delay model）」（表4-8）が広く認識されており、女性を取り巻く社会文化的な影響を指摘できる。

4 ジェンダー統計

　国連開発計画（UNDP：United Nations Development Programme）では、①長寿で健康な生活、②知識、③人間らしい生活水準という側面から毎年各国の人間開発指数（HDI：Human Development Index）を測定し、人間開発のレベルを評価している（HDIの具体的評価指標は、表4-9・GDIの性差のないデータである）。また世界では、ジェンダー格差を測定し、国ごとに比較するさまざまな指標が存在している（表4-9）。おおむね健康、教育、経済力、政治参加という視点による比較が行われている。

　ジェンダーを考慮しないHDIでは世界第17位のわが国は、ジェンダーを考慮するとその順位が第21位から第111位へと後退する（表4-10）。健康や教育に関する指標は世界最高レベルであるため、女性の経済力や政治参加の観点からわが国でジェンダーの平等が進んでいないことがわかる。とくに順位の低い日本のGGIスコア[10]をみてみると、政治権限の全評価項目で男性に対する女性の割合が低い（GGI＝1.00が男

表4-9　ジェンダー関連指標の評価分野と評価指標

評価分野	具体的評価指標
Gender-related Development Index: GDI (by UNDP)[1]　（ジェンダー開発指数）	
長寿で健康な生活	出生時平均余命（女性、男性）
知識	25歳以上の成人が過去に受けた正規教育の年数（女性、男性）
	5歳の子どもが生涯のうちに受けられるであろう正規教育の年数（女性、男性）
人間らしい生活水準	1人あたりGNI（女性、男性）
Gender Inequality Index: GII (by UNDP)[2]　（ジェンダー不平等指数）	
リプロダクティブ・ヘルス	妊産婦死亡率、15〜19歳の女性1000人あたりの出産数
エンパワーメント	両性が立法府の議席に占める割合、両性の中等・高等教育の達成度
労働市場への参加	両性の15歳以上の女性の就労率
Global Gender Gap Index: GGI (by World Economic Forum)[3]　（ジェンダー・ギャップ指数）	
健康および生存率	平均寿命および性比
教育	初等およびより高等な段階の教育を受けること
政治権限	意思決定構造への参画
経済活動への参加と機会	給与、参加および指導的な地位

1) Human Development Report 2014. http://hdr.undp.org/en/content/human-development-report-2014
2) Gender Inequality Index in Human Development Report 2014. http://hdr.undp.org/en/content/table-4-gender-inequality-index
3) World Economic Forum. News release－2095年職場が男女均等になると予想される年．2014年10月28日．
　http://www3.weforum.org/docs/Media/Japanese_Gender%20Gap_Final.pdf

表 4-10　ジェンダー格差に関する国際的な指数

HDI (2013)			GDI (2013)			GII (2013)			GGI (2014)		
順位	国名	HDI値	順位	国名	GDI値	順位	国名	GII値	順位	国名	GGI値
1	ノルウェー	0.949	1	ウクライナ	1.000	1	スイス	0.040	1	アイスランド	0.874
2	オーストラリア	0.939	1	フィンランド	1.000	2	デンマーク	0.041	2	フィンランド	0.845
2	スイス	0.939	3	フィリピン	1.001	3	オランダ	0.044	3	ノルウェー	0.842
4	ドイツ	0.926	3	タイ	1.001	4	スウェーデン	0.048	4	スウェーデン	0.815
5	デンマーク	0.925	5	スロベニア	1.003	5	アイスランド	0.051	5	ルワンダ	0.800
5	シンガポール	0.925	6	スウェーデン	0.997	6	ノルウェー	0.053	6	アイルランド	0.797
7	オランダ	0.924	6	クロアチア	0.997	6	スロベニア	0.053	7	フィリピン	0.786
8	アイルランド	0.923	6	パナマ	0.997	8	フィンランド	0.056	7	スロベニア	0.786
17	日本	0.903	55	日本	0.97	21	日本	0.116	111	日本	0.660
	(17位/188か国中)			(55位/160か国中)			(21位/159か国中)			(111位/144か国中)	

(内閣府：男女共同参画に関する国際的な指数(http://www.gender.go.jp/international/int_syogaikoku/int_shihyo/index.html) をもとに、HDI, GDI, GII, GGIのオリジナルデータを参考にして作成)

女平等であることを示す)。
- 国会における女性の割合 (Women in parliament)：女9／男91＝0.11
- 大臣職にある女性の割合 (Women in ministerial positions)：女22／男78＝0.29
- 女性の国家行政府の長（首相や大統領）が任期についた年数 (Years with female head of state：last 50 years)：女0／男50＝0.00

また、経済活動の項目でも、とくに以下の項目で女性の割合が低くなっている。これ以外の経済関連評価項目のスコアは0.51〜0.78である。
- 国会議員、上級官僚、経営者における女性の割合 (Legislators, senior officials and mangers)：女11／男89＝0.13

わが国でも男女共同参画が推進されているが、世界における政治・経済活動での日本人女性の現状を十分に認識したうえで対策が講じられるべきである。

5　国際化と女性の役割

　1945年の国連創設以来、女性の権利保障や両性の平等に向けた活動は国連の大きな役割の1つである。まず女性に関連の深い国際機関として、人口問題の重要性に鑑み1969年に国連人口活動基金 (United Nations Funds for Population Activities：UNFPA) が設立され、その後1987年に国連人口基金 (United Nations Population Fund：略語はUNFPAのまま) となって現在に至っている。長年の活動の末、2010年には国連総会決議によって「ジェンダー平等と女性のエンパワーメントのための国連機関 (United Nations Entity for Gender Equality and the Empowerment of Women：UN-Women) が設立され、これまでの資源や任務を1つにまとめてさらなる女性の権利や地位向上への取り組みが展開されている（表4-3、表4-11）。

表4-11 UNFPA・UN-Womenのめざすもの

国連人口基金（UNFP）
世界の人口問題を解決するために、人口動態に基づき、人権およびジェンダー平等を推進しながら ・リプロダクティブ・ライツ（性と生殖に関する権利）を保障する ・全ての人にリプロダクティブ・ヘルス関連のサービス・情報へのアクセスを保障する ・妊産婦死亡の削減などをめざす 活動の主な対象は女性と若者
ジェンダー平等と女性のエンパワーメントのための国連機関（UN-Women）
女性と女児に対する差別の撤廃、女性のエンパワーメント、男女間の平等の達成のために ・政府間協議機関の政策や世界的規準・規範などの策定を支援すること ・加盟国による国際基準の施行、技術的・財政的支援を必要とする国々の支援、市民社会との効果的なパートナーシップ形成を助けること ・ジェンダー平等に関する約束を履行する国連機関の説明責任を負うこと

〔国連人口基金東京事務所（http://www.unfpa.or.jp/faq/）、国連ウィメン日本協会（http://www.unwomen-nc.jp/un-women）より作成（2017年8月1日検索）〕

　こうして、次第に女性の声がさまざまな分野へ届くようになりつつあるなか、国際社会が取り組むべき地球規模の課題（グローバルイシュー：global issues、）に対してさらに女性の意見が反映されること、そして女性が意思決定から実行へのプロセスへ参画することが期待されている。

　このことを実現するためには、女性も不当に差別されることなく教育を受け、健康が保障され、経済力をもち、広い視野でグローバルイシューを理解できるようになる必要がある。また差別を積極的に是正・改善する取り組み（アファーマティブアクション：affirmative action）もある程度は必要と考えられる。

6 在日外国人女性への支援と看護の役割

1 在日外国人女性の特徴

　2016年12月末現在、わが国の在留外国人数は2,382,822人で、男性1,135,081人（47.6％）、女性1,247,741人（52.4％）と女性の割合がやや多くなっている。在留資格をみると、男性では「教授」「投資・経営」「研究」「教育」「企業内転勤」「技能」など専門知識を必要としたり、経済活動と関連があったりする資格をもつ者は女性より男性に多く、「家族滞在」「日本人の配偶者等」「永住者の配偶者等」という資格は女性に多い。男性の在留外国人と比べて、「永住者」「定住者」「特別永住者」の資格をもつ者の数も女性に多い[11]。これらの統計より、異文化の地・日本で家族とともに生活し、妊娠・出産や子育てを経験する者も多いと考えられる。また経済的に配偶者に依存している者も多いかもしれない。

グローバルイシュー：MDGsに掲げられているような課題で、貧困削減、教育の普及、女性のエンパワーメント、健康問題の改善（乳児死亡や妊産婦死亡の削減、感染症やマラリアなどの蔓延の防止）、環境保護、開発における官民連携などがある。他にも、気候変動対策や防災、武力紛争の阻止や平和構築など、さまざまな分野で国際協力が必要である。

2 看護職としての在日外国人女性への支援

　妊娠・出産・育児については、日本人でも居住地域や各家庭によって習慣やこだわり・方針などが違う。ましてや外国人が日本でこれらを経験するとなれば、戸惑いも多く、母国と日本の二国間の文化的ジレンマに挟まれながら対処行動を模索していくことになる[11]。家族や親戚のなかに日本人がいるか、女性本人の日本語能力や日本社会への適応の程度はどうかを把握したうえで、個別的ケアの展開が求められる。通訳サービス、外国語版母子健康手帳、外国人対象のサークルやイベントなど利用可能なリソースを把握して、情報提供し、活用していくことが必要である。

　他にも、外国人女性は体調不良時に医療機関を受診するほか、家族の受診や入院に付き添ったり、永住者として地域保健サービスを利用したりする。外国人の保健医療のアクセスには日本語の問題だけでなく、専門用語やシステムの理解という問題もあり[12]、看護職は対象のヘルスリテラシーを十分に理解したうえで情報提供やケアを検討しなければならない。

事例

外国人の妊産褥婦へのかかわり

　Aさん、25歳の初産婦。タンザニア出身。夫が留学のため来日し、その付き添いで来日中。来日して1年であるがAさんはスワヒリ語のみしか話せず。夫は英語とスワヒリ語で、日本語は挨拶ができる程度であった。

■妊娠期

　妊婦健診受診時には夫や通訳できる友人とともに来院し、英語のテキストや資料を用いて、妊娠期の過ごし方や気をつけること、分娩の流れや電話するタイミングなどの保健指導を行った。妊娠経過は良好であった。

■分娩期

　入院時、Aさんと夫より電話があるが、Aさんと言葉が通じず状況がわからないため来院してもらった。夫とともに来院し、陣痛発来しており、子宮口の開大がみられたため、そのまま入院となった。言葉が通じないため、できるだけ夫にそばにいてもらい、不安の軽減を図った。医師や助産師は夫に英語で説明し、必要なことはAさんに通訳してもらった。分娩時はジェスチャーと片言の英語で説明するも通じないことも多く、伝えたいことが伝えられない状況であった。そのため、胎児の児頭娩出前の怒責（いきみ）が有効にかけられず、分娩台での体位の調整も難しい状況であったが、無事に経腟分娩で出産となった。

■産褥期

　出産後はイスラム教のため、新生児にも豚エキスが入っていないミルクを準備し、母乳育児を推進のため頻回に直接授乳を実施してもらうように説明した。また、沐浴は映像を夫とともに見てもらった。退院指導の際は通訳のできる友人に来院してもらい、Aさんと夫に通訳してもらいながら説明を行った。Aさんは産後の経過も良好であり、産後4日目に退院となった。退院後は保健師へ継続的な産後の支援を依頼するために情報提供用紙を作成し送付した。

■外国人が日本で出産した場合の戸籍について

　外国人に戸籍ないが、日本国内で出産した場合は、戸籍法の適用を受けるため、所在地の市区町村の戸籍届出窓口に、出生の届出又は死亡の届出をしなければならず、この届出は10年間保存されることとなっている。

　手続きは、生まれた日を含めて3か月以内（たとえば10月23日に生まれた場合は翌年1月22日まで）に届け出ることとなっている。なお、出生により外国の国籍も取得している場合は、この届出期限を過ぎると日本国籍を失うため、日本側への出生届はできない。原則として父または母（外国人でも可能）が、在外公館窓口へ直接届け出ること（在外公館又は本邦の市区町村役場へ郵送することも可能）となっているため、市区町村窓口と在外公館窓口に提出するため、出生証明書が2通必要となる。

■事例から学んだこと

・初産婦であり、保健指導が重要となってくるため、通訳を介して実施していくことが必要である。
・妊娠期から宗教や文化が異なるため、産後の食事や粉ミルクについてや清潔のケアについて調整し、準備していく必要がある（イスラム教では豚・牛肉が禁止、中国では産後シャワーに入らない習慣がある）。
・両親学級などは言葉が通じないこともあり大勢のなかで受講するのは難しいため、個別で対応していくことも必要である。
・分娩時に使える英語などを勉強し、スタッフ間でも共有できるようにしておくことが大切である。

　　分娩時に使用できる英語の例：
　　・Try to Make yourself as comfortable as you can.（できるだけ楽な姿勢をとるといいですよ）
　　・Don't strain yet.（まだいきまないでくださいね）
　　・Breathe in and breath out, just like that.（息を吸って、はいて、そう、その調子です）

・退院後の生活は日本語が話せずサポートが少なく孤立しやすいため、生活状況や受診のタイミングについて説明し、保健師へ情報提供を行い産後の支援へつなげていくことが大切である（表4-12参照）。

表4-12　情報提供用紙の例

氏名	Aさん（25歳）　（職業：無職）
病状名	外国籍で母国語しか話せず、サポートが少ない
住所	○○市△△町
家族構成	□─◎ 　｜ 　○　今回出生した児　　　　　　サポートの有無：有（夫のみ）
分娩情報	出生日時：2017年○月△日 出生体重：○○○○g 出産施設：当院 分娩時の異常の有無：無 妊婦健診の受診状況：有（毎回受診）
情報提供	今回、外国籍で母国語しか話せず、サポートが少ない方が出産されたので、情報提供いたします。なお、サマリーの送付については本人の了承を得ています。 　Aさんは夫が大学の留学のため来日し、その付き添いで来日しています。来日して1年ですがAさんはスワヒリ語のみしか話せず、夫は英語とスワヒリ語で、日本語は挨拶ができる程度です。両親もタンザニアにおり、出産後もサポートがなく、夫のみのサポートとなります。夫は留学先の大学で授業があり、日中はAさんと児の2人で過ごす状況です。夫の留学先の大学で通訳してくれる友人が数人いますが、授業等があるため、サポートは多く望めない状況です。 【妊娠・分娩経過】 　毎回夫や通訳できる友人とともに妊婦健診を受診し、妊娠経過は順調でした。分娩経過も順調であり、児のアプガースコアは1分値8点、5分値9点で、異常はみられませんでした。 【産褥経過】 　産褥経過も順調であり、○月□日に退院となりました。母乳の分泌は良好であり、頻回の直接授乳のみで児の体重増加はみられており、退院後も頻回の直接授乳をするように説明しています。 　お忙しいところ恐縮ですが、当院でも電話訪問や1か月健診でフォローしていく予定ですが、早めの家庭訪問等よろしくお願い致します。 　　　　　　　　　　　　　　　　　　　　　　　　　　○○病院　助産師　□□□□

引用・参考文献
1）国際協力事業団：第二次人口と開発援助研究－日本の経験を活かした人口援助の新たな展開－（要約版）、国際協力総合研修所、2003
2）ヤンソン柳沢由実子：リプロダクティブ・ヘルス／ライツ─からだと性、わたしを生きる、国土社、1997
3）國井修：Safe Motherhoodの世界の動向と展望、日本助産学会誌、21（1）：68〜74、2007
4）外務省：ミレニアム開発目標（MDGs）とは．政府開発援助ODAホームページ．http://www.mcfa.go.jp/mofaj/gaiko/oda/doukou/mdgs/about.html#goals より作成（2017年8月1日検索）
5）United Nations：The Millennium Development Goals Reports 2015, United Nations, 2015
6）外務省：持続可能な開発のための2030アジェンダ、http://www.mofa.go.jp/mofaj/gaiko/oda/files/000241482.pdf（2017/8/1アクセス）
7）外務省：我々の世界を変革する：持続可能な開発のための2030アジェンダ、仮訳（国連文書 A/70/L.1：2015年9月25日第70回国連総会で採択）、http://www.mofa.go.jp/mofaj/gaiko/oda/files/000101402.pdf、2017年8月1日検索
8）健康保険組合連合会：生活習慣病・健診レベル判定分布とヘルスデータの経年変化に関する調査．健康保険組合連合会IT推進部データ分析推進グループ．平成26年7月．http://www.kenporen.com/massmedia/toukei_data/pdf/chosa_h26_7.pdf、2017年8月1日検索
9）厚生労働省：平成24年（2012年）医師・歯科医師・薬剤師調査の概況．http://www.mhlw.go.jp/toukei/saikin/hw/ishi/14/dl/kekka_1.pdf、2017年8月1日検索
10）World Economic Forum：Global Gender Gap Report 2014（Economies）．http://reports.weforum.org/global-gender-gap-report-2014/economies/#economy=JPN、2017年8月1日検索
11）法務省：統計表「在留資格別 年齢・男女別 在留外国人」（表番号16-12-03）、在留外国人統計（旧登録外国人統計）（2016年12月末）、総務省統計局．http://www.e-stat.go.jp/SG1/estat/List.do?lid=000001177523、2017年7月24日検索
12）鶴岡章子：在日外国人母の妊娠、出産および育児に伴うジレンマの特徴、千葉看護学会誌、14（1）：115〜123、2008
12）橋本秀実他：在日外国人女性の日本での妊娠・出産・育児の困難とそれを乗り越える方略、国際保健医療、26（4）：281〜293、2011

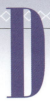
女性と法律と施策・事業

1 労働条件に関する法律

　女性労働者の割合は年々増加しており、「働く女性の実情（厚生労働省）」によると、独身の男女はともに、女性は結婚後も就業することを想定していて共働き志向が高い。今後も女性労働者の増加が見込まれ、多様なライフサイクルにある女性が適切な労働環境の元で働けるよう、理解が必要である。

1 女性の労働にかかわる法律の変遷

　戦後、1947（昭和22）年に「労働基準法」が成立した。これは産前6週間の休暇付与と妊娠中妊婦の軽易業務への転換を使用者に義務づけているにすぎないが、1972（昭和47）年に施行された「勤労婦人福祉法」では、事業主に妊娠中の女子労働者の健康管理への配慮を求めている。

　1975（昭和50）年の国際婦人年を経て、国内でも雇用に関する男女ともに均等な機会と待遇が得られるための法的整備が求められるようになった。1979（昭和54）年の国連総会における女子差別撤廃条約の採択という国際的潮流を受けて、わが国では同条約を批准するための前提として、1985（昭和60）年に勤労婦人福祉法を改正する形で「雇用の分野における男女の均等な機会及び待遇の確保等女子労働者の福祉の増進に関する法律」が誕生した。1999（平成11）年から現名称である「男女雇用機会均等法」となっている。

　さらに、労働者の仕事と育児や介護を両立できるように支援するための法律として、1992（平成4）年に「育児休業法」が施行、1995（平成7）年に「育児・介護休業法」に改正された。

　2015（平成27）年に女性活躍推進法が成立し、2016（平成28）年全面施行となった。女性活躍推進法では、国、地方公共団体、事業主の責務や女性の活躍の推進に関して実施すべき義務などが定められた。

2 労働条件に関する主な法律
（1）男女雇用機会均等法

【第2条】
　「労働者が性別により差別されることなく、また、女性労働者にあっては母性を尊重されつつ、充実した職業生活を営むことができるようにすることをその基

本的理念とする」

【第5条・第6条】
「事業主が、男女労働者を、募集・採用、配置（業務の配分及び権限の付与を含む）・昇進・降格・教育訓練、福利厚生（※）、職種・雇用形態の変更、退職の勧奨・定年・解雇・労働契約の更新において、性別を理由に差別することは禁止されている」
※厚生労働省令で定められている福利厚生の具体的な範囲
①生活資金、教育資金その他労働者の福祉の増進のために行われる資金の貸付け
②労働者の福祉の増進のために定期的に行われる金銭の給付
③労働者の資産形成のために行われる金銭の給付
④住宅の貸与

【第7条】　間接差別
「性別以外の事由を要件に、一方の性の構成員に他の性の構成員と比較して相当程度の不利益を与えるものを、合理的理由なく講じること」
　厚生労働省令で定める以下のケースが、合理的な理由のないかぎり、間接差別として禁止されている。
1．労働者の募集または採用にあたって、労働者の身長、体重または体力を要件とすること
2．コース別雇用管理における「総合職」の労働者の募集または採用にあたって、転居を伴う転勤に応じることができることを要件とすること
3．労働者の昇進にあたり、転勤の経験があることを要件とすること

【第8条】　女性労働者に係る措置に関する特例
「事業主が、雇用の分野における男女の均等な機会及び待遇の確保の支障となっている事情を改善することを目的として女性労働者に関して行う措置を講ずることを妨げるものではない」

【第9条】　妊娠・出産等を理由として女性に不利益な取扱いをすることの禁止
　事業主の以下の行為は禁止されている。
1．事業主は、女性労働者が婚姻し、妊娠し、または出産したことを退職理由として予定する定めをしてはならない
2．事業主は、女性労働者が婚姻したことを理由として、解雇してはならない
3．事業主は、その雇用する女性労働者が妊娠したこと、出産したこと、労働基

準法第65条第1項もしくは第2項の規定による休業をしたことを理由に解雇してはならない。

4．厚生労働省令で定められている事由（※）を理由に、女性労働者に対して不利益な取扱いをしてはならない。また、妊娠中・産後1年以内の解雇は、事業主が妊娠などが理由ではないことを証明しないかぎり無効とされている。

※厚生労働省令で定められている事由
①妊娠したこと
②出産したこと
③母性健康管理措置を求め、または受けたこと
④坑内業務・危険有害業務に就けないこと、これらの業務に就かないことの申出をしたこと、またはこれらの業務に就かなかったこと
⑤産前休業を請求したことまたは産前休業したこと、産後に就業できないこと、または産後休業したこと
⑥軽易業務への転換を請求し、または転換したこと
⑦時間外等に就業しないことを請求し、または時間外等に就業しなかったこと
⑧育児時間の請求をし、または取得したこと
⑨妊娠または出産に起因する症状により労働できないこと、労働できなかったこと、または能率が低下したこと

【第11条】 職場における性的な言動に起因する問題に関する雇用管理上の措置（セクシュアルハラスメント対策）

雇用管理上とるべき対策

1．セクシュアルハラスメントの内容およびセクシュアルハラスメントがあってはならない旨の方針を明確化し、管理・監督者を含む労働者に周知・啓発すること
2．セクシュアルハラスメントの行為者については、厳正に対処する旨の方針および対処の内容を就業規則その他の職場における服務規律等を定めた文書に規定し、管理・監督者を含む労働者に周知・啓発すること
3．相談窓口をあらかじめ定めること
4．相談窓口担当者が、内容や状況に応じ適切に対応できるようにすること。また、現実に生じている場合だけでなく、その発生のおそれがある場合や、セクシュアルハラスメントに該当するか否か微妙な場合であっても、広く相談に対応し、適切な対応を行うようにすること
5．職場におけるセクシュアルハラスメントと妊娠、出産等に関するハラスメント等の相談窓口を一体的に設置し、一元的に相談に応じることのできる体制を整備すること
6．相談の申出があった場合、事実関係を迅速かつ正確に確認すること

7. 事実が確認できた場合は、速やかに被害を受けた被害者に対する配慮のための措置を適正に行うこと
8. 事実が確認できた場合は、速やかに行為者に対する措置を適正に行うこと
9. 再発防止に向けた措置を講ずること。事実関係が確認できなかった場合も同様の措置を講じること
10. 業務体制の整備など、事業主や妊娠等した労働者その他の労働者の実情に応じ、必要な措置を講ずること
11. 労働者の側においても制度の利用ができるという知識をもつことや、周囲と円滑なコミュニケーションを図りながら自身の体調などに応じて適切に業務を遂行していくという意識をもつことなど、周知・啓発すること
12. 相談者・行為者等のプライバシーを保護するために必要な措置を講じ、労働者に周知すること
13. 相談したこと、事実関係の確認に協力したこと等を理由として、不利益な取扱いを行ってはならない旨を定め、労働者に周知・啓発すること

　2016（平成28）年３月に男女雇用機会均等法を改正する法律等が交付され、2017（平成29）年１月１日より施行され、以下に示す妊娠・出産に関するハラスメント防止措置義務が新設された。
　職場における妊娠、出産などに関する言動に起因する問題に関する雇用管理上の措置第11条の２　事業主は、職場において行われるその雇用する女性労働者に対する当該女性労働者が妊娠したこと、出産したこと、労働基準法第65条第１項の規定による休業を請求し、または同項もしくは同条第２項の規定による休業をしたことその他の妊娠または出産に関する事由であって厚生労働省令で定めるものに関する言動により当該女性労働者の就業環境が害されることのないよう、当該女性労働者からの相談に応じ、適切に対応するために必要な体制の整備その他の雇用管理上必要な措置を講じなければならない。

【第12条・第13条】 妊娠中・出産後の健康管理に関する措置（母性健康管理）を講じる

　事業主は、妊娠中・出産後の女性労働者が保健指導・健康診査を受けるために必要な時間を確保し（法第12条）、医師等による指導事項を守ることができるよう必要な措置を講じなければならない（法第13条）。

女性労働者の母性健康管理に必要な措置

1. 女性労働者が妊産婦のための保健指導または健康診査を定期的に受診するために必要な時間を、確保できるようにすること

　　妊娠中、産後（出産後１年以内）に医師等が健康診査等を受けることを指示したときは、その指示するところにより、必要な時間を確保できるようにしなければならない

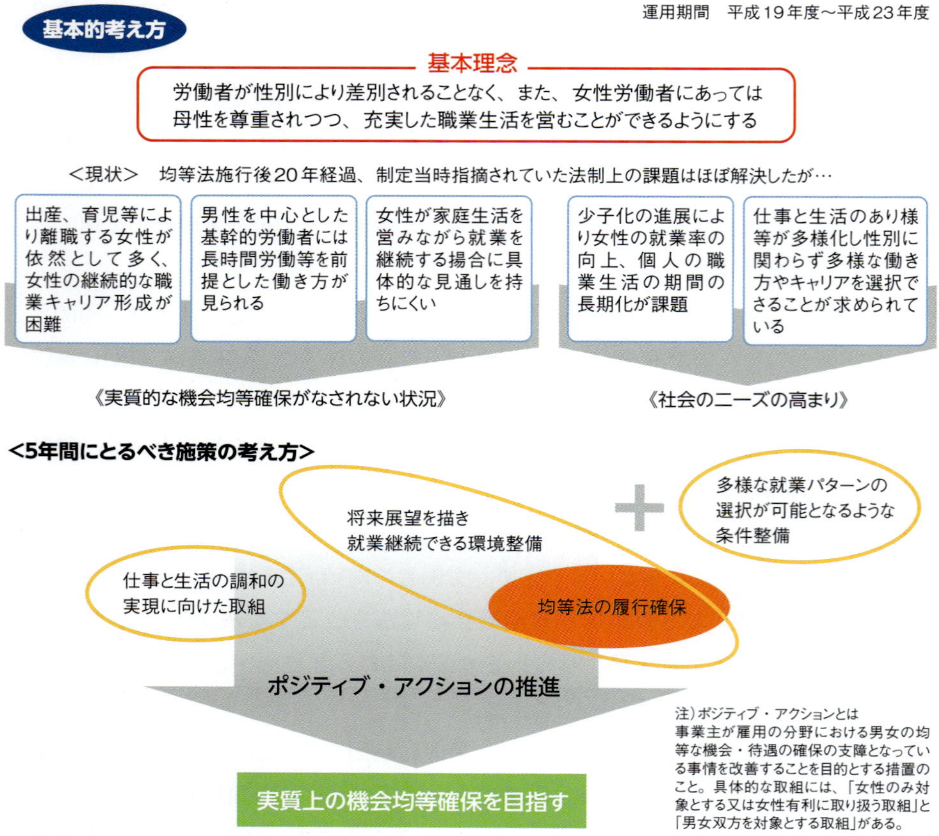

基本的考え方

運用期間　平成19年度〜平成23年度

基本理念
労働者が性別により差別されることなく、また、女性労働者にあっては母性を尊重されつつ、充実した職業生活を営むことができるようにする

＜現状＞　均等法施行後20年経過、制定当時指摘されていた法制上の課題はほぼ解決したが…

- 出産、育児等により離職する女性が依然として多く、女性の継続的な職業キャリア形成が困難
- 男性を中心とした基幹的労働者には長時間労働等を前提とした働き方が見られる
- 女性が家庭生活を営みながら就業を継続する場合に具体的な見通しを持ちにくい
- 少子化の進展により女性の就業率の向上、個人の職業生活の期間の長期化が課題
- 仕事と生活のあり様等が多様化し性別に関わらず多様な働き方やキャリアを選択できることが求められている

《実質的な機会均等確保がなされない状況》　《社会のニーズの高まり》

＜5年間にとるべき施策の考え方＞

- 仕事と生活の調和の実現に向けた取組
- 将来展望を描き就業継続できる環境整備
- 均等法の履行確保
- ＋多様な就業パターンの選択が可能となるような条件整備

ポジティブ・アクションの推進

実質上の機会均等確保を目指す

注）ポジティブ・アクションとは事業主が雇用の分野における男女の均等な機会・待遇の確保の支障となっている事情を改善することを目的とする措置のこと。具体的な取組には、「女性のみ対象とする又は女性有利に取り扱う取組」と「男女双方を対象とする取組」がある。

（厚生労働省：男女雇用機会均等対策基本方針が制定されました．http://www.mhlw.go.jp/topics/2007/12/dl/tp1211-2b_0001.pdfより引用）

図4-31　男女雇用機会均等対策基本方針の概要

2．妊娠中および出産後の女性労働者が、健康診査等を受け、医師等から指導を受けた場合、その指導を守ることができるよう、事業主は下記に示す勤務時間の変更や勤務の軽減等を行うこと

- 妊娠中の通勤緩和（時差通勤、勤務時間の短縮、交通手段・通勤経路の変更等）
- 妊娠中の休憩に関する措置（休憩時間の延長、回数の増加、休憩時間帯の変更等）
- 妊娠中または出産後の症状等に対応する措置（作業の制限、勤務時間の短縮、休息　等）

制定され約20年が経過し、制定当時指定されていた法制度上の課題はほぼ解決されたが、現在は、実質上の機会均等が確保されない状況に関し、ポジティブ・アクションが推進されている（図4-31）。

（2）労働基準法

【第4条】 男女同一賃金の原則
「使用者は、労働者が女性であることを理由として、賃金について、男性と差別的取扱いをしてはならない」

【第64条の2】 坑内労働の就業制限
1. 使用者は、妊婦および産婦（申し出た者に限る）が行う業務ならびに厚生労働省令で定める業務については、女性を坑内で労働させてはならない。

【第64条の3、第65条、第66条、第67条関係】 危険有害業務の就業制限、産前産後休業、その他の母性保護措置
1. 使用者は、妊産婦等を、妊娠、出産、哺育等に有害な一定の業務に、また、妊産婦以外の女性を、妊娠、出産に係る機能に有害な一定の業務に、それぞれ就かせてはならない。
2. 使用者は、6週間（多胎妊娠の場合は14週間）以内に出産する予定の女性が休業を請求した場合においては、その者を就業させてはならない。
3. 使用者は、産後8週間を経過しない女性を就業させてはならない。ただし、産後6週間を経過した女性が請求した場合において、その者について医師が支障がないと認めた業務に就かせることは差し支えない。
4. 使用者は、妊娠中の女性が請求した場合においては、他の軽易な業務に転換させなればならない。
5. 使用者は、妊産婦が請求した場合においては、変形労働時間制により労働させる場合であっても、その者を、1週または1日の労働時間が法定時間を超えることとなる時間について労働させてはならない。また、使用者は、妊産婦が請求した場合においては、時間外労働、休日労働または深夜業をさせてはならない。
6. 使用者は、生後満1年に達しない生児を育てる女性が一定の育児時間を請求した場合には、その時間中にその者を使用してはならない。

【第68条】 生理休暇
「使用者は、生理日の就業が著しく困難な女性が休暇を請求したときは、その者を生理日に就業させてはならない」

(3) 育児・介護休業法

育児・介護休業法は、男女ともに仕事と家庭の両立ができる働き方の実現をめざし制定された。2012（平成24）年7月1日から従業員数が100人以下の事業主にも適用になり、制度を活用できる女性の対象が広くなった。

制度の内容については、①短時間勤務制度、②所定外労働の制限、③介護休暇である。

介護休業とは2週間以上の期間にわたり常時介護を必要とする家族（配偶者・父母・子・配偶者の父母など）を介護するための休業で、対象家族1人につき通算93日まで、3回を上限として、介護休業を分割して取得可能である。休業期間中は、休業前賃金の40％が雇用保険から支給される。

①短時間勤務制度（所定労働時間の短縮措置）

事業主は、3歳に満たない子を養育する従業員について、従業員が希望すれば利用できる、短時間勤務制度を設けなければならない。

短時間勤務制度は、1日の労働時間を原則として6時間とする措置を含む。

〈対象となる従業員〉
・3歳未満の子を養育する従業員であって、短時間勤務をする期間に育児休業をしていないこと
・日々雇用される労働者でないこと
・1日の所定労働時間が6時間以下でないこと

②所定外労働の制限

3歳に満たない子を養育する従業員が申し出た場合には、事業主は、所定労働時間を超えて労働させてはならない。

〈対象となる従業員〉
原則として3歳に満たない子を養育するすべての男女従業員（日々雇用者を除く）。
ただし、勤務年数1年未満の従業員と週の所定労働日数が2日以下の従業員については対象とならない。

③介護休暇

要介護状態にある家族の介護その他の世話を行う従業員は、事業主に申し出ることで、対象家族が1人であれば年5日まで、2人以上であれば年10日まで、半日単位で休暇を取得することができる。

〈対象家族〉
配偶者（事実上婚姻関係と同様の事情にある者を含む）、父母および子（これらの者に準ずる者として、従業員が同居し、かつ扶養している祖父母、兄弟姉妹および孫）、配偶者の父母。

ただし、勤務年数6か月未満の従業員と週の所定労働日数が2日以下の従業員については対象とならない。

＊

育児・介護休業法が2017（平成29）年1月1日より、以下の点が改正となった。〔2017（平成29年）10月1日より施行となる〕

①育児休業期間の延長
　1歳6か月以後も、保育園等に入れないなどの場合には、会社に申し出ることにより、育児休業期間を最長2歳まで延長できる。育児休業給付金の給付期間も2歳までとなる。

②育児休業制度等の個別周知の努力義務の創設
　事業主は、労働者もしくはその配偶者が妊娠・出産したことを知ったとき、または労働者が対象家族を介護していることを知ったときに、関連する制度について個別に制度を周知するための措置を講ずるよう努力しなければならない。

③育児目的休暇制度の努力義務の創設
　事業主は、小学校就学の始期に達するまでの子を養育する労働者について、育児に関する目的で利用できる休暇制度を設けるよう努力しなければならない。育児目的休暇の例：配偶者出産休暇、入園式、卒園式など子の行事参加のための休暇

2 子育て事業に関する法律

　少子化、核家族化、地域のつながりの希薄化などの影響を受け、地域において子育て期にある女性やその家族へのかかわりが弱くなってきており、妊娠・出産・子育て期の父母の孤立感や不安、負担が増大していることから、より身近な場で支えていく体制が必要である。

　厚生労働省の妊娠・出産包括支援モデル事業の一部として産科医療機関からの退院直後の母子への心身のケアや育児のサポートなどを行う産後ケア事業が、2015（平成27）年から本格的に取り組まれている。これは、各地域の特性に応じた妊娠から出産、子育て期までの切れ目ない支援を行うために設けられた事業である。

　ここでは新生児期乳幼児期の子育て支援に特化した事業について述べる。

1 新生児訪問指導（母子保健法、児童福祉法）

　保護者が育児に未経験である場合や、育児に不安がある等で支援が必要な家庭に対して、保健師、助産師などによる家庭訪問指導が行われている。1950年代より実施されており、新生児訪問指導は市町村が、未熟児については都道府県が主体となって行われている。また、2009（平成21）年度より全戸訪問をめざした乳幼児家庭全戸訪問事業（こんにちは赤ちゃん事業）も開始されている（表4-13）。

2 乳児健康診査（母子保健法）

　1歳6か月になると歩行や言語などの精神運動発達の標識が容易に得られるようになることから、1歳6か月児健康診査が市町村において行われる。ここでは、心身障害の早期発見、虫歯の予防、栄養状態などを中心に健康診査が実施されるとともに、

表4-13　新生児訪問指導と乳幼児家庭全戸訪問事業の相違

	新生児訪問指導	乳幼児家庭全戸訪問事業（こんにちは赤ちゃん事業）
法律	母子保健法第11条	児童福祉法第6条の3第4項
目的	新生児の発育、栄養、家庭環境、疾病予防など育児上重要な事項の指導を行う	1. 育児に関する不安や悩みの傾聴、相談 2. 子育て支援に関する情報提供 3. 乳児およびその保護者の心身の様子および養育環境の把握 4. 支援が必要な家庭に対する提供サービスの検討、関係機関との連絡調整
期間	生後28日以内（里帰りの場合は60日以内）	生後4か月を迎える日まで
訪問者	保健師または助産師	愛育班員、母子保健推進員、児童委員、子育て経験者等を幅広く登用

栄養、心理、育児などについて保護者への指導も行われる。健康診査の結果、異常が認められる場合には専門家による精密診査や事後指導等が実施される。

また、3歳児になると、3歳児健康診査が市町村において行われる。ここでは、身体の発育、精神発達面や視聴覚障害の早期発見などを目的としている。なお、1歳6か月児健康診査と同様、必要に応じて精密診査が実施される。

2001（平成13）年度からは、1歳6か月児と3歳児健康診査において心理相談員や保育士が加配され、育児不安などに対する心理相談や親子のグループワークなど、育児支援対策が強化されている。さらに、2005（平成17）年度からは、発達障害者支援法の施行に伴い、母子保健法に基づく乳幼児健康診査を行うにあたっては、児童の発達障害の早期発見に留意することとされている。

3 産後ケア事業

出産直後の母子で、母体の身体的機能の回復に不安がある、あるいは育児不安が強く、保健指導が必要な者を対象に、各市町村が実施主体となり産後ケア事業を行う。核家族化で実家に頼れない妊産婦が増えるなか、出産で疲弊した母親の心身のケアや授乳支援などを行い、子育てのスタート期を応援するのが事業の目的である。医療機関や助産所にてショートステイもしくはデイケアとして入所し、母親の休養や栄養管理、育児技術の習得や日常生活面にわたる支援を行う。利用期間は原則7日間となっている（図4-32）。

4 「食育」の推進

近年、朝食欠食などの食習慣の乱れや思春期やせにみられるような心と身体の健康問題が生じている現状から、乳幼児期からの適切な食事のとり方や望ましい食習慣の形成・定着、食を通じた豊かな人間性の育成など、心身の健全育成をはかることの重要性が増している[1]。

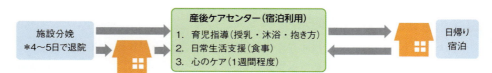

図4-32　産後ケア事業の流れ

2005（平成17）年、食育基本法が施行された。同法に基づき、食育推進基本計画（平成18年度から平成22年度まで）および第2次食育推進基本計画（平成23年度から平成27年度まで）を作成し、国は10年にわたり、都道府県、市町村、関係機関・団体等多様な関係者とともに食育を推進してきた。これまでの食育の推進の成果と食をめぐる状況や諸課題を踏まえつつ、食育に関する施策を総合的かつ計画的に推進していくため、2016（平成28）年度から2020（平成32）年度までの5年間を期間とする新たな「第3次食育推進基本計画」が作成された。このなかには食をめぐる状況の変化を踏まえ、5つの重点課題が定められた[2]。

朝食を毎日食べることは、基本的な生活習慣を身に付ける観点から非常に重要であるため、引き続き、子どもの朝食欠食をなくすことを目標としている。具体的には、第3次基本計画での調査項目の見直しに伴い、より詳細に子どもの朝食欠食状況を把握できるよう考慮し、2015（平成27）年度に4.4％（「全く食べていない」および「あまり食べていない」）となっている子どもの割合を、2020（平成32）年度までに0％とすることをめざしている[2]。

5 療養援護

乳幼児を対象とする主な公費負担医療を表4-14に示す。

6 子どもの心の診療ネットワーク事業

子どもの心の問題、児童虐待や発達障害などに対応するため、「子どもの心の診療ネットワーク事業」という子どもたちの心のケアを行う事業が2011（平成23）年より開始されている。この事業は都道府県が主体であり、地域内での拠点病院を中心に、地域の病院・児童相談所・保健センター・学校などの教育機関が連携する診療体制である。子どもの心の問題としてあげられるものには表4-15のような内容があげられ、

表4-14 乳幼児を対象とする主な公費負担医療

	未熟児	小児慢性特定疾患	障害児	結核
事業名	未熟児養育医療	小児慢性特定疾患治療研究事業	自立支援医療（育成医療）	結核児童療育医療
事業の趣旨	未熟児に対する入院医療費についての医療保険の自己負担分を給付	小児がん等小児慢性特定疾患に罹患している児童に対し、治療の普及促進を図り、併せて医療保険の自己負担分を給付	身体に障害のある児童に対し、必要な医療について医療保険の自己負担分を給付	結核の児童に対し、学習品、日用品を支給するとともに、医療保険の自己負担分を給付
対象者	出生時の体重が2000g以下の者や生活力が特に薄弱な者など	11疾患群514疾病の小児慢性特定疾患に罹患している児童	身体に障害がある児童または将来において障害児となる恐れのある児童のうち確実に治療効果が期待される児童	長期の入院治療を要する結核児童
給付内容	・入院医療費について医療保険の自己負担分	・対象疾病の治療研究に係る医療費について医療保険の自己負担分	・対象の機能障害の除去、軽減のため必要な医療費について医療保険の自己負担分	・入院医療費について医療保険の自己負担分 ・学習品、日用品の支給
対象年齢	1歳未満	18歳未満（引き続き治療が必要と認められる場合には、20歳未満）	18歳未満	18歳未満

（厚生統計協会編：国民衛生の動向、60（9）：113、表6、2013より引用）

表4-15 「子どもの心の問題」に関する受診理由違

1　発達の偏り(言葉の遅れ、社会性の遅れなど)
2　学習の問題
3　不登校・引きこもり
4　行動の問題(多動、衝動、暴力、非行、性非行など)
5　食行動の問題(拒食、過食など)
6　チック症状・汚言、その他の常同行為(吃音、爪咬みなど)
7　睡眠の問題(夜驚、不眠、過眠など)
8　排泄の問題(夜尿、遺尿、遺糞など)
9　身体疾患ではない身体症状(歩けない、手が動かない、聴力・視力の低下、頻尿、意識障害など)
10　身体疾患であるが、心の問題や環境が症状形成に大きく影響しているもの(気管支喘息、摂食障害、円形脱毛症など)
11　場面による緘黙(学校で話さないなど)
12　強迫行動(手洗いが止まらない、儀式的な行動など)
13　分離不安(親から離れることができない)
14　予期不安、回避(近い将来への過剰な不安、ある一定の場所に近づけない、特定の人を怖がるなど)
15　不安定な対人関係、他人への過剰な甘え
16　解離症状(自分が自分でない感じ、記憶がない、別の人格が出てくるなど)
17　うつ状態(悲しくて涙が止まらないなど)
18　躁状態
19　幼児および学童の性化行動
20　自分の性への違和感(異性のような振る舞いなど)
21　自傷行為
22　自殺企図
23　奇妙な言動、幻覚・妄想
24　虐待を受けた体験
25　その他の恐怖体験(犯罪や事故の被害・目撃、災害、その他)
26　その他

(「子どもの心の診療医」の養成に関する検討会報告書より引用)

2017(平成29)年現在17都道府県に拠点病院・機関がおかれている。

3　少子化対策に関する法律(図4-33)

1990(平成2)年の人口動態統計では合計特殊出生率が1.57となり、1966(昭和41)年の丙午の1.58をも下回ったため「1.57ショック」として社会的関心を集めた。

少子化が進行することにより、生産年齢人口(15～64歳)に対する高齢人口(65歳以上)の比率の上昇が年金などの社会保障体制の維持を困難にするだけでなく、労働力人口の減少によって経済成長力・生産性の低下をまねく。人口減少が進むことにより、消費市場の減少や地方の過疎化がさらに進行する恐れがある。そのため、急速な少子化の進行に歯止めをかける政策が急がれた。

1.57ショックを契機に、政府は、仕事と子育ての両立支援など子どもを生み育てやすい環境づくりに向けての検討を始め、1994(平成6)年、今後10年間に取り組むべき基本的方向と重点施策を定めた「今後の子育て支援のための施策の基本的方向について(エンゼルプラン)」が策定された。

その後、1999(平成11)年、「少子化対策推進基本方針」(少子化対策推進関係閣僚会議決定)と、この方針に基づく重点施策の具体的実施計画として「重点的に推進すべき少子化対策の具体的実施計画について(新エンゼルプラン)」が策定された。新エンゼルプランは、従来のエンゼルプランと緊急保育対策等5か年事業を見直したもので、

2000（平成12）年度から2004（平成16）年度までの5か年の計画であった。

しかし、少子化には歯止めがかからず、地域の子育て力の低下に対応して、次世代を担う子どもを育成する家庭を社会全体で支援する観点から、2003（平成15）年に「次世代育成支援対策推進法」が制定された（2015〔平成27〕年までの時限立法）。同法は、地方公共団体および事業主が、次世代育成支援の取り組みを促進するために、それぞれ行動計画を策定し、実施していくことをねらいとしたものである。

2004（平成16）年6月、少子化社会対策基本法に基づき、「少子化社会対策大綱」が閣議決定された。少子化社会対策大綱に盛り込まれた施策の具体的実施計画として、2004（平成16）年に新新エンゼルプランとして「子ども・子育て応援プラン」が策定された。

2007（平成19）年12月、少子化社会対策会議において「『子どもと家族を応援する日本』重点戦略」（以下、重点戦略）が取りまとめられた。重点戦略では、「働き方の見直しによる仕事と生活の調和（ワークライフバランス）の実現」とともに、その社会的基盤となる「包括的な次世代育成支援の枠組みの構築」（「親の就労と子どもの育成の両立」と「家庭における子育て」を包括的に支援するしくみ）を同時並行的に取り組んでいくことが必要不可欠であるとされた。

2012（平成24）年には、子ども・子育て関連の財源を一元化して新しいしくみを構築しようとする意図により、子ども・子育て支援新制度の制定等が行われ、2015（平成27）年4月より本格施行予定である。これは、幼児期の学校教育・保育、地域の子ども・子育て支援を総合的に推進するとの主旨の元に、認定こども園、幼稚園、保育所を通じた共通の給付（施設型給付）および小規模保育等への給付（地域型保育給付）の創設、認定こども園制度の改善、地域の実情に応じた子ども・子育て支援の充実などを内容としている。

2016（平成28）年には子ども・子育て支援の提供体制の充実を図るため、事業所内保育業務を目的とする施設等の設置者に対する助成及び援助を行う事業を創設するとともに、一般事業主から徴収する拠出金の率の上限を引き上げる等の子ども・子育て支援法の改正を行った。

また、ニッポン一億総活躍プランが策定〔2016（平成28）年6月〜〕され、経済成長の隘路である少子高齢化に正面から立ち向かうこととし、「希望出生率1.8」の実現に向け、若者の雇用安定・待遇改善、多様な保育サービスの充実、働き方改革の推進、希望する教育を受けることを阻む制約の克服等の対応策を掲げ、2016年度から2025（平成37）年度の10年間のロードマップを示している。

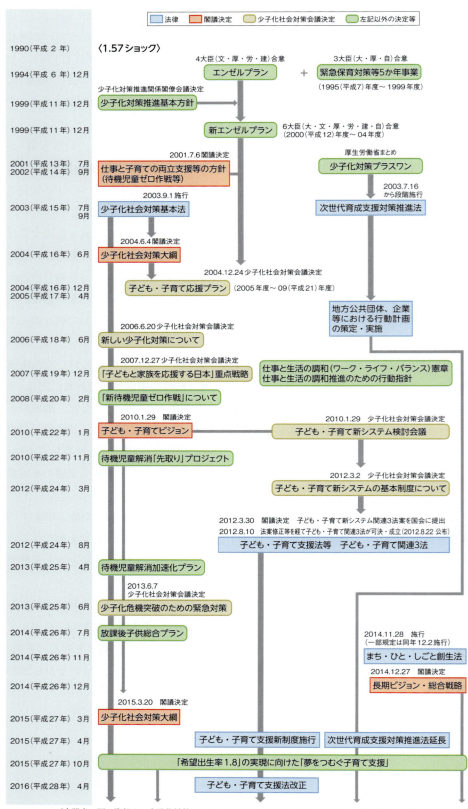

図4-33　わが国の少子化対策に関する取り組みの年次推移

引用文献
1）厚生労働統計協会編：国民衛生の動向2016-2017、厚生の指標増刊、63（9）：116、厚生労働統計協会、2016
2）内閣府：第3次食育推進基本計画、http://warp.da.ndl.go.jp/info：ndljp/pid/9929094/www8.cao.go.jp/syokuiku/about/plan/pdf/ 3 kihonkeikaku.pdf より検索

参考文献
● 1　労働条件に関する法律
- 母子保健事業団：母子保健の主たる統計、2015
- 厚生労働省：平成26年版働く女性の実情、p.106～107、http://www.mhlw.go.jp/bunya/koyoukintou/josei-jitsujo/dl/15d.pdf より検索
- 内閣府男女共同参画局：男女共同参画社会基本法制定に至る男女共同参画政策の経緯．http://www.gender.go.jp/about_danjo/law/kihon/situmu1-3.html より検索
- 独立行政法人労働政策研究・研修機構、奥津眞里：女性雇用政策の現状と課題．http://www.jil.go.jp/institute/kokusai/documents/okutsu.pdf より検索
- 厚生労働省：男女雇用機会均等法のあらまし．http://www.mhlw.go.jp/general/seido/koyou/danjokintou/aramashi.html より検索
- 総務省行政管理局 e-Gov：女性労働基準規則．http://law.e-gov.go.jp/htmldata/S61/S61F04101000003.html より検索
- 厚生労働省：雇用の分野における男女の均等な機会及び待遇の確保等に関する法律、http://www.mhlw.go.jp/file/06-Seisakujouhou-11900000-Koyoukintoujidoukateikyoku/0000130148.pdf
- 厚生労働省：改正育児・介護休業法のポイント http://www.mhlw.go.jp/bunya/koyoukintou/pamphlet/dl/34_03.pdf

● 2　子育て事業に関する法律
- 厚生労働省：資料編 母子保健対策、厚生労働白書．http://www.mhlw.go.jp/za/0825/c05/pdf/21010711.pdf より検索
- 内閣府：第3次食育推進基本計画、http://warp.da.ndl.go.jp/info：ndljp/pid/9929094/www8.cao.go.jp/syokuiku/about/plan/pdf/ 3 kihonkeikaku.pdf より検索
- 国立成育医療研究センター：子どもの心と診療のネットワーク事業、https://www.ncchd.go.jp/kokoro/about_kyoten-list.html

● 3　少子化対策に関する法律
- 内閣府：国の取組み、少子化対策．http://www8.cao.go.jp/shoushi/shoushika/data/torikumi.html より検索
- 内閣府：少子化対策の取組．平成26年版 少子化社会対策白書．http://www8.cao.go.jp/shoushi/shoushika/whitepaper/measures/w-2014/26pdfgaiyoh/pdf/s2-1.pdf より検索
- 文部科学省：子ども・子育て新システム関連3法案について、子ども・子育て支援法案（内閣府及び厚生労働省と共同提出）http://www.mext.go.jp/b_menu/houan/an/detail/_icsFiles/afieldfile/2012/03/30/1319301_1.pdf より検索

E 女性と災害

1 わが国の災害の歴史

1 わが国の地理的特徴と自然災害

　日本の国土は四季折々の美しさを織りなして人々に豊かな自然の恩恵をもたらしているが、同時に自然災害が起こりやすく「災害列島」ともよばれている。これは以下のような地理的特徴[1]によるもので、実に、世界の活火山の7％、世界中の地震の10％強、マグニチュード6クラスの大地震の4分の1が日本に集中している[2]。

（1）環太平洋造山帯に属している

　環太平洋造山帯は、活発な地震、火山の噴火、地殻変動などにより山脈が形成される場所で、太平洋を囲むように位置している。また日本の近くには4つの大きなプレートがあり、地質学的にも地震や火山が多く発生する構造となっている。

（2）四方を海に囲まれ山岳地帯が多い

　海の影響で高潮や津波の危険性が高いとともに、国土の約7割が山岳地帯であるため傾斜地が多く、土砂崩れなどが発生しやすい。また国土の狭さ・山岳地帯の多さから、諸外国と比べて河川の勾配が急で、大雨による洪水の危険性も高い。

（3）風や気団の影響を受けやすい

　島国では偏西風や季節風、北方の寒気団や南方の温気団の影響を直接受ける。そのため季節の明確な変化がみられ、台風、集中豪雨、豪雪などのさまざまな気象災害も起こりやすい。

2 災害の種類

　災害は発生原因によって「自然災害（天災）（）」と「人為災害」に分けられるが、自然災害と人為災害が混合している「複合災害」もある。人為災害の種類は、大型交通事故、大事故、環境変化（大気汚染や地盤沈下など）、戦争、新型感染症の集団発生など多岐にわたる。人為災害のなかでも、CBRNE災害（化学、生物、放射性物質、核、

　自然災害とは、暴風、竜巻、豪雨、豪雪、洪水、崖崩れ、土石流、高潮、地震、津波、噴火、地滑りその他の異常な自然現象又は大規模な火事若しくは爆発その他その及ぼす被害の程度においてこれらに類する政令で定める原因により生ずる被害をいう（災害対策基本法第2条の1）。

　CBRNE災害とは、chemical（化学）、biological（生物）、radiological（放射性物質）、nuclear（核）、explosive（爆発物）などによる災害である。

爆発物によるもの、NOTE）は特殊な知識や装備による対応が必要であり、「特殊災害」と分類される[3]。

自然災害の頻度や規模は地球温暖化とともに増大しており、またさまざまな分野での対立やグローバル化が進むなか、人為的脅威への危険性も世界各地で高まっている。

3 わが国の災害と対策の歴史

（1）近代まで

わが国では古くからさまざまな自然災害が発生してきたが、古代には天皇による恩赦というかたちで飢饉、天災、疫病の流行などに際して人々が救済されていた。初めて公的救済をうたったのは大宝律令（701年）で、生活困窮者への地域単位での扶養、災害に備えた食物の貯蔵、災害時の納税免除などがあった。村落共同体の自治による救済活動も行われるようになったが、外国から伝来した仏教やキリスト教の思想も人々が被災者を救い助け合う精神的土壌の基となった。武家支配が行われた中世には、自然災害に加え戦乱の被害も大きくなった。また天下統一後の江戸時代には、幕府や藩による公的救済が行われるようにもなった[4]。

（2）近代以降

統一国家のもと災害対策が明文化されたのは明治時代以降である。西洋医学・衛生学の発展や、1877（明治10）年の日本赤十字社設立（NOTE）が、災害医療・救護の基盤となった。

戦後は、南海大地震〔1946（昭和21）年〕を機に「災害救助法（NOTE）」〔1947（昭和22）年〕が定められ、災害時の応急救助と災害対策での国家責任が明らかにされた。また伊勢湾台風〔1959（昭和34）年〕の被害を受けて、「災害対策基本法（NOTE）」〔1961（昭和36）年〕が成立し、災害予防から復旧支援を含めた総合的災害対策が示されるに至った。

阪神・淡路大震災〔1995（平成7）年〕では、都市型地震の被害の甚大さから災害対策にさまざまな教訓が得られ、その後、医療分野では災害拠点病院の設置〔1997（平成9）年〕や災害派遣医療チーム「日本DMAT（Disaster Medical Assistance Team）」〔2006（平成18）年〕が始まった。この後もわが国では各地の台風や集中豪雨、東日本

  赤十字マークは、赤十字の創設者アンリー・デュナンの祖国スイスに敬意を示すため、スイス国旗の色を反転させたものとなった。また、多くのイスラム教徒は、十字はキリスト教を連想させるものであるとして「赤新月」を用いている。2007年には新たな標章「レッドクリスタル」が追加された（ジュネーブ条約）[14]。

赤十字　赤新月　レッドクリスタル

  災害救助法〔1947（昭和22）年10月18日法律第118号〕
第1条：この法律は、災害に際して、国が地方公共団体、日本赤十字社その他の団体及び国民の協力の下に、応急的に、必要な救助を行い、被災者の保護と社会の秩序の保全を図ることを目的とする。

>
> **災害対策基本法〔1961（昭和36）年11月15日法律第223号〕**
> **第1条**：この法律は、国土並びに国民の生命、身体及び財産を災害から保護するため、防災に関し、基本理念を定め、国、地方公共団体及びその他の公共機関を通じて必要な体制を確立し、責任の所在を明確にするとともに、防災計画の作成、災害予防、災害応急対策、災害復旧及び防災に関する財政金融措置その他必要な災害対策の基本を定めることにより、総合的かつ計画的な防災行政の整備及び推進を図り、社会の秩序の維持と公共の福祉の確保に資することを目的とする。

大震災および福島第一原子力発電所事故、御嶽山噴火などさまざまな災害が起こり、教訓を得ながら対策が検討されている[4]。

2 災害とジェンダー

災害は、保健医療の観点より「天災や人災とよばれるもので、不時に多くの人々の生命や健康が著しく脅かされる状態」[5]と定義されている。災害発生時には社会的弱者とよばれる人々の健康がより脅かされることになり、子ども、高齢者、障害者らとともに女性もその一員に含まれている。災害発生直後の外傷、その後の心的外傷後ストレス障害（PTSD：post traumatic stress disorder）など被災者に広く起こりうる健康問題はよく知られているが、これに加えて女性の解剖生理学的特徴や、家族間や社会での性別役割期待により、被災女性には男性とは明らかに異なる健康被害が現れることが指摘されている。

1 災害時の女性の身体的健康への影響

女性はその解剖生理学的特徴から、災害で不測かつ不便な生活を強いられることによって泌尿生殖器系の問題が顕在化しやすい（表4-16）。排泄という日々の基本的・生理的な問題に加え、月経に関する問題には、将来的な妊孕力低下やホルモン異常というような長期的なリプロダクティブヘルスの障害の懸念も付随する。

また、周産期の健康問題も、女性にしか起こりえないものである。生まれてくる子どものためにも十分な摂生が必要な時期ではあるが、災害発生時には最低限の生活や食事すらかなわない状態となり、医療機関へのアクセスも保証されなくなる。出産後の母体や新生児にとっても被災生活は過酷であり、産褥復古、母乳哺育、児の成長発達への影響などさまざまな問題が憂慮される。

また、「災害」自体が下肢深部静脈血栓症や静脈血栓塞栓症のリスクであることが指摘されているが、これに妊娠に伴う生理的変化や女性特有のトイレの問題などが加わるとさらにそのリスクは増す[6]。そのため、妊婦や褥婦もハイリスク群として十分な注意を払われるべきであり、「現在までに3泊以上の車中泊経験者で妊娠歴のある女性（流産も含む）」は静脈還流を促すための弾性ストッキング着用が「最も必要」な

表4-16 災害時の女性の身体的問題と考えられる要因

	身体的問題	災害発生時に考えられる要因の例
月経の問題	月経不順、無月経、月経血量の変化、月経随伴症状の悪化など	肉体的・精神的負担
外陰部の問題	外陰炎、腟炎、びらん性出血など	トイレ数の不足、不潔なトイレ 清潔な下着・ナプキンの不足
泌尿器系の問題	膀胱炎	シャワーや入浴ができない環境（断水・停電） 飲料水の絶対的不足、排尿我慢と水分摂取制限
周産期女性の問題	正常妊娠経過逸脱のリスク （マイナートラブルや妊娠合併症の出現・増悪、胎児発育不良、流早産など） 安全な分娩ができないリスク 正常な産褥経過逸脱のリスク （悪露排泄の持続など） 乳房トラブル・乳汁分泌量低下のリスク 下肢深部静脈血栓症・静脈血栓塞栓症のリスク	肉体的・精神的負担 健診・出産場所の変更、またはこれらの場所がない あらゆるものの絶対的不足 （人手、医療機器、滅菌器具、消耗品、薬剤など） 断水・停電・コミュニケーション網の遮断 プライバシーのない避難生活（授乳スペースがない） 感染予防の観点からも避難所に入らず半壊の自宅に戻ったり自家用車で生活したりする者もいる ①血液凝固亢進：妊娠性変化、ストレスによる交感神経の緊張 ②血流うっ滞：増大子宮による静脈の圧迫、窮屈な姿勢や運動不足（とくに車中泊による下肢の長時間下垂）、水分摂取量の不足（飲料水の絶対的不足やトイレの問題）など ③血管内皮損傷：血流うっ滞による静脈の過度の拡張

血栓を形成しやすい3大要因（①②③）をウィルヒョウVirchowの3主徴という。

グループとしてあげられている[7]。

2 災害時の女性の心身の健康に影響する社会的・文化的要因

（1）性暴力

　被災して心身のストレスが極限状態となるのは男女ともに同じであるが、ストレス発散の手段として性暴力が発生した場合、被害者のほとんどは女性となる。災害で皆が日々の生活に必死ななか、性被害は女性たちから表出されにくく、メディアでも取り上げられにくい。

　女性支援グループによると、簡易的間仕切りだけの避難所で寝泊りをしている女性が見知らぬ男性に身体を触られた、男性に露出した性器を見せられた、レイプ被害に遭ったという報告がある。また、半壊の家に片づけに行って家に潜んでいた不審者にレイプされた、被災地にボランティアとして赴いた女子学生がレイプ被害にあった、という報告もある。さらに、レイプの相談があっても紹介できる婦人科医療機関がかぎられており、被害女性を緊急避難させるためのシェルターすらないのが現実ということである[8]。

　被災地支援にかかわる警察、自衛隊、地域のリーダーや流通・建築関係者は、圧倒的に男性が多い。また復興の過程で父親が被災地域外へ出稼ぎに行くこともあり、被災地では男女数がアンバランスとなる。また被災地を取材するメディア関係者にも男性が多く、女性が抱える問題を発見して適切に発信する視点に乏しいことも指摘されている[9]。そのため復興が最優先される被災地では、女性の訴えや意見は救い上げられにくい状況であることを十分に認識すべきである。

(2) ドメスティックバイオレンス

ストレスの多い被災生活では夫婦の問題が顕在化、悪化しやすく、女性は夫によるドメスティックバイオレンス（DV）の被害者になりやすい。こうした家庭内の問題が外部の者に把握される機会は少なく、子どものこと、経済的理由などから女性がパートナーから離れたくない、離れられないということも起こりうる（p.228参照）。

(3) 伝統的な性別役割分担

普段から育児の主な担い手である母親は、発災直後も乳幼児を伴う避難で時間を要し、負傷の可能性が高い。女性が介護の担い手である場合も同様である。避難所でも、女性は子どもや高齢者の世話や食事の確保・準備などを期待され、自分のことは後回しとなる。

被災後しばらくすると、夫が外で働き、妻は避難所や自宅で家族を守る状況になったり、東日本大震災では放射能汚染の懸念から県内で働く父親と別れて子連れで遠隔地に引っ越す母親がいたりした。災害による死亡、離散、同居による家族構成の変化で、突然拡大家族の嫁として介護を担ったというケースもあった。このように、災害時には伝統的な性別役割分担が強化されて、女性の身体的・精神的負担が大きく増える状況になることが多い[9]。

(4) 経済面：雇用・収入・年金など

阪神・淡路大震災と東日本大震災による男女別死者数は女性が多く、それぞれ男性より967人、1065人多かった（図4-34）。この傾向はとくに高齢者で顕著で、女性の生涯賃金が男性よりも低く、年金額も低いため、老後の貧困が理由であると指摘されている[11]。

また、阪神・淡路大震災では、震災前から女性に臨時雇用が多く、震災後のパートや派遣の解雇も女性に多く、震災後の失業が長引いたのも女性であったと報告されている[10]。こうした問題にもかかわらず、女性の雇用不安は東日本大震災でも顕在化したといわれている[12]。これらの他にも災害時には、伝統的性別役割分担の強化や遠隔地への「母子避難」などによって、女性がキャリアや社会関係を中断・放棄せざるをえない状況に陥りやすいことも指摘されている。こうして、女性は長期的にみて社会・経済的にも弱い立場に置かれていく傾向にある[9]。

(5) 世帯単位の支援体制

災害時の義援金制度や生活再建支援制度には「世帯主が被災者であること」が受給の条件であるものが多く、「世帯主＝多くの場合、男性」の被災状況で支援が判断され、

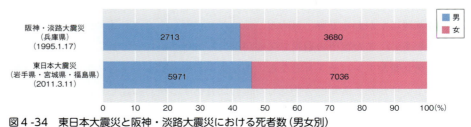

図4-34　東日本大震災と阪神・淡路大震災における死者数（男女別）

（内閣府：東日本大震災と阪神・淡路大震災における死者数、平成23年度版防災白書　を参考に作成）

女性への支援に影響が及ぶ。独身ひとり暮らしの女性が結婚をして「世帯主」でなくなった、被災者ではない人と結婚したため要件を満たさなくなったなど、女性個人は被災者でも、父親や夫という男性に左右されることが多くなった。すでに阪神・淡路大震災で世帯主中心主義の問題は露呈されていたが、大きく改善されることなく東日本大震災が発生し、同様の問題が起こったといわれている。「世帯主」を中心に制度設計されているものは、健康保険制度、遺児育英金制度、住宅貸付金制度などもあり、これらは被災女性の健康にも影響する[12)13)]。

（6）海外の事例

2004年のスマトラ沖大地震による巨大津波に襲われたスリランカの田舎町では、慎ましく家族に仕えることが美徳という文化的規範が故に、津波が押し寄せても自己を犠牲にして子どもを先に逃げさせた女性が多かったようである。また髪を長く伸ばしサリーで身を覆う習慣により、長い髪が引っ掛かって逃げられず、身動きがとりにくいサリーを脱いで走るという文化的禁忌に背けずに波に飲み込まれた女性たちも多くいた[14)]。大津波災害を受けたインドやインドネシアでも、同じような理由で女性の死亡者が圧倒的に多かったと報告されている[15)]。災害時に女性が社会的・文化的な影響を大きく受け、結果的に心身の健康を損ない命を落とすことは、国境を越えて共通の問題であることがわかる。

3 災害時における看護の役割

1 災害時の看護の参考となる国際基準

過去の災害時の教訓を踏まえ災害支援の国際基準が存在しており、その１つに国際赤十字・赤新月運動から生まれた「スフィア基準（1997年以来実践を重ねて改訂）」がある。これは災害や紛争後の救援活動において満たされるべき最低基準で、表4-17

表4-17　スフィア基準のジェンダー・多様性に対する配慮のポイント

1. あらゆる年齢層の男女および多様な脆弱な人々から支援に関する意見を聴く。発言しにくい障害があれば取り除く。
2. 被災者の男女別・年齢別統計的情報の収集と活用。
3. 意見を聴く工夫をする。特に女性が安心して話せる（必要なら女性だけ別の）場所で、話を聞くスキルのある人が加わる。
4. 脆弱な集団が、必要な支援と保護を十分に受けられるよう、支援事業の計画づくりから、男女・少年少女双方が参画するよう促す。
5. 人々を脆弱にする要因を分析し、脆弱さを積極的に解消する報告で支援事業を計画する。
6. 支援チームの構成は、男女、年齢のバランスを取る。
7. 支援職員は、支援する側の者が権力を自覚し、権力を濫用せず、支援と引き換えに、いかなる交換にも関与しない。

（竹信三恵子・赤石千衣子編：災害支援に女性の視点を！、岩波ブックレット852、p.39、岩波書店、2012 を参考に作成）

はスフィア基準の「ジェンダーや多様性に対する配慮のポイント」がまとめられたものである[9]。

2000（平成12）年には、防災における国際協調を推進する目的で国際連合国際防災戦略（UNISDR：United Nations International Strategy for Disaster Reduction）が設立され、UNISDRが2005年に神戸市で開催した第2回国連防災世界会議では、災害リスクを最小にするために日常から必要な活動や制度の枠組みとして、「兵庫行動枠組み2005－2015」が採択された。このなかの「優先行動（一般的考慮事項）」では、「リスク評価、早期警戒、情報管理、教育・トレーニングに関連したあらゆる災害リスク管理政策、計画、意思決定過程にジェンダーに基づいた考え方を取り入れることが必要である」と明記されている[16]。

続いて、2015年3月に仙台市で行われた第3回国連防災世界会議では、依然、女性、子ども、脆弱な状況にある人などは災害によってより多くの影響を被っており、これらの人々を災害対策のステークホルダーとして位置づけることの重要性が述べられている[17]。政策や防災計画の立案・実施には女性の参画不可欠であり、女性の能力育成やリーダーシップの促進についても言及されている。

2 女性に対する看護

わが国の看護界では1999（平成11）年に日本災害看護学会が創設され、2008（平成20）年のカリキュラム改正で基礎看護教育課程に災害看護が導入されるなど、災害看護学が確立するに至っている[4]。災害看護は平常時の備えから発災時のケア、そして復興支援まで多岐にわたり（表4-18）、医療機関、避難所、地域、行政などのさまざまな場所において、保健師、助産師、看護師のそれぞれの特徴を活かした活動が期待されている。

このようななか、世界的にみてもジェンダーを踏まえた災害対策や支援の必要性は広く認識されており、看護職の性別構成は依然圧倒的に女性が多いことからも、被災女性の立場の理解に努め、国際基準に沿って意識的に女性の健康問題の解決にあたる心構えが必要である。

なお、災害救助法第4条では、災害時の「医療及び助産」を公的支援の対象となる救援の1つとしてあげている。とくに分娩の対象は女性のみとなり、災害時対応には

表4-18　災害看護の役割

1. 災害時の救急救命医療と療養環境の整備
2. 被災者の心のケア
3. 避難生活の支援
4. 災害時要援護者の生活の援助
5. 復興に向けての支援
6. 病院防災力の備え（平常時）
7. 地域防災力の備え（平常時）

（小原真理子他監修：災害看護—心得ておきたい具体的な知識、改訂2版、p.55～56、南山堂、2012を参考に作成）

表4-19 災害時の助産ケア

妊婦ケア
- 母子健康手帳の活用（普段からの正しい記載と妊婦による携帯の励行）
- 外来者の帰宅安全性の確保（危険な場合は帰宅させない）
- 入院者へのケア（とくに床上安静者、持続点滴接続者など移動が困難な者）

産婦ケア
- 進行中の分娩は終了の方向へ
- 陣痛促進・誘発は即中止
- 母子のSkin to Skin Contactを一般化し、新生児低体温を防止する

褥婦・新生児のケア
- 母乳育児と母児同室の推進
- 家族が退院を受け入れられる状態であれば早期退院へ

（福井トシ子編：新版助産師業務要覧、第2版、p.207〜209、日本看護協会出版会、2012を参考に作成）

表4-19のような内容がある。災害用分娩キットや避難用スリングの常備、避難経路の確保や発災時の役割分担など施設内における物品や体制の準備のみならず、普段から医療機器に頼らず助産師の感覚（視覚・聴覚・触覚・臭覚）を用いた助産ケアを実践する努力も災害時には大いに役立つと考えられる。

引用・参考文献

1) 朝日新聞出版：日本に自然災害が多いのはなぜ？、月刊ジュニアエラ、10月号、2012
2) 広瀬敏通：災害を生き抜く－災害大国ニッポンの未来をつくる、みくに出版、2014
3) 浦田喜久子、小原真理子：災害看護学・国際看護学（看護の統合と実践③）、系統看護学講座、統合分野、第3版、医学書院、2015
4) 小原真理子ほか監修：災害看護－心得ておきたい基本的な知識、第2版、南山堂、2012
5) 南裕子：災害看護学構築にむけての課題と展望、看護研究、31(4)：3〜11、1998
6) 田中純太：肺血栓塞栓症：「防ぎ得た死」を防止するための深部静脈血栓症対策、日本内科学会雑誌、101(10)：3019〜3024、2012
7) 榛沢和彦：新潟県中越地震時における急性肺・静脈血栓塞栓症、心臓、39(2)：104〜109、2007
8) 北川杏子：あれから10年－言いたいことがいっぱいあった！、ウィメンズネット・こうべ編：災害と女性－防災・復興に女性の参画を（資料集）、p.3〜6、2005
9) 千葉悦子ほか：ジェンダー視点からの災害・復興に関する総合的調査研究、福島大学研究年報、別冊、p.84〜92、2011
10) もりきかずみ：それぞれの10年－震災と女性、ウィメンズネット・こうべ編：災害と女性－防災・復興に女性の参画を（資料集）、p.17〜21、2005
11) 正井礼子：震災と女性－阪神大震災から10年を振り返って、ウィメンズネット・こうべ編：災害と女性－防災・復興に女性の参画を（資料集）、p.13〜16、2005
12) 竹信三恵子・赤石千衣子編：災害支援に女性の視点を！、岩波書店、2012
13) 中島絢子：震災と女性、ウィメンズネット・こうべ編：災害と女性－防災・復興に女性の参画を（資料集）、p.7〜10、2005
14) スペンドリニ・カクチ：内戦とインド洋津波の二重苦の中で、女性たちの21世紀、89：14〜16、2017
15) 大矢根淳他編：災害社会学入門、弘文堂、2007
16) 外務省：プログラム成果文書「兵庫行動枠組み2005-2015」（暫定仮訳・PDF版）．A/CONF.206/L.2/Rev.1．(国連防災世界会議の開催について) http://www.mofa.go.jp/mofaj/gaiko/kankyo/kikan/ɔdfs/wakugumi.pdf　2017年7月24日検索
17) 内閣府：仙台防災枠組2015-2030（仮訳）（防災情報のページ・第3回国連防災世界会議）http://www.bousai.go.jp/kokusai/kaigi03/　2017年7月24日検索
18) 日本赤十字社：知っていますか？このマークの本当の意味、http://www.jrc.or.jp/about/pdf/20150826_shittemasukamark.pdf より2017年7月22日検索

女性と家族

「家族」は、それを構成する家族成員の成長発達、健康、生活等に重要な役割を果たしている。現在の家族のありようは最初から存在していたのではなく、歴史のなかで変容を遂げてきたものである。ここでは近代家族の成立について触れながら、現代の家族と女性の役割について考える。

1 家族とは

「家族」を定義づけることは重要であるが、難しい。家族の定義は、専門とする学問領域によってそれぞれ異なる。

家族を研究対象とする家族社会学では、「家族とは、夫婦・親子・きょうだいなど少数の近親者を主要な成員とし、成員相互の深い感情的かかわりあいで結ばれた、第一次的な福祉志向集団である」と機能面から定義づけたものがある。しかし、今日の家族社会学では「当事者たちが互いに家族であると主観的に認識し合っている人々の集団」を家族として研究対象にする方法が提案されるようになっている[1]。

家族看護学では、鈴木ら[2]が、どのように家族をとらえたら援助がしやすくなるかという観点からこれまでの家族の定義や属性を整理し、家族の特性として下記の5項目をあげている。

①保育、教育（社会化）、保護、介護などのケア機能をもっている。
②社会との密接な関係をもち、集団として、常に変化し、発達し続けている。
③役割や責任を分担し、不断の相互作用によって、家族間に人間関係を育成している。
④結婚、血縁、同居を問わず、家族員であると自覚している人々の集団である。
⑤健康問題における重要な集団であり、1つの援助の対象である。

2 わが国の家族形態（家族統計）

家族の定義づけが難しいなかで、統計的に家族の状況をみることは難しい。ここでは、国勢調査の世帯状況（NOTE）から、わが国の家族の形態を概観する。

1 世帯構成と規模

1980（昭和55）年から2010（平成22）年の世帯の家族類型別割合の推移では、「夫婦と子ども」、「3世代等」からなる世帯の減少、「単独」「夫婦のみ」の世帯の増加がみられる。さらに、1世帯あたりの人員については、昭和55年には3.22人であったが平成22年には2.42人に減少しており、わが国の世帯規模は縮小を続けている（図4-35）。

2 核家族世帯の割合

核家族世帯の割合の変化をみると、昭和55年60.3％、平成2年59.5％、平成12年58.3％、平成22年56.4％と少しずつ減少している。その内訳をみると、「夫婦と子ども」の世帯が減少し、「夫婦のみ」や「ひとり親（男親または女親）と子ども」の世帯が増加している。平成22年の核家族の内訳では、「夫婦と子ども」の世帯が一般世帯の27.9％を占め、次いで「夫婦のみ」19.8％、「女親と子ども」7.4％、「男親と子ども」1.3％であった。このように核家族世帯が軽微な減少をする一方、未婚や配偶者の死別などによる単独世帯の増加がみられている（図4-35）。

国勢調査では、世帯を「一般世帯」と「施設等の世帯」に区分している。一般世帯は、①住居と生計をともにしている人々の集まりまたは一戸を構えて住んでいる単身者、②間借りの単身者または下宿屋などに下宿している単身者、③会社・団体・商店・官公庁などの寄宿舎・独身寮などに居住している単身者をいい、それ以外が「施設等の世帯」である。

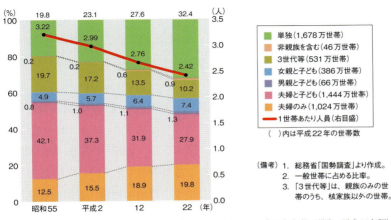

（内閣府男女共同参画局：男女共同参画白書（概要版）、平成26年版）

図4-35　世帯の家族類型別割合の推移

3 近代家族と女性の役割

産業化された近代社会に特有の家族を「近代家族」とよび、「性別役割分業の誕生」がその特徴としてあげられる。

1 性別役割分業が誕生した背景

産業革命以前の家族をみると、農業を中心とした自給自足の生活で、職住は近接しており、農作業の合間に子どもに母乳を与えたり、家事や育児のために家に帰ったりなど、職業と家事労働がほぼ同じ場所で行われていた。

19世紀後半にイギリスで始まった産業革命を契機に、多くの労働者が工場などに働きに出るようになり、それまでとは違って、家庭という生活の場（私的領域）と職場（公的領域）の分離をもたらした。この分離は、家族の生活や男女の性別役割の分業にも影響を与え、男性は公的領域を担当し稼ぎ手となることが期待され、女性は、私的領域を担当し、家庭内の家事や育児を引き受けることが期待されるようになり専業主婦が誕生した。また、19世紀末のイギリスでは「既婚労働者の家庭外就労は望ましくない」という規範が広まり、20世紀にはアメリカなどの先進国へと広まった。わが国で専業主婦が広まったのは、第二次世界大戦後のサラリーマン家庭においてであった[3]。

2 わが国の家族と女性の役割の変化

戦前までは明治民法によって規定された「家」制度により、家長が家族員を統制する絶対的権限をもっていた。結婚においても、家長の影響は大きく、「家の存続」や「家同士の結びつき」が個人の意思よりも優先された。

戦後、この「家」制度が廃止され、憲法の下で男女平等が謳われ、また高度経済成長により家族形成の方法や家族のあり方が大きく変化していった。この変化は配偶者選択方法と性別役割分業にみることができる。

まず、家族形成の始点ともいえる配偶者選択方法をみると、1965～1970年には恋愛結婚が、それまでの主流であった見合い結婚を上回るようになった（図4-36）。その後も恋愛結婚は増加を続け、現在では9割近くとなり、家同士の結びつきから夫婦の愛情を基盤とする家族形成が主流になった。

また、性別役割分業でも、高度経済成長期を迎え、かつての産業革命を迎えたイギリスのように「夫は仕事、妻は家庭」という考え方が広まり、専業主婦が増えていった。しかしその後、専業主婦は減少へと転じ（図4-37）、1997（平成9）年以降は「共働きの世帯数」が「男性雇用者と無業の妻からなる世帯数」を上回っている。この変化の背景には、女性の高学歴化、女性が就業しやすい環境の整備、女性の仕事や社会進出に対する意識の変化などが考えられている。

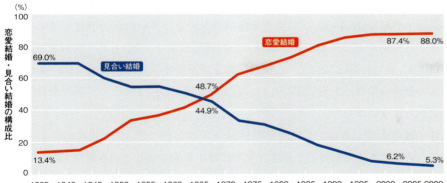

図4-36　結婚年次別にみた、恋愛結婚・見合い結婚構成の推移

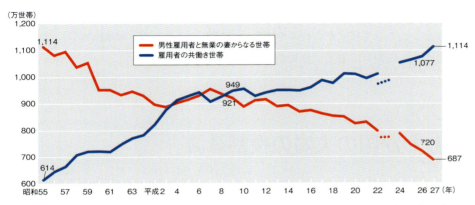

図4-37　共働き等世帯数の推移

4　女性の就労と家族内の役割

　性別役割分業の考え方のなかに、男性は職業をとおして家族と外的世界をつなぎ、収入を獲得する役割（道具的役割）があり、女性には家族内の心理的緊張を緩和し、情緒的安定や統合を支える役割（表出的役割）があるというものがあった[4]。しかし、この「女性が家事・育児の役割」、「男性が職業的役割」とする固定的な性別役割分業の考え方は、1970年代以降見直され「性差別」としてとらえるようになった。フェミニズムの家族研究では、性別役割分業に基づく家族が抑圧の装置に他ならないとしている[5]。

また、性別役割分業に影響を及ぼした社会的な変化としては先に述べた「共働き世帯の増加」がある（図4-37）。共働き世帯の就労形態で多いのが、子育て後に行うパートタイム労働や派遣労働などであり、この就労形態は「夫は仕事、妻は家庭」から「夫は仕事、妻は仕事と家庭」へと性別役割分業を変化させた。最近では、妻がフルタイムの労働の場合、夫婦で話し合い、家事や育児を分担するという新たな役割分業もみられるようになった。

　女性の就労が増えるなか、1979年の第34回国連総会において、男女の完全な平等の達成に貢献することを目的として、女子に対するあらゆる差別を撤廃することを基本理念とした「女子差別撤廃条約」が採択された。具体的には、「女子に対する差別」を定義し、締約国に対し、政治的・公的活動、経済的・社会的活動における差別の撤廃のために適当な措置をとることを求めたものである。日本は1985年に条約に締結し、同年に「男女雇用機会均等法」が制定、1986年から施行された。1997年と2007年の同法の改正、さらに1999年の「男女共同参画社会基本法」の公布・施行によって、性別にかかわりなく男女が、仕事や家庭、地域などのあらゆる領域に対等に参画できる社会づくりに向けて着実に整備が行われてきている。

5 わが国の夫婦の役割意識

　2016（平成28）年8月から9月にかけて全国18歳以上[注1]の日本国籍を有する者5,000人に対して、内閣府の男女共同参画局が行った、個別面接聴取法を用いた女性の活躍推進に対する意識調査（回収率61.2％）のなかから、現在の夫婦の役割の意識についてみてみる（図4-38、表4-20）。

（1）「夫は外で働き、妻は家庭を守るべきである」という考え方をどう思うか

　「賛成」の者の割合（「どちらかといえば賛成」を含む）40.6％、「反対」の者の割合（「どちらかといえば反対」を含む）54.3％であった。

　前回の2014（平成26）年8月の調査結果と比較すると「賛成」の者の割合は44.6％から40.6％に低下し、「反対」の者の割合は49.4％から54.3％に上昇している。

　性別でみると、女性に「反対」の者の割合が高い。また年齢別では30歳代、50歳代で「反対」の者の割合がそれぞれ高く、70歳以上では「賛成」が高くなっている。

（2）「賛成」と「反対」の理由

　「賛成」の理由で最も多かったのが、「妻が家庭を守ったほうが、子どもの成長などにとってよいと思うから」60.4％、次いで「家事・育児・介護と両立しながら、妻が働き続けることは大変だと思うから」45.6％、「夫が外で働いたほうが、多くの収入を得られると思うから」32.9％の順であった（複数回答、上位3項目）。

　性別でみると、「家事・育児・介護と両立しながら、妻が働き続けることは大変だ

注1）　調査対象の年齢は、前回調査までは20歳以上であったが、平成28年度の調査より18歳以上に引き下げられた。

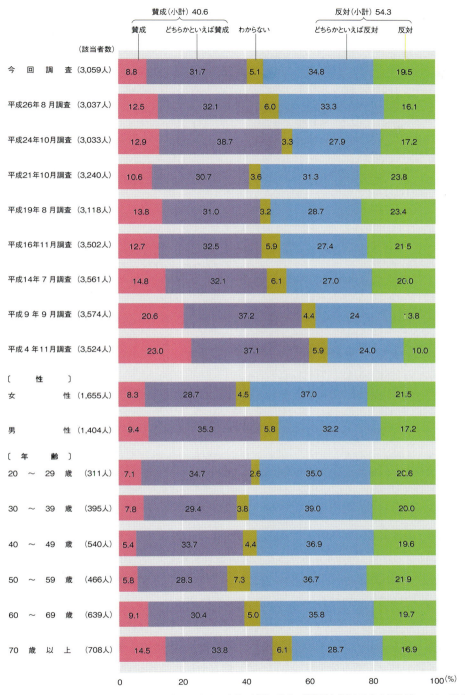

図4-38 「夫は外で働き、妻は家庭を守るべきである」という考え方に対する意識

と思うから」、「夫が外で働いたほうが、多くの収入を得られると思うから」をあげた者の割合は女性で高い。一方、「妻が家庭を守ったほうが、子どもの成長などにとってよいと思うから」、「日本の伝統的な家族の在り方だと思うから」、「自分の両親も役割分担をしていたから」をあげた者は男性で高い。

表4-20 「夫は外で働き、妻は家庭を守るべきである」という考え方の賛成・反対する理由

賛成とする理由　「夫は外で働き、妻は家庭を守るべきである」という考え方について「賛成」、「どちらかといえば賛成」と答えた者に、複数回答

	該当者数	妻が家庭を守ったほうが、子どもの成長などにとってよいと思うから	家事・育児・介護と両立しながら、妻が働き続けることは大変だと思うから	夫が外で働いたほうが、多くの収入を得られると思うから	日本の伝統的な家族の在り方だと思うから	自分の両親も役割分担をしていたから	その他	特にない	わからない	計(M.T.)
	人	%	%	%	%	%	%	%	%	%
総数	1,241	60.4	45.6	32.9	20.8	19.0	1	1	0.1	180.5
女性	613	57.7	50.7	34.6	18.3	16.8	1	1	0.2	179.6
男性	628	62.9	40.6	31.2	23.2	21.2	1	1	−	181.4

反対とする理由　「夫は外で働き、妻は家庭を守るべきである」という考え方について「反対」、「どちらかといえば反対」と答えた者に、複数回答

	該当者数	固定的な夫と妻の役割分担の意識を押し付けるべきではないから	妻が家庭を守ったほうが、子どもの成長などにとってよいと思うから	家事・育児・介護と両立しながら、妻が働き続けることは大変だと思うから	夫が外で働いたほうが、多くの収入を得られると思うから	日本の伝統的な家族の在り方だと思うから	自分の両親も役割分担をしていたから	その他	特にない	わからない	計(M.T.)
	人	%	%	%	%	%	%	%	%	%	%
総数	1,662	52.8	46.8	40.6	38.4	32.8	15.5	1.4	0.8	0.3	229.4
女性	968	56.5	44.5	43.6	35.4	36.4	15.6	1.4	0.7	0.4	234.6
男性	694	47.6	50.0	36.5	42.5	27.8	15.4	1.3	0.9	0.1	222.0

注) M.T.(Multiple Total の略)：複数回答の質問において、回答数の合計を回答者数(N)で割った比率。
(内閣府大臣官房政府広報室：男女共同参画社会に関する世論調査の概要(平成28年9月調査)、p.13〜14、2016を元に作成)

　「反対」の理由で最も多かったのが「固定的な夫と妻の役割分担の意識を押し付けるべきではないから」52.8％であり、次いで「妻が家庭を守ったほうが、子どもの成長などにとってよいと思うから」46.8％、「夫も妻も働いたほうが、多くの収入が得られると思うから」40.6％の順であった(複数回答、上位3項目)。

　性別でみると「固定的な夫と妻の役割分担の意識を押し付けるべきではないから」、「夫も妻も働いたほうが、多くの収入が得られると思うから」をあげた者の割合は女性で、「妻が働いて能力を発揮したほうが、個人や社会にとってよいと思うから」、「男女平等に反すると思うから」をあげた割合は男性で、それぞれ高い。

引用文献
1) 片岡佳美：家族研究の発端－家族の定義づけ、論点ハンドブック、野々山久也編、家族社会学、p.19〜22、世界思想社、2009
2) 鈴木和子他：家族看護学－理論と実践　第4版、p.29〜30、日本看護協会出版会、2012
3) 木脇奈智子：近代家族－公的領域と私的領域の分離、論点ハンドブック、野々山久也編、家族社会学、p.95〜98、世界思想社、2009
4) 松田智子：夫婦関係－性別役割分業の原型、論点ハンドブック、野々山久也編、家族社会学、p.157〜160、世界思想社、2009
5) 杉下知子：家族看護学入門、p.2〜4、メヂカルフレンド社、2000

さくいん INDEX

欧文

1.57ショック	274
13トリソミー	210
18トリソミー	209
21トリソミー	208
ADHD	80
AIDS	38
BMI	113
BV	140
CBRNE災害	278
CDC	19
cell free DNA	167, 213
DHA	126
DNA	205
DOHaD	131
DPA	126
DSM-Ⅳ	60
DV	228, 282
──被害女性	235
──被害の実態	232
ED	161
EPA	126
FAS	85
FGM	12
FOAD	117, 131
FSH	27, 29
FTM	217
GDI	258
GGI	258
GII	258
GnRH	29, 42
HDI	258
HDL	69
HPV	46
HRT	64、66
ICSI	161
IUFD	175
IVF-ET	160, 163
JKビジネス	223
LDL	69
LH	27, 29
LH/FSHの作用	30
LHサージ	29
MDGs	253
MTF	217
NIPT	167, 213
NIPTの誤解	214
OC	78
PMDD	58
PMS	58
PTSD	234, 280
SIDA	80
SNP法	167, 168
STD	38
TG	69
TSS	140
TVPA	223
UAE	38
UN-Women	259, 260
UNDP	258
UNFPA	259, 260
UNISDR	284
UVインデックス	100
VTE	78
WHO	8, 18, 147
X連鎖性優性遺伝	212
X連鎖性劣性遺伝	211

あ

アイデンティティ	55
亜鉛	119
足のアーチ	143
足のタイプと生じやすいトラブル	144
アッシャーマン症候群	160, 172
アドボカシー	10
アピアランス	47
アファーマティブアクション	260
あへん法	89, 90
アルコール	82, 83
──の身体への影響	82
──の分解	84
アルコール依存症	88
──の診断基準	85

アルツハイマー病 ……………………………… 70
アロマセラピー ………………………………… 149
安全な母性のための国際会議 ………………… 253
アンチエイジング ……………………………… 63
　　　──医療の領域 ……………………………… 64

い

育児・介護休業法 ……… 199, 201, 202, 264, 270
育児休暇取得率 ………………………………… 250
育児休業 ………………………………………… 202
育児休業期間の延長 …………………………… 271
育児休業給付金 ………………………………… 203
育成医療 ………………………………………… 273
萎縮性腟炎 ……………………………………… 68
一酸化炭素 ……………………………………… 77
遺伝カウンセリング …………………………… 212
遺伝子 …………………………………………… 205
イネィブリング ………………………………… 10
違法薬物 ………………………………………… 91
医薬品医療機器等法 …………………… 89, 90, 134
飲酒傾向の特徴 ………………………………… 85
飲酒習慣 ………………………………………… 82

う

ウィーン宣言および行動計画 ………………… 228
ウイルス性肝炎 ………………………………… 38
薄毛 ……………………………………………… 65
運動性無月経 …………………………………… 152

え

栄養機能食品 …………………………………… 120
エイコサペンタエン酸 ………………………… 126
エイジング ……………………………………… 63
　　　──と身体的変化 ………………………… 63
衛生用品 ………………………………………… 134
栄養摂取状況 …………………………………… 114
エストロゲン ……………… 27, 29, 49, 57, 64, 79
　　　──依存性疾患 ………………………… 49
　　　──欠乏症状 …………………………… 65
　　　──の分泌状態 ………………………… 23
　　　──の主な標的臓器 …………………… 49
エックス線 ……………………………………… 93
エディプスコンプレックス …………………… 54
エドワーズ症候群 ……………………………… 209

エラスチン ……………………………………… 103
エリクソン ……………………………………… 22
エレクトラコンプレックス …………………… 54
援助交際 ………………………………………… 223

お

黄体形成ホルモン …………………… 27, 29, 42
オゾン層の破壊 ………………………………… 97
オタワ憲章 ……………………………………… 8

か

ガーダシル ……………………………………… 46
外因性内分泌撹乱物質 ………………………… 49
外因性老化 ……………………………… 67, 105
外陰瘙痒症 ……………………………………… 68
介護休暇 ………………………………………… 270
外食産業 ………………………………………… 128
外性器 …………………………………… 24, 28
カイロ国際人口開発会議 ……………………… 253
角化細胞 ………………………………………… 102
核家族世帯 ……………………………………… 287
覚醒剤と大麻の影響 …………………………… 91
覚せい剤取締法 ………………………… 89, 90
可視光線 ………………………………… 94, 97
下肢深部静脈血栓症 …………………… 280, 281
過剰反応（人工妊娠中絶）…………………… 173
家族 ……………………………………………… 286
家族看護学 ……………………………………… 286
家族計画 ………………………………………… 13
家族形態 ………………………………………… 287
家族性の発がん ………………………………… 47
家族累計別割合 ………………………………… 287
下腹痛 …………………………………………… 32
カラーコンタクトレンズ ……………………… 137
空の巣症候群 …………………………………… 56
カルシウム摂取量 ……………………… 114, 116
カルマン症候群 ………………………………… 159
加齢 ……………………………………………… 63
監護者性交等罪 ………………………………… 225
看護者の倫理綱領 ……………………………… 15
監護者わいせつ罪 ……………………………… 225
がんサバイバー ………………………………… 188
完全流産 ………………………………………… 175
がん治療と性腺機能 …………………………… 188

がん治療における心理的影響 48
がん治療によるボディイメージの変化 47
がん妊孕 188
がんの多段階発がん説（紫外線） 106
がんの罹患 43
がん発症の特徴 46

き

記憶 70
危険因子 160
危険ドラッグ 91
季節性感情障害 58
喫煙 74
喫煙頻度の推移 76
喫煙率の動向 74
喫煙量と早産の関係 80
キッチンドリンカー 85
機能性表示食品 120
揮発月経 153
気分障害 57
希望出生率1.8 275
キャリア 251
休止期脱毛症 66
強制性交等罪 225
拒食症 115
禁煙 76
緊急帝王切開時の看護 181
近代家族 288
近代公娼制 220

く

靴 143
クッシング症候群 87
クラインフェルター症候群 161, 210
クラミジア感染症 39
グリーフワーク 184
グリーンネイル 138
グローバルイシュー 260

け

頸管因子 160
頸管粘液の変化 32
頸管縫縮術 16
経口避妊薬 78

経済的暴力 229
携帯電話 96
　　——による電磁波障害への各国の対応 96
稽流流産 175
化粧品 134
化粧品の分類 135
結核児童療育医療 273
月経 34
　　——のサイクル 35
　　——への影響（栄養） 116
月経異常 34, 172
月経血量の異常 36
月経困難症 36, 51
月経周期 77
　　——と味覚の関連性 119
　　——の異常 36
　　——のメカニズム 34
月経随伴症状 36
月経不順 172
月経前緊張症候群 58
月経前症候群 36, 57
月経前不快気分障害 58
　　——の診断基準 59
血中ホルモンの変化 30
原因不明不妊症 162
健康科学 9
健康管理 18
健康増進法 76
健康づくり 18
健康日本21 86, 88, 113, 128
健康の概念 8
健康の定義 8
原発性無月経 35
顕微授精 163, 164

こ

抗加齢 63
強姦罪 225
合計特殊出生率 192, 274
膠原線維 102
公娼制 220
口唇期 54
後天性免疫不全症候群 38
高度経済成長 288

高度生殖医療 193
更年期 15, 56
更年期障害 33, 64
高密度リポタンパク質コレステロール 69
肛門愛期 54
コエンザイムQ10 124
国際偽装結婚 223
国際連合国際防災戦略 284
国勢調査 287
告知時の看護（ペリネイタルロス） 178
国連開発計画 258
国連人口活動基金 259
国連人口基金 259
国連ミレニアムサミット 254
固着 54
骨折相対リスク 79
骨粗鬆症 79, 152, 155
　──への影響（アルコール） 84
骨代謝への影響（栄養） 116
骨盤底筋訓練 68
骨量の減少 79
子どもの心の診療ネットワーク事業 273
子どもの性同一性障害 218
ゴナドトロピン 29, 42
コラーゲン 102, 124
婚姻 247
こんにちは赤ちゃん事業 272

さ

サーバリックス 46
災害看護の役割 284
災害救助法 279
災害時の女性の身体的問題 280
災害対策基本法 279, 280
災害派遣医療チーム 279
災害時の助産ケア 285
細菌性腟症 140
再婚 248
在日外国人女性 260
細胞質内精子注入法 161
細胞のがん化（電磁波） 95
サプリメント 120
産科医療保障制度 203
産科危機的出血 194

産後うつ 62
産後ケア事業 272
産後の発症 60
産児制限運動 253
産褥期精神病 61
サンタン 104
サンバーン 104

し

シロッカー術 16
シーハン症候群 159
ジェルネイル 137, 139
ジェンダー 8, 9, 10, 55
ジェンダーアイデンティティ 55, 217
ジェンダー開発指数 258
ジェンダー格差に関する国際的な指数 259
ジェンダーギャップ指数 258
ジェンダー平等推進 255, 256
ジェンダー平等と女性のエンパワーメントのための国連機関 259, 260
ジェンダー不平等指数 258
紫外線 67, 92, 94, 97
　──が関与しているとされる疾患 101
　──に対する防御対策 109
　──による健康障害 101
　──のオゾン層通過率 99
　──の吸収 107
　──の性質 98, 99
紫外線角膜炎 107
紫外線防御指数 100
自我同一性 55
色素細胞 102
子宮 25, 26, 29
子宮因子 160
子宮外妊娠 172
子宮がん 36, 43
子宮がん手術合併症 41
子宮奇形 160
子宮筋腫 37, 50
　──の分類 50
子宮頸がん 43, 44, 46, 78
　──の予防ワクチン 46
子宮頸管拡張器 179, 180
子宮頸部円錐切除術 41

索引	ページ
子宮腺筋症	51
子宮体がん	43, 44, 46, 52
子宮摘出後合併症	41
子宮内胎児死亡	175
子宮内膜がん	46
子宮内膜症	37, 51
子宮内膜の周期	30
子宮内膜の変化	34
子宮内容除去術後合併症	41
子宮の支持組織	27
子宮動脈塞栓療法	38
自己決定への不安（出生前診断）	169
自己免疫疾患	59
自殺願望（人工妊娠中絶）	173
死産	80, 175
――の動向	194
死産証明書	184, 185
死産率	175
脂質異常症	69
脂質とその構成	126
歯周疾患	79
思春期	15, 55
思春期保健	13
視床下部性無月経	152
姿勢・骨盤のゆがみ	145
次世代育成支援対策推進法	275
自然災害	278
自然老化	67
持続可能な開発目標	254, 255
児童買春旅行	223
死亡診断時の看護	178
社会的性	216
社会的同一性	55
社会的文化的性差	14
社会の暴力	229
社会・文化的特性	57
就業者数	239
就業率	239
重金属	127
周産期うつ病	60
周産期死亡の動向	195
周産期死亡率	175
周産期に関する法律	198
自由廃娼運動	221
シューマン共振波	93
出生後の児に及ぼす影響（喫煙）	81
出生前診断	167
受精卵の凍結	189
出血	31
出産扶助	203
出産一時金	203
出産手当金	203
出産場所	196
出産をめぐる制度	203
出生の動向	192
受動喫煙	75, 78
授乳とアルコール	87
純アルコール量	84
生涯発達の考え方	23
少子化対策推進基本方針	274
少子化対策に関する取り組み	276
少子化の背景	193
常染色体優性遺伝	211
常染色体劣性遺伝	211
小児慢性特定疾患治療研究事業	273
静脈血栓塞栓症	78
静脈血栓塞栓症	280, 281
食育基本法	273
「食育」の推進	272
食行動	113
食行動の変調	115
食品表示の分類	120
女子差別撤廃条約	225, 253, 264, 290
女性アスリート	152
女性活躍推進法	264
女性研究者の割合	246
女性性	55
女性生殖器の神経支配	33
女性と経済	241
女性とやせ	129
女性と労働	239
女性のがんの特徴	46
女性の自己決定	14
女性の地位向上	255, 256
女性の年齢階級別労働力率	240
女性の役割の変化（家族）	288
女性の有業率	250
女性のライフサイクル	23

女性不妊症	158
所定労働時間の制限	270
自立支援医療	273
人為災害	278
新エンゼルプラン	274
侵害行為（人工妊娠中絶）	173
人格	59
進学率の推移	245
心筋梗塞	78
神経性過食症	42
神経性食欲不振症	42
神経系への影響（電磁波）	95
人工電磁波	94
人工妊娠中絶	13, 171, 224, 230
──の選択	174
進行流産	175
新出生前診断	167
人身取引議定書	224
人身取引被害者保護法	223
人身取引報告書	223
人身売買禁止条約	223
新生児死亡	175
新生児への影響（薬物）	91
新生児訪問指導	271
新生児薬物離脱症候群	91, 92
身体的暴力	228
心的外傷後ストレス障害	234, 280
心理性的発達理論	54

す

スキンケア	135
スキンケアのコツ	136
スキンタイプ（紫外線）	108
健やか親子21	118
スフィア基準	283, 284
スマートフォン	96

せ

性ホルモン	29
生活習慣病	82, 118
性感染症	13, 38, 224
正規雇用者	240
性器出血	31
性器切除	12
性器ヘルペス感染症	38
性差	9
性差医学	23
性差医療	256
精索静脈瘤	161
性産業	220
生産年齢人口	274
性周期	55, 58
性周期（アルコール）	84
生殖器	24
──の変化	28
生殖補助医療	163
成人期への影響（やせ）	131
精神疾患における性差	58
精神的暴力	229
成人病胎児期発症（起源）説	117, 131
性成熟期	15, 56
性腺の凍結	190
性同一性障害	216
性と生殖の健康と権利	11, 18
性犯罪と法律	229
性犯罪の非親告罪化	225
性風俗関連特殊営業	222
生物学的性	55, 216
生物学的特性	56
性別違和	216
性別適合手術	218
性別役割分業	288, 290
性別役割分担（災害）	282
性暴力	228, 229, 233
性暴力（災害）	280
性暴力被害者支援看護職	237
精油の作用	150
精油の作用経路	151
生理休暇	269
生理的無月経	49
生理用品	140
性を構成する要素	216
世界人権会議	228
世界の女性の現状	12
セカンドレイプ	237
赤外線	94, 97
赤十字	279
セクシャルヘルス	34

セクシュアルハラスメント	266	短期記憶	70
セクシュアルライツ	253	短極性うつ病	58
世帯構成	287	男根期	54
摂食障害	42, 155	短時間勤務制度	270
——の診断基準	115	男女間所定給与格差	241, 242
尖圭コンジローマ	38	男女共同参画社会基本法	290
潜在期	55	男女雇用機会均等法	198, 200, 242, 264, 290
染色体	205	男女雇用機会均等法対策基本方針の概要	268
染色体異常	207	男性型脱毛症	66
全身性エリテマトーデス	59	弾性線維	103
		男性不妊症	161
		タンポン使用の禁忌・禁止	141

そ

早期破水	80		
双極性感情障害	58		
総コレステロール	69		
早産	80, 172		
早発月経	34		
早発閉経	34		
続発性無月経	35		

ち

力と支配	235
地球規模の課題	260
腟	25, 28
遅発月経	34
注意欠陥多動性障害	80
中食	128
中絶後遺症候群	173
長期記憶	70
朝食の欠食率	114

た

ターナー症候群	159, 210
ターンオーバー	67, 101, 135
第1度無月経	35
体外受精	164
体外受精-胚移植	160, 163
大学への進学率	244
帯下	31
体型変化と運動	70
胎児機能不全	80
胎児死亡の原因	176
胎児・新生児への影響（やせ）	130
胎児性アルコール症候群	85, 86
胎児にとっての最善の利益	16
大豆イソフラボン	125
大腸がん・卵巣がん家系	47
第2度無月経	42
胎盤早期剥離	80
大麻取締法	89, 90
代理懐胎	165
ダウン症候群	208, 214
多嚢胞性卵巣	52
多嚢胞性卵巣症候群	159
単一遺伝性疾患	211

つ・て

爪の健康と栄養素	139
帝王切開術後合併症	41
低出生体重児	80
低プロトロンビン血症	87
低密度リポタンパク質コレステロール	69
デートDV	233
デオキシリボ核酸	205
デビッド・バーカー	117, 131
電磁波	92
電磁波の種類	93

と

トイレトレーニング	54
統合医療	148
統合失調症	58
動脈硬化性疾患	69
トキシックショック症候群	140
特殊災害	279
特定不妊治療費助成制度	204

特定保健用食品	120
ドコサヘキサエン酸	126
ドコサペンタエン酸	126
独居老人	250
ドメスティックバイオレンス	228, 282
共働らき世帯	250
共働きの世帯数	288
トリグリセライド	69
トリソミー	207

な

内因性老化	67
内性器	25
ニコチン	77, 80
ニッポン一億総活躍プラン策定	275
日本DMAT	279
日本災害看護学会	284

に

乳がん	45, 47, 52
──の部位別発生比	53
──への影響（アルコール）	84
乳がん・卵巣がん家系	47
乳児健康診査	271
乳児性アルコール中毒	87
乳幼児家庭全戸訪問事業	272
乳幼児突然死症候群	80, 81
乳汁中のニコチン濃度	81
尿漏れ	68
尿漏れ用ケア製品	140
人間関係	59
妊産褥婦の自殺	61
妊産婦死亡	257
──にかかわる4つの遅れモデル	257
──の生涯リスク	257
──の動向	194
妊産婦の健康の改善	255, 256
妊娠経過の全体像	169
妊娠飲酒率	86
妊娠黄体	29
妊娠期うつ病	60
妊娠高血圧症候群	203
妊娠診断薬	19
妊娠中の喫煙	80
妊娠中の胎児への影響（薬物）	91
妊娠と胎児に及ぼす影響（喫煙）	80
妊娠のタイミング	19
妊娠への影響（アルコール）	85
妊娠への気づきのケア	19
妊娠前ケア	18
──の14項目	19
妊婦健診	203
妊孕性温存の方法	189
妊孕力の低下（災害）	280

ね・の

ネイルアート	137
脳血液関門	95
脳卒中への影響（アルコール）	85
ノンレム睡眠	70

は

バーンアウト	153
配偶子の凍結	189
配偶者からの暴力	230
配偶者暴力相談支援センター	230
売春	220
売春防止法	221, 222, 223
廃娼運動	221
梅毒	38
排尿障害	33
ハイヒール	144, 145
売防法	222
排卵因子	159
排卵診断薬	19
白内障	107
バセドウ病	59
葉たばこ	77
──の有害物質	77
働く女性と食事	131
発熱	33
パトウ症候群	210
パニック障害	58
パパ・ママ育休プラス	202
パラサイト症候群	56
パワーとコントロールの車輪	235
晩婚・晩産化	193

ひ

非メンデル遺伝病	212
冷え症	141
冷え対策	143
冷えの要因と影響	142
被害女性と看護職の関係	236
被害女性の特徴（暴力）	234
光老化	67, 105
非正規雇用者	240
ビタミン	122
——の欠乏症と過剰症	123
ビタミンD供給	107
ヒトの染色体	207
ヒトパピローマウイルス	46
避妊の知識	19
非侵襲的出生前診断	167, 213
皮膚がん	106
皮膚と紫外線	103
皮膚の老化	67
皮膚への影響（紫外線）	103
びまん性脱毛	66
日焼け	104
兵庫行動枠組み 2005-2015	284
美容への影響（喫煙）	78

ふ

不安障害	58
フィジカルイグザミネーション	31
フィッツ・ヒュー・カティス症候群	39
風営法	222
風俗店	221
夫婦の役割意識	290
複合災害	278
腹部膨満	32
副流煙	75
婦人科がんの罹患率	43
婦人科手術歴	59
婦人補導院法	222, 223
不全流産	175
不定愁訴	33
不妊	13, 158
不妊症	172
——の女性の心理	162

プライマリヘルスケア	20
フリーラジカル	95
プレコンセプショナルヘルス	18, 21
プレコンセプショナルヘルスケア	18, 131
フロイト	54
プロゲステロン	29, 57

へ

閉経	59
ベビーブーム	192
ペリネイタルロス	174
——の原因	176
ヘルスプロモーション	8, 9, 10, 11

ほ

暴力	13, 228
——がもたらす影響	236
暴力行為に関する相談件数	231
補完・代替医療	147
歩行時の重心移動	144
母性健康管理	267
母性健康管理指導事項連絡カード	200, 244
母体保護法	171, 230
勃起不全	161
ボディイメージ	47
ポピュレーションアプローチ	128
ホリスティックヘルスケア	11
ホルモン異常（災害）	280
ホルモン補充療法	64, 66

ま

マーガレット・サンガー	253
マイクロ波	94
麻疹ワクチン	18, 19
マタニティハラスメント	200, 243
マタニティブルーズ	60
まつ毛エクステンション	136
マニキュア	138
麻薬及び向精神薬取締法	89, 90

み

味覚障害	118
味覚と女性ホルモン	119
未熟児養育医療	203, 273

未成年者喫煙禁止法 ... 76, 88
未成年の飲酒 ... 87
未成年の喫煙 ... 75
味蕾 ... 118
ミレニアム開発目標 ... 253, 255

む・め・も

無月経 ... 35, 172
メタンフェタミン ... 92
メディエイティング ... 11
眼への影響（電磁波） ... 94
眼への影響（紫外線） ... 107
メラノサイト ... 67, 102
メンタルヘルス ... 56, 61
　——と周産期 ... 60
　——の性差の特徴 ... 57
　——の評価 ... 58
メンデル遺伝病 ... 211
モノソミー ... 207

や

薬物 ... 89
薬物依存症 ... 91
薬物規制に関する法律 ... 89, 90
薬物乱用が心身へ及ぼす影響 ... 91
やせがもたらす妊娠・次世代への影響 ... 118
やせ願望 ... 113, 116
やせ増加の背景 ... 116

よ

葉酸 ... 122
容姿 ... 65
洋服 ... 141
翼状片 ... 107
予防的リプロダクティブヘルス ... 18, 20

ら

ライフサイクル ... 15
　——の概念 ... 22
ライフサイクル理論 ... 22
ライフステージ ... 63
ライフスパン ... 22
卵管 ... 26
卵管因子 ... 159

卵管留水症 ... 159
卵管留膿症 ... 159
ランゲルハンス細胞 ... 102
卵子の老化 ... 213
卵巣 ... 25, 26, 28
　——の周期的変化 ... 27
卵巣がん ... 43, 44, 46
卵巣チョコレート嚢腫 ... 51
卵巣摘出後合併症 ... 42
卵胞刺激ホルモン ... 27
卵胞の発育 ... 31
卵胞発育と黄体化 ... 30
卵胞ホルモン ... 27, 29
乱用薬物の種類 ... 89

り

離婚 ... 249
律動分泌障害 ... 42
リビドー ... 54
リプロダクティブライツ ... 11, 13, 253
リプロダティブヘルス ... 11, 12, 13, 219, 220, 224, 253
流産 ... 80, 172, 174
利用可能エネルギー不足 ... 152, 155
療養援護 ... 273
リラクセーション ... 149
淋菌感染症 ... 40
リンチ症候群 ... 47
倫理的問題（ペリネイタルロス） ... 177

れ・ろ

レッドクリスタル ... 279
レム睡眠 ... 70
老化 ... 63
老人性腟炎 ... 68
労働基準法 ... 198, 200, 202, 269
老年期 ... 15
ローヤルゼリー ... 125
路上喫煙禁止条例 ... 76
ロバートソン転座 ... 210

わ

ワークライフバランス ... 250

新母性看護学テキスト
女性の健康と看護

編著者	立岡弓子（たておかゆみこ）
発行人	中村雅彦
発行所	株式会社サイオ出版
	〒101-0054
	東京都千代田区神田錦町 3-6 錦町スクウェアビル 7 階
	TEL 03-3518-9434　FAX 03-3518-9435
	http://www.scio-pub.co.jp/
カバーデザイン	Anjelico
DTP	マウスワークス
本文イラスト	渡辺富一郎
印刷・製本	株式会社朝陽会

2017 年 12 月 10 日 第 1 版第 1 刷発行　　ISBN 978-4-907176-49-5　　Ⓒ Yumiko Tateoka

●ショメイ：シンボセイカンゴガクテキスト ジョセイノケンコウトカンゴ

乱丁本、落丁本はお取り替えします。

本書の無断転載、複製、頒布、公衆送信、翻訳、翻案などを禁じます。本書に掲載する著者物の複製権、翻訳権、上映権、譲渡権、公衆送信権、通信可能化権は、株式会社サイオ出版が管理します。本書を代行業者など第三者に依頼し、スキャニングやデジタル化することは、個人や家庭内利用であっても、著作権上、認められておりません。

JCOPY ＜(社)出版者著作権管理機構 委託出版物＞

本書の無断複写は著作権法上での例外を除き禁じられています。複写される場合は、そのつど事前に、(社)出版者著作権管理機構（電話 03-3513-6969、FAX 03-3513-6979、e-mail: info@jcopy.or.jp）の許諾を得てください。